JN304060

フローチャートで見る
食品分析の実際
―植物性食品を中心に―

■真部孝明

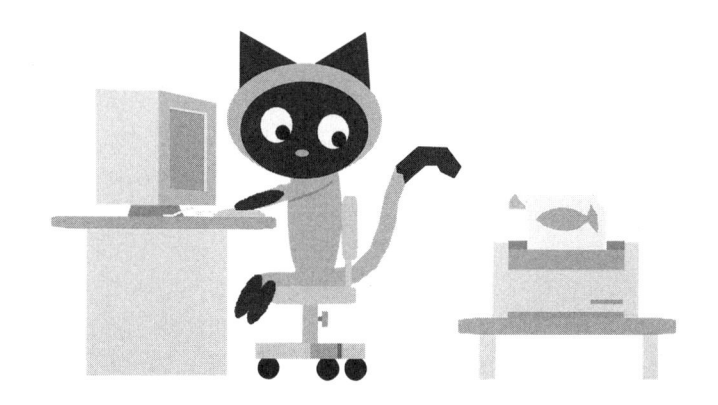

まえがき

　食品の分析に関する書物は数多く出版されていて，食品関係の研究者はもとより技術者や学生も日常活用している．その中には簡便な内容の書物から広範囲の内容を包含し多岐にわたり詳細に記述しているものまで存在している．したがって，今さら食品に関する分析法を解説しても二番煎じの感じがしないでもない．そこで，一般の食品分析の書物に記載されている測定法はできるだけ簡略に記述するにとどめ，比較的とまどいやすい操作については可能な限り詳述することにした．従来の分析法は文章で記述しているのでそのまま実験操作に取りかかりにくいために，自分で行いやすいように操作法をチャート化してから行う場合が多い．そこで，本書では著者が実際に行った操作に照らして，当該手法をはじめて行う人が取りつきやすいようにチャート式にし操作法を書き換えてみた．その際に，各階段で注意すべき事柄を折に触れ，併記した．

　特に，分析操作としての前段階である試料調製については，ややもすると簡略されている場合が多いので，本書ではこの部分にかなり記述を当てることにした．また，学生が行うことも考慮して，特に特殊試薬の調製に際しては，その標準液（例えば規定液）の作製方法などについて注意事項を挙げて説明することにした．

　しかし，頁数に限りがあるために，この分析法マニュアルは大学の食品化学関係の講義と実験を修得していることを前提に記述した．現在の食品分析の中における重量法，容量法，滴定法，酸化還元法，比色法などの基本は1960年代にほとんど完成したものが多い．効率化と省力化（自動化）に加えて遠隔操作法を取り入れた新しい機器分析を除くと，諸外国における食品関係の研究報告に記述されている分析法の大半が数十年前に確立されたものである．そのために，本書では，参考文献がかなり古いものが多いことをご理解いただきたい．

　本来，分析法は試料調製を含めてブラックボックスがあってはならない．分析操作はそこに使用する試薬の必要性のみならず，操作手順も必然性があることを考慮しなくてはならない．分析に先立って誘導体にする場合にその理由を考え，そうすることによってどのようなメリットがあるか十分認識し

た上で実験操作を開始すべきである．理由を知らないために，不可欠な操作を欠落させ，全く特定の成分が検出できなかった例に著者は多数出会っている．分析は縁の下の力持ち的な要素があるが，正確な結果を得たときの喜びを味わって欲しい．

　本書では，文献をあまり提示していないが，基本的な原理を詳述した書物を参照されたい．参考にした書物を節ごとに一括して示した．

　本書は分析法全体からすると，食品分析のうち植物性食品の分析に片寄った内容で，内容に多々不十分な記述や誤りがあるかと思われるので，読者の忌憚のないご意見をお聞かせいただき，順次充実したものにしたいと考えている．

　本書を出版するに当たり，体裁，記述のレイアウトや校正などに多大のご尽力を戴いた株式会社幸書房の夏野雅博出版部長に深謝します．

　2003年1月

真 部 孝 明

目　　　次

第1章　水　　　分 ···1

　1. 水分の定量 ···1
　　　(1) 定　　義 ···1
　　　(2) 定量法の種類 ···1
　　　(3) 乾燥法による水分定量（概要）···2
　　　(4) 常圧乾燥法による水分定量操作 ···3
　　　(5) 乾　燥　剤 ···3
　2. 水分活性の測定法 ··4
　　　［1］ボス・ラブツァ(Vos and Labuza)法 ···4
　　　　　(1) 装置と器具 ··4
　　　　　(2) 試　　薬 ··4
　　　　　(3) 操　　作 ··4
　　　［2］コーンウェイユニットによる方法（横関らの方法）·····················6
　　　　　(1) 装置と器具 ··6
　　　　　(2) 試　　薬 ··6
　　　　　(3) 操　　作 ··6
　　　　　(4) 計　　算 ··6

第2章　タンパク質・アミノ酸 ···7

　1. 粗タンパク質 ··7
　　　(1) 原　　理 ··7
　　　(2) 試　　薬 ··7
　　　(3) 試料の調製 ···8
　　　(4) 定　　量 ··8
　　　(5) 計　　算 ··8
　2. 区分態窒素と純タンパク質 ··8
　　　(1) 原　　理 ··8
　　　(2) 試　　薬 ··8
　　　(3) 操　　作 ··9
　3. タンパク質の微量定量：ローリー（Lowry）変法 ······························· 10
　　　(1) 原　　理 ·· 10

  (2) 試　　薬 ···10
  (3) 操　　作 ···11
4. アミノ酸の定量 ··11
 ［1］Sørensen(セーレンセン)のホルモール滴定法 ··11
  (1) 原　　理 ···11
  (2) 試　　薬 ···11
  (3) 操　　作 ···12
  (4) 計　　算 ···12
  (5) 本定量法の制限 ··12
 ［2］バン・スライク(Van Slyke)のアミノ態窒素の定量法 ··12
  (1) 原　　理 ···12
  (2) 試　　薬 ···12
  (3) 試料の調製 ···13
  (4) 操　　作(セミミクロ法) ··13
  (5) 本法の制限 ···14
 ［3］ニンヒドリン法（比色法）···14
  (1) 原　　理 ···14
  (2) 試　　薬 ···14
  (3) 操　　作 ···15
  (4) 検量線と発色率 ··16
  (5) 計　　算 ···16

第3章　脂　　質 ···17

1. 粗　脂　肪 ···17
 (1) 原　　理 ···17
 (2) 試　　薬 ···17
 (3) 試料の調製 ···17
 (4) 操　　作 ···17
 (5) 実　施　例 ···18
2. 脂質の分析 ···18
 (1) 脂質の抽出 ···18
 (2) 脂質の分割 ···19
 (3) 脂肪酸の分離 ···20
3. 油脂中の構成脂肪酸の測定 ···21
 (1) 材　　料 ···21
 (2) け　ん　化 ···21

(3) メチルエステルの調製 ……………………………………………………………22
　　　(4) ガスクロマトグラフィー（GLC）…………………………………………………23
　4. 植物ワックスの分析 …………………………………………………………………………23
　　　(1) ワックスの抽出例 ……………………………………………………………………23
　　　(2) 分　　　離 ……………………………………………………………………………23
　　　(3) 薄層クロマトグラフィー（TLC）…………………………………………………24
　　　(4) その他の分析 …………………………………………………………………………24

第4章　繊　　　維 ……………………………………………………………………………27

　1. 粗　繊　維 ……………………………………………………………………………………27
　　　(1) 試　　　薬 ……………………………………………………………………………27
　　　(2) 試料の調製 ……………………………………………………………………………27
　　　(3) 定　　　量 ……………………………………………………………………………27
　　　(4) 計　　　算 ……………………………………………………………………………28
　　　(5) 実施にあたって ………………………………………………………………………28
　2. 植物組織の繊維区分の分析 …………………………………………………………………28
　　　[1] 試料調製と溶解度差に基づく分割 ………………………………………………28
　　　　　(1) 原　　　理 ………………………………………………………………………28
　　　　　(2) 試　　　薬 ………………………………………………………………………28
　　　　　(3) 分析方法 …………………………………………………………………………29
　　　[2] AISから酵素処理による繊維画分の分割 ………………………………………30
　　　　　(1) 試　　　薬 ………………………………………………………………………30
　　　　　(2) 分割方法 …………………………………………………………………………30
　3. 食物繊維 ………………………………………………………………………………………31
　　　[1] 中性洗剤繊維（NDF：neutral dtergent fiber）……………………………………31
　　　　　(1) 試　　　薬 ………………………………………………………………………31
　　　　　(2) 装　　　置 ………………………………………………………………………31
　　　　　(3) 試料調製 …………………………………………………………………………31
　　　　　(4) 操　　　作 ………………………………………………………………………32
　　　　　(5) 分　析　例 ………………………………………………………………………32
　　　[2] 酵素-重量法 …………………………………………………………………………33
　　　　　(1) 試　　　薬 ………………………………………………………………………33
　　　　　(2) 器　　　具 ………………………………………………………………………33
　　　　　(3) 試料の調製 ………………………………………………………………………33
　　　　　(4) 分析操作 …………………………………………………………………………34
　　　　　(5) 計　　　算 ………………………………………………………………………35

第5章 炭水化物 … 37

1. 全炭水化物 … 37
   - ［1］アントロン(Anthrone)法 … 37
     - (1) 原理と特徴 … 37
     - (2) 試　薬 … 37
     - (3) 操　作 … 38
   - ［2］フェノール-硫酸法 … 38
     - (1) 試　薬 … 38
     - (2) 操　作 … 38
2. 糖の定量法 … 39
   - ［1］ソモギー法（ゾモズ法） … 39
     - (1) 原　理 … 39
     - (2) 試　薬 … 39
     - (3) 操　作 … 40
     - (4) 計　算 … 40
   - ［2］ソモギー-ネルソン法 … 40
     - (1) 試　薬 … 41
     - (2) 操　作 … 41
   - ［3］ケトースの定量（レソルシノール法） … 41
     - (1) 試　薬 … 42
     - (2) 定　量 … 42
   - ［4］ショ糖の加水分解と定量 … 42
     - (1) 原　理 … 42
     - (2) 試　薬 … 42
     - (3) 操　作 … 42
     - (4) 定　量 … 43
   - ［5］デンプンの加水分解と定量 … 43
     - (1) 原　理 … 43
     - (2) 試　薬 … 43
     - (3) 操　作 … 43
     - (4) 定　量 … 43
   - ［6］植物体の微量デンプンおよびアミロースの定量 … 44
     - A. 精製デンプン中のアミロース・アミロペクチンの定量 … 44
       - (1) 試　薬 … 44
       - (2) 試料の調製 … 44
       - (3) ヨウ素呈色比色法 … 44

　　　　　(4) 計　　算 …………………………………………………… 44
　　　B. 植物組織中のデンプンおよびアミロースの定量 …………………… 45
　　　　　(1) 試　　薬 …………………………………………………… 46
　　　　　(2) 抽 出 操 作 ………………………………………………… 46
　　　　　(3) 定　　量 …………………………………………………… 46
3. 細胞壁構成糖組成の分析 …………………………………………………… 48
　[1] 全炭水化物の抽出（多糖類の硫酸による抽出と分解） …………… 48
　　　　　(1) 全炭水化物の抽出と分解 ………………………………… 48
　　　　　(2) ペクチン質の硫酸による加水分解 ……………………… 49
　　　　　(3) 細胞壁多糖類の硫酸分解 ………………………………… 49
　[2] 加水分解とイオン交換処理 ………………………………………… 49
　　　A. 酸加水分解法 …………………………………………………… 49
　　　　　(1) トリフルオロ酢酸分解法 ………………………………… 50
　　　　　(2) 硫酸分解法 ………………………………………………… 50
　　　　　(3) 分解液のイオン交換樹脂による分離 …………………… 50
　　　B. 酵素分解法 ……………………………………………………… 50
　　　　　(1) ドリセラーゼの精製 ……………………………………… 51
　　　　　(2) ドリセラーゼの加水分解 ………………………………… 52
　　　　　(3) 酸性糖・中性糖の分離 …………………………………… 52
　[3] 中性糖の誘導体とガスクロマトグラフィー（GLC） ……………… 53
　　　　　(1) 中性糖の加水分解 ………………………………………… 53
　　　　　(2) 中性糖の誘導体とGLC …………………………………… 53
　　　　　(3) ガスクロマトグラフィー ………………………………… 54
4. 糖の分離・精製法 …………………………………………………………… 57
　[1] グルコース（glucose） ……………………………………………… 57
　　　　　(1) デンプンの分解によるグルコースの分離・精製 ……… 57
　　　　　(2) ショ糖の加水分解物からグルコースの分離・精製 …… 57
　　　　　(3) グルコースの精製 ………………………………………… 57
　[2] フルクトース（D-fructose） ………………………………………… 59
　　　　　(1) ショ糖よりフルクトースの調製 ………………………… 59
　　　　　(2) フルクトースの精製法 …………………………………… 60
　　　　　(3) 性　　質 …………………………………………………… 61

第6章　有　機　酸 …………………………………………………………… 63

1. 滴定法による遊離酸の定量 ………………………………………………… 63
　　　　　(1) 試　　薬 …………………………………………………… 63

  (2) 試料の調製 ……………………………………………… 63
  (3) 測　　　定 ……………………………………………… 63
  (4) 計　　　算 ……………………………………………… 64
2. 滴定法によるシュウ酸の定量 …………………………………… 64
  (1) 試　　　薬 ……………………………………………… 64
  (2) 操　　　作 ……………………………………………… 65
  (3) 測　定　例 ……………………………………………… 65
3. 有機酸の抽出・分離とクロマト分析 …………………………… 66
  ［1］抽出・分離 …………………………………………… 66
   (1) 抽　　　出 …………………………………………… 66
   (2) イオン交換樹脂による分離 ………………………… 66
  ［2］高速液体クロマトグラフィー（HPLC） …………… 66
   (1) 試薬の調製 …………………………………………… 66
   (2) 標準有機酸溶液 ……………………………………… 67
   (3) クロマトグラフィー例 ……………………………… 67
  ［3］有機酸のフェナシル誘導体 …………………………… 67
   (1) フェナシルエステルの調製 ………………………… 67
   (2) p-ブロモフェナシルエステルの調製 …………… 68
4. 有機酸換算係数 …………………………………………………… 68

第7章　アスコルビン酸の定量 …………………………………… 71

1. ヒドラジン（2,4-ジニトロフェニルヒドラジン；DNP）法 …… 71
  (1) 原　　　理 ……………………………………………… 71
  (2) 試　　　薬 ……………………………………………… 71
  (3) 試料の調製 ……………………………………………… 72
  (4) 定量操作 ………………………………………………… 72
  (5) 計　　　算 ……………………………………………… 73
  (6) 実　施　例 ……………………………………………… 73
2. インドフェノール法 ……………………………………………… 74
  (1) 原　　　理 ……………………………………………… 74
  (2) 試　　　薬 ……………………………………………… 74
  (3) 抽　　　出 ……………………………………………… 75
  (4) 定　　　量 ……………………………………………… 75
  (5) 計　　　算 ……………………………………………… 76
3. α, α'-ジピリジル法 …………………………………………… 76
  (1) 原　　　理 ……………………………………………… 76

(2) 測 定 範 囲 ··· 76
　　　(3) 試薬の調製 ··· 76
　　　(4) 分析試料の調製 ·· 77
　　　(5) 定　　　量 ·· 77
　　　(6) 実 施 例 ··· 77
　　　(7) 本方法の検討結果 ··· 78

第8章　フェノール物質・ポリフェノール ··· 79

　1. フェノール物質の定性・定量 ··· 79
　　　(1) 試料の調製 ··· 79
　　　(2) 定　　　量（Folin-Denis法）··· 79
　　　(3) 分離・定性 ··· 80
　2. タンニンの分別定量 ··· 81
　　　(1) 試料の調製 ··· 81
　　　(2) 分 別 定 量 ·· 82
　3. カキタンニンの定量および渋味判定法 ··· 85
　　　(1) 渋味の判定方法（プリント法）·· 85
　　　(2) 定　　　量 ·· 85
　4. リグニンの定量 ·· 86
　　　［1］硫酸法（Klasonのリグニン定量法）·· 86
　　　［2］AOAC法 ·· 87

第9章　アルカロイド ·· 89

　1. グリコアルカロイド(アルカロイド配糖体)の抽出・分離・TLC ························· 89
　　　(1) 抽 出 法 ··· 89
　　　(2) 薄層クロマトグラフィー（TLC）··· 91
　　　(3) ソラニンの抽出・定量 ··· 92

第10章　植物色素の定量 ·· 95

　1. アントシアニン ·· 95
　　　(1) 原　　　理 ·· 95
　　　(2) 試　　　薬 ·· 95
　　　(3) 操　　　作 ·· 95
　　　(4) 計　　　算 ·· 96

- 2. フラバノン……………………………………96
  - (1) ナリンギンの比色定量 (Davis変法)……96
  - (2) ヘスペリジンの定量……………………97
- 3. クロロフィル……………………………………97
  - (1) 総　　論………………………………97
  - (2) 定　　量………………………………98
  - (3) 定　　性（薄層クロマトグラフィー）……99
- 4. カロテノイド……………………………………100
  - (1) 試料の調製………………………………100
  - (2) 定　　量………………………………102

第11章　酵　　素……………………………………103

- 1. 酵素材料の取扱い法……………………………103
  - (1) アセトンパウダーの調製………………103
  - (2) ドリセラーゼ(Driselase)の精製………104
- 2. α-アミラーゼ……………………………………104
  - ［1］AOAC法………………………………104
    - (1) 試　　薬………………………………104
    - (2) 測　　定（例；麦芽）…………………105
    - (3) 実　施　例……………………………106
  - ［2］ヨウ素法（吸光度測定法）……………106
    - (1) 試薬の調製……………………………106
    - (2) 測　　定………………………………107
    - (3) 力価の計算……………………………107
- 3. β-アミラーゼの測定……………………………108
  - (1) 試　　薬………………………………108
  - (2) 測　　定………………………………108
  - (3) 計　　算………………………………109
- 4. グルコアミラーゼ (glucoamylase)……………109
  - (1) 試　　薬………………………………109
  - (2) 測　　定………………………………110
  - (3) 計　　算………………………………110
- 5. プロテアーゼの測定……………………………110
  - (1) 試　　薬（カゼイン溶液）……………110
  - (2) 測　　定………………………………111
  - (3) 計　　算………………………………111

6. ペクチンエステラーゼ(pectinesterase)活性 …………………………………… 111
　(1) 試　　薬 ………………………………………………………………… 111
　(2) 試 料 調 製 ……………………………………………………………… 112
　(3) 測　　定 ………………………………………………………………… 112
　(4) 計　　算 ………………………………………………………………… 112
　(5) 実 施 例 ………………………………………………………………… 113
　(6) 測 定 例 ………………………………………………………………… 113
7. ポリガラクツロナーゼ(polygalacturonase)活性の測定 ……………………… 114
　(1) 原　　理 ………………………………………………………………… 114
　(2) 試 料 調 製 ……………………………………………………………… 114
　(3) 実 施 例 ………………………………………………………………… 114
　[1] 還元力測定法 …………………………………………………………… 114
　　(1) 試　　薬 ……………………………………………………………… 114
　　(2) 操　　作 ……………………………………………………………… 115
　[2] 粘度測定法 ……………………………………………………………… 115
　　(1) 試　　薬 ……………………………………………………………… 115
　　(2) 反　　応 ……………………………………………………………… 116
　　(3) 操　　作 ……………………………………………………………… 116
　　(4) 計　　算 ……………………………………………………………… 116
8. アルコールデヒドロゲナーゼ活性の測定 ……………………………………… 117
　[1] メチレンブルー法 ……………………………………………………… 117
　　(1) 試　　薬 ……………………………………………………………… 117
　　(2) 酵素の抽出（渋ガキを例として）…………………………………… 117
　　(3) 活性測定法 …………………………………………………………… 117
　　(4) 実 施 例 ……………………………………………………………… 118
　[2] Bruemmerの方法 ……………………………………………………… 118
　　(1) 原　　理 ……………………………………………………………… 118
　　(2) 試料の調製 …………………………………………………………… 118
　　(3) 活 性 測 定 …………………………………………………………… 118
　　(4) 活 性 表 示 …………………………………………………………… 119
9. クロロフィラーゼの測定 ………………………………………………………… 119
　(1) 粗酵素溶液の調製 ……………………………………………………… 119
　(2) クロロフィルの調製 …………………………………………………… 119
　(3) 酵素反応（クロロフィラーゼ）……………………………………… 120

第12章 ペクチン ··· 121

1. AISの調製と全ペクチンの抽出方法 ····································· 121
   - (1) AISの調製 ·· 121
   - (2) 全ペクチンの抽出方法 ··· 123
   - (3) 粘度測定用ペクチン ··· 124
2. 溶解度の差によるペクチン質の分割 ··································· 125
   - (1) 試　　料 ·· 125
   - (2) 試　　薬 ·· 125
   - (3) 操　　作 ·· 125
3. ペクチンの定量 ·· 126
   - [1] 比　色　法 ··· 126
     - A. カルバゾール法 ··· 126
       - (1) 試　薬 ·· 126
       - (2) 定　量 ·· 126
     - B. 3,5-ジメチルフェノール(3,5-dimethyl phenol)法 ············· 126
       - (1) 試　薬 ·· 126
       - (2) 定　量 ·· 127
     - C. m-ヒドロキシジフェニル(m-hydroxy diphenyl)法 ············· 127
       - (1) 試　薬 ·· 127
       - (2) 定　量 ·· 127
   - [2] 滴　定　法 ··· 128
     - (1) 原　　理 ·· 128
     - (2) 試料の調製 ·· 128
     - (3) 定　　量 ·· 128
4. 脱　　塩（ペクチン溶液からのヘキサメタリン酸ナトリウムの分離）······· 130
   - (1) 試料溶液 ·· 130
   - (2) 分離方法と結果 ·· 130
5. ペクチンのカラムクロマトグラフィー ································· 131
   - [1] DEAE-Sephacel/リン酸緩衝液 ································ 131
     - (1) 試　　薬 ·· 131
     - (2) カ ラ ム ·· 132
     - (3) 試　　料 ·· 132
     - (4) 溶　離　液 ·· 132
     - (5) クロマトグラム例 ·· 132
   - [2] DEAE-cellulose/酢酸緩衝液 ································· 133
     - (1) 試　　薬 ·· 133

　　　　(2) カ　ラ　ム …………………………………………………………………… 133
　　　　(3) 試　　　料 …………………………………………………………………… 133
　　　　(4) 溶　離　液 …………………………………………………………………… 133
　　　　(5) クロマトグラム例 …………………………………………………………… 133
　6. メトキシル基の定量 …………………………………………………………………… 134
　　　［1］滴定法（けん化法）…………………………………………………………… 134
　　　　(1) 原　　　理 …………………………………………………………………… 134
　　　　(2) 試　　　薬 …………………………………………………………………… 134
　　　　(3) 操　　　作 …………………………………………………………………… 134
　　　　(4) 計　　　算 …………………………………………………………………… 134
　　　［2］亜硝酸エステル法 ……………………………………………………………… 135
　　　　(1) 試　　　料 …………………………………………………………………… 135
　　　　(2) 亜硝酸エステル化 …………………………………………………………… 137
　　　　(3) ガスクロマトグラフィー（GLC）…………………………………………… 137
　　　　(4) 実　施　例 …………………………………………………………………… 138
　　　　(5) 実験上の注意 ………………………………………………………………… 138
　　　　(6) 亜硝酸アルコールエステルの性質 ………………………………………… 139
　　　［3］クロモトロプ酸改良法 ………………………………………………………… 139
　　　　(1) 試　　　薬 …………………………………………………………………… 139
　　　　(2) 操　　　作 …………………………………………………………………… 139
　　　　(3) 検量線の作成 ………………………………………………………………… 140
　　　［4］Woodらの方法（比色法）……………………………………………………… 140
　　　　(1) 試　　　薬 …………………………………………………………………… 140
　　　　(2) 定　　　量 …………………………………………………………………… 141
　　　　(3) 実　施　例 …………………………………………………………………… 141
　7. ペクチン多糖類中の酸性糖と中性糖の分別定量 …………………………………… 142
　8. ペクチン多糖類の化学分析 …………………………………………………………… 143
　　　(1) 加水分解と中性糖，酸性糖の分離 ……………………………………………… 143
　　　(2) ペーパークロマトグラフィー …………………………………………………… 143
　9. ペクチンの加熱分解（β脱離）分析 ………………………………………………… 144
　　　［1］過ヨウ素酸-チオバルビツール酸法 …………………………………………… 144
　　　　(1) 抽　　　出 …………………………………………………………………… 144
　　　　(2) 定　　　量 …………………………………………………………………… 144

第13章　アルコールの定量 ……………………………………………………………… 147

　1. メタノール ……………………………………………………………………………… 147

2. エタノール ……………………………………………………………………… 147
　　［1］重クロム酸カリウム法-Ⅰ ………………………………………… 147
　　　　(1) 試　　薬 ……………………………………………………… 147
　　　　(2) 操　　作 ……………………………………………………… 148
　　　　(3) 計　　算 ……………………………………………………… 148
　　［2］重クロム酸カリウム法-Ⅱ（AOAC法）………………………… 149
　　　　(1) 試　　薬 ……………………………………………………… 149
　　　　(2) 操　　作 ……………………………………………………… 149
　　　　(3) 計　　算 ……………………………………………………… 150

第14章　エチレンと呼吸量 ……………………………………………… 151

1. エチレンの定量 ………………………………………………………… 151
　　(1) 試料と標準物質 ……………………………………………………… 151
　　(2) ガスクロマトグラフィー(GLC)の条件 ………………………… 151
2. ACCの定量 ……………………………………………………………… 152
　　(1) 抽出・分離 …………………………………………………………… 152
　　(2) 定量分析（GLC） …………………………………………………… 153
3. 呼吸量（密閉式呼吸測定法）………………………………………… 153
　　(1) 原　　理 ……………………………………………………………… 153
　　(2) 試薬と器具 …………………………………………………………… 153
　　(3) 操　　作 ……………………………………………………………… 153
　　(4) 計　　算 ……………………………………………………………… 154
　　(5) 注意事項 ……………………………………………………………… 154
　　(6) 実施例 ………………………………………………………………… 154

第15章　無　機　質 ………………………………………………………… 155

1. 灰　分（直接灰化法）………………………………………………… 155
　　(1) 定　　義 ……………………………………………………………… 155
　　(2) 装置と器具 …………………………………………………………… 155
　　(3) 操　　作 ……………………………………………………………… 155
　　(4) 計　　算 ……………………………………………………………… 156
　　(5) 試料量 ………………………………………………………………… 156
2. リン(リン酸)モリブデン酸アンモニウム法 ………………………… 157
　　(1) 原　　理 ……………………………………………………………… 157
　　(2) 試料調製 ……………………………………………………………… 157

　　　　(3) 試　　　　薬 ……………………………………………………………… 157
　　　　(4) 検量線の作成 ……………………………………………………………… 157
　　　　(5) 操　　　　作 ……………………………………………………………… 158
　　　　(6) 実　施　例（かんきつ類の葉）………………………………………… 158
　3. カルシウム ………………………………………………………………………… 158
　　　　(1) 原　　　　理 ……………………………………………………………… 158
　　　　(2) 試　　　　薬 ……………………………………………………………… 159
　　　　(3) 操　　　　作 ……………………………………………………………… 159
　　　　(4) 計　　　　算 ……………………………………………………………… 160
　　　　(5) 実　施　例 ………………………………………………………………… 160
　4. マグネシウム ……………………………………………………………………… 160
　　　　(1) 原　　　　理 ……………………………………………………………… 160
　　　　(2) 試　　　　薬 ……………………………………………………………… 160
　　　　(3) 操　　　　作 ……………………………………………………………… 161
　　　　(4) 計　　　　算 ……………………………………………………………… 161
　　　　(5) 実　施　例 ………………………………………………………………… 161
　5. 鉄（o-フェナントロリン法）…………………………………………………… 161
　　　　(1) 原　　　　理 ……………………………………………………………… 161
　　　　(2) 試　　　　薬 ……………………………………………………………… 162
　　　　(3) 試料の調製 ………………………………………………………………… 162
　　　　(4) 定　量　操　作 …………………………………………………………… 163
　　　　(5) 試料調製例 ………………………………………………………………… 163
　6. 原子吸光分析法 …………………………………………………………………… 163
　　　　(1) 原　　　　理 ……………………………………………………………… 163
　　　　(2) 試　　　　薬 ……………………………………………………………… 163
　　　　(3) 実　施　例 ………………………………………………………………… 165

第16章　食 品 衛 生 ……………………………………………………………… 167

　1. 硝酸態窒素（NO_3-N）…………………………………………………………… 167
　　　［1］m-キシレノール法 ……………………………………………………… 167
　　　　(1) 前　処　理 ………………………………………………………………… 167
　　　　(2) 試　　　　薬 ……………………………………………………………… 167
　　　　(3) 操　　　　作 ……………………………………………………………… 168
　　　　(4) 定　量　例 ………………………………………………………………… 168
　　　［2］ブルシン-スルファニル酸法 …………………………………………… 168
　　　　(1) 試　　　　薬 ……………………………………………………………… 168

　　　　(2) 操　　作 ·· 169
　　　　(3) 実 施 例 ·· 169
　2. 安息香酸 ·· 169
　　　　(1) 性　　質 ·· 169
　　　　(2) 防腐力と毒性 ··· 170
　　　　(3) 定性試験 ·· 170
　3. デヒドロ酢酸 (DHA) ··· 171
　　　　(1) 性　　質 ·· 171
　　　　(2) 防腐力と毒性 ··· 171
　　　　(3) 定性試験 ·· 172
　4. CMC (カルボキシメチルセルロース) ·································· 173
　　　　(1) 試　　薬 ·· 173
　　　　(2) 試料の調製 ·· 173
　　　　(3) 定性試験 ·· 173
　5. 亜硫酸, 亜硫酸塩および次亜硫酸塩 (チオ硫酸塩) ··············· 174
　　　　(1) 原　　理 ·· 174
　　　　(2) 試　　薬 ·· 174
　　　　(3) 装　　置 ·· 174
　　　　(4) 操　　作 ·· 174
　　　　(5) 計　　算 ·· 174
　6. 微 生 物 ·· 174
　　　［1］一般生菌数 ·· 174
　　　　　(1) 器具と試薬類 ·· 175
　　　　　(2) 一般生菌数の計数 ··· 175
　　　［2］大腸菌群 (*Escherichia-Aerobacter* group) ····················· 176
　　　　　(1) 器具と試薬類 ·· 176
　　　　　(2) 試　　験 ·· 177
　　　［3］酵　　母 (野生酵母の分離例) ···································· 177
　　　　　(1) 培地および希釈水 ··· 177
　　　　　(2) 酵母の採取 ··· 177
　　　　　(3) 分　　離 ·· 178
　　　［4］グラム染色 ·· 178
　　　　　(1) 試　　薬 ·· 178
　　　　　(2) 染色操作 ·· 179
　7. 水質検査 ·· 179
　　　［1］化学的酸素要求量 (COD) (JIS K O 102-1964) ············· 179
　　　　　(1) 試　　薬 ·· 179

(2) 試験操作 …………………………………………………………………180
　　　(3) 実施例 ……………………………………………………………………180
　［2］アンモニウムイオン（JIS K O 101-34-1960）……………………………181
　　　(1) 原　　理 …………………………………………………………………181
　　　(2) 試　　薬 …………………………………………………………………181
　　　(3) 操　　作 …………………………………………………………………181
　［3］亜硝酸イオン（Griess法）…………………………………………………182
　　　(1) 原　　理 …………………………………………………………………182
　　　(2) 試　　薬 …………………………………………………………………182
　　　(3) 操　　作 …………………………………………………………………182
　　　(4) 計　　算 …………………………………………………………………182
　［4］塩素イオン（食塩）…………………………………………………………183
　　　(1) 比　色　法 ………………………………………………………………183
　　　(2) 滴　定　法 ………………………………………………………………184

第17章　食味および個別分析 …………………………………………………185

1. 食品の味覚テスト ………………………………………………………………185
   (1) 味覚テストの種類 …………………………………………………………185
   (2) 判定パネル …………………………………………………………………185
   (3) 味覚テストの方法 …………………………………………………………185
2. 糖酸比（sugar-acid ratio）……………………………………………………187
   (1) 果汁，果実の品質と糖酸比 ………………………………………………187
   (2) 糖酸比の求め方 ……………………………………………………………188
3. かんきつの調査方法 ……………………………………………………………189
   (1) 果実の生態調査 ……………………………………………………………189
   (2) 貯蔵性調査 …………………………………………………………………191
   (3) 果実の品種特性調査 ………………………………………………………191
4. 石細胞の分離と性状試験 ………………………………………………………194
   (1) 石細胞の分離 ………………………………………………………………194
   (2) 石細胞の分析 ………………………………………………………………195
   (3) 分析結果 ……………………………………………………………………196
5. 味噌の分析法 ……………………………………………………………………196
   (1) 試料の調製 …………………………………………………………………196
   (2) 分　　析 ……………………………………………………………………196
   (3) 分析結果例 …………………………………………………………………198
6. α化度の測定（コメの炊飯特性試験）…………………………………………199

老化度測定法（β-アミラーゼ・プルラナーゼ法） ……………………………199
　　(1) 試料の調製 ……………………………………………………………199
　　(2) 試　　薬 ………………………………………………………………199
　　(3) 分析方法と操作 ………………………………………………………200
　　(4) 計　　算 ………………………………………………………………202

第18章　物理測定 ……………………………………………………………203

1. レオメーター …………………………………………………………………203
　　(1) 測定項目 ………………………………………………………………203
　　(2) 使用方法 ………………………………………………………………204
　　(3) 測定項目と適用アダプターの種類および移動 ……………………205
　　(4) 試料の測定 ……………………………………………………………206
　　(5) 計算と解析 ……………………………………………………………207
2. 顕微鏡観察 ……………………………………………………………………211
　　(1) 顕微鏡による長さの測定法 …………………………………………211
　　(2) 顕微鏡切片の作製法 …………………………………………………211
　　(3) パラフィン切片からの操作 …………………………………………213
3. 粘度計による分子量測定 ……………………………………………………214
　　(1) 粘度法と分子量の関係 ………………………………………………214
　　(2) ペクチンの分子量測定 ………………………………………………215
　　(3) 各種AIS中のペクチン画分の粘度および分子量測定例 …………218
4. ゲルクロマトグラフィー ……………………………………………………221
　　(1) 基礎知識 ………………………………………………………………221
　　(2) 実験操作 ………………………………………………………………224
5. アミロブラベンダー（ビスコグラフPt 100型） …………………………226
　　(1) 準　　備 ………………………………………………………………226
　　(2) 測　　定 ………………………………………………………………227
　　(3) 測定結果の知見と解析 ………………………………………………227
6. 融　　点 ………………………………………………………………………228
　　(1) ワックスなど結晶形の不明瞭な物質 ………………………………228
　　(2) 結晶形の明瞭な物質 …………………………………………………229
7. 屈折糖度計（手持屈折糖度計） ……………………………………………230
　　(1) 用　　途 ………………………………………………………………230
　　(2) 測定法 …………………………………………………………………231
　　(3) 温度補正 ………………………………………………………………231
　　(4) 目盛り規正 ……………………………………………………………231

(5) アタゴ手持屈折計の目盛りについて ……………………………232
　　(6) 換算グラフの作り方 …………………………………………233
　　(7) 使用上の注意 …………………………………………………234

第19章　食品分析基本事項 ……………………………………………237

　1. 試薬の調製と検定 …………………………………………………237
　　(1) 酸・アルカリ標準溶液 ………………………………………237
　　(2) 酸化・還元滴定 ………………………………………………238
　　(3) その他試薬 ……………………………………………………239
　2. 実験操作の基礎 ……………………………………………………240
　　(1) 器具の洗浄 ……………………………………………………240
　　(2) 濾　　過 ………………………………………………………242
　　(3) 密封容器の操作と加熱 ………………………………………243
　3. イオン交換樹脂 ……………………………………………………244
　　(1) その性質と取扱い法 …………………………………………244
　　(2) 脱　　塩 ………………………………………………………248
　　(3) 樹脂の必要量 …………………………………………………249
　4. 有機溶媒の精製と脱水 ……………………………………………250
　　(1) メタノール ……………………………………………………250
　　(2) エタノール ……………………………………………………250
　　(3) ブチルアルコール ……………………………………………250
　　(4) エチルエーテル ………………………………………………250
　　(5) アセトン ………………………………………………………251
　　(6) クロロホルム …………………………………………………251
　　(7) ピリジン ………………………………………………………251
　　(8) 石油エーテル，石油ベンジン，リグロイン ………………251
　　(9) 四塩化炭素 ……………………………………………………252
　　(10) ベンゼン ………………………………………………………252
　5. 未知物質の取扱い …………………………………………………252
　　(1) 未知物質の検出 ………………………………………………252
　　(2) 未知物質の分離・定性 ………………………………………253
　6. クロマトグラフ充填剤 ……………………………………………256
　　(1) イオン交換体 …………………………………………………256
　　(2) 分子量分割 ……………………………………………………256

第20章　付　　　表 ……………………………………………………… 257

1. 硫酸アンモニウムの水に対する飽和度 ……………………………… 257
2. 水に対する気体の溶解度 ……………………………………………… 257
3. ふるいの目と粒度 ……………………………………………………… 258
4. SI単位(International System of Units)について …………………… 259
    (1) 力の単位 ………………………………………………………… 260
    (2) 応力の単位 ……………………………………………………… 260
    (3) エネルギーの単位 ……………………………………………… 260
5. 物質・粒子の大きさ …………………………………………………… 261
    (1) ものの大きさの概念 …………………………………………… 261
    (2) 粒子の大きさと分離機構 ……………………………………… 262
6. 紫　外　線 ……………………………………………………………… 262
    (1) 紫外線の波長範囲 ……………………………………………… 262
    (2) 紫外線の位置づけ ……………………………………………… 262
7. 緩　衝　液 ……………………………………………………………… 264
8. 原子量および元素周期表 ……………………………………………… 267
9. バン・スライク(Van Slyke)法による窒素ガスのアミノ態窒素換算表 ……… 270
10. 可溶性固形物濃度と比重との関係 …………………………………… 271

索　引 ………………………………………………………………………… 273

第1章 水　　分

　食品は大なり小なり水分を含んでいる．水分が多いと，生鮮食品のように腐敗しやすく，水分が少なくなると貯蔵性は向上するが組織が硬くなりやすい．したがって，食品の水分含有量は品質保持期間（シェルフライフ）や物性（テクスチャー）などと密接な関係がある．

1．水分の定量

(1) 定　　義
　水分とは検体を水の沸点(bp)よりやや高い温度で蒸発させて乾燥し，恒量に達するまでに蒸発する水(H_2O)および揮発成分をいう．食品の場合には，水だけではないので「水分」と称する．

(2) 定量法の種類
　食品の水，水分の定量法としては次のような方法が採用されている．
① 加熱乾燥法（基準法）
　常圧乾燥法（最も一般的）と減圧乾燥法
② カール・フィッシャー（Karl Fisher）法（準基準法）
　ヨウ素，二酸化硫黄，ピリジンのメタノール液で含水試料を滴定し，褐色の発現を終点とする．
③ 蒸　留　法
　トルエン(bp 111℃)が水と混合されると，85℃で沸騰し，水：トルエン＝20：80で留出する．この共沸混合物から求める．
④ 電気水分法
　Kett水分計のように直接熱線（赤外線）を照射して，乾燥し，水分を直読できるようにしている．
⑤ 電量滴定法
　ヨウ化物を電解酸化し，ヨウ素を発生させると，直ちに水と反応することを利用し，電解酸化に消費された電気量から水分を求める．
⑥ 近赤外分光吸収法：アメリカとカナダの穀物検査標準法
　近赤外線領域に現れるOHの吸収に基づく非破壊測定法であ

る．
⑦ そ の 他
　ガスクロマトグラフィー（GLC），核磁気共鳴吸収法

（3）乾燥法による水分定量（概要）
　表1.1.1のように，100～105℃または130～135℃での常圧乾燥法と，70～100℃での減圧乾燥法があるが，ここでは，常圧乾燥法について述べる．
　原則として，一定時間乾燥した後，冷却し秤量するが，再度乾燥してもほとんど減量しない時の重量から，水分量を求める．脂肪の多い試料では，減量後，やや増加するので，最も少ない時点を終点とする．
　糖分や脂肪の多い試料では，ペースト状となり表面に被膜を形成して，中心部の乾燥が円滑に行われない場合が多いので，あらかじめ乾燥秤量しておいたガラス板とかプラスッチクフィルムに，試料を薄く塗布して，比較的低温で，減圧乾燥するのが望ま

表1.1.1　乾燥法による水分定量の条件－1　常圧乾燥*

食　品	試料量 (g)	乾燥温度 (℃)	乾燥時間 (h)	バラツキ (max%)
コメ，コムギ	5	135	15～20	0.21
穀粒（破砕）	2	135	3	0.20
穀粉	2	135	1～2	0.10
パン	2	135	1	0.20
種実類（破砕）	4	130	2	0.20
豆（破砕）	4	135	2	0.20
飯・麺	3	135	2	0.10
米菓	5	135	3	0.20
野菜，果実，海藻	2	105	2	

＊ 原則として，補助剤の添加やフィルムの使用はしない．

表1.1.2　乾燥法による水分定量の条件－2　減圧乾燥

食　品	試料量 (g)	乾燥温度 (℃)	乾燥時間 (h)	補助剤の必要性	フィルム法の適用	バラツキ (max%)
水あめ・液糖	1.5	減圧　100	2～3		○	0.10
はちみつ	1.5	25～30　75	3		○	0.10
豆腐	5	25～30　100	恒量			0.20
いも	10	V100*　70				
ジャム	2	V100　70	2(2)恒量**	○		
〃	2	V 25　70	4		○	
種実類	4	V100　100	5(2)恒量			
みそ	2	V 50　70	2(2)恒量		○	0.30
野菜，果実，海藻	10	V100　70	5(2)恒量	○		0.20

＊　V100は100mmHgの減圧．
＊＊　2(2)恒量は2時間処理後秤量し，さらに2時間処理し，恒量に達するまで続けることを指す．

しい.

(4) 常圧乾燥法による水分定量操作（実施要領）

あらかじめ，乾燥機で乾燥（105℃，1〜1.5時間）して秤量瓶の風袋（W_0）を求める.

秤量瓶
├─ 試料2g前後を化学天秤（電子天秤）で精秤する（W_1）
├─ 瓶の蓋をずらし，所定の温度で乾燥する
├─ 2時間後，取り出しデシケーター中で冷却し秤量する
├─ さらに，1時間所定の温度で乾燥する
↓ デシケーター中で冷却し秤量する
両秤量値の差が1〜2mg以内になったことを確認する（秤量値 W_2）

$$水分(\%) = \frac{(W_1 - W_2)}{(W_1 - W_0)} \times 100$$

(5) 乾燥剤

デシケーターの中に入れる乾燥剤は，古くは，加熱溶融して脱水した塩化カルシウムが使われたが，現在は，一般に取り扱いやすいのでシリカゲルがよく使われる．参考までに主な乾燥剤の種類と水除去能力を表1.1.3に示した．表に示したように，列挙した乾燥剤の中では，五酸化二リン（P_2O_5）が最も除湿力が強いが，水との反応性に富むので，取扱いには充分注意する必要がある．白色粉末だが，水を取り込むと液体（リン酸）になる．乾燥状態の判定のために，乾燥用のシリカゲルはコバルトで青色に着色してあるが，着色したシリカゲルが青色を少しでも失ったら，135℃前後で2〜3時間乾燥して再生する．シリカゲルは油脂などを吸着すると吸湿力が劣化する．

表1.1.3 乾燥剤の種類と除湿力

乾燥剤	空気中に残る水の量 (mg/l, 25℃)
P_2O_5	2×10^{-5}
$Mg(ClO_4)_2$	5×10^{-4}
KOH（溶融）	0.002
SiO_2（シリカゲル）	0.5〜0.003
H_2SO_4（100%）	0.003
NaOH（溶融）	0.16
CaO	0.2
$CaCl_2$（溶融）	0.36

2. 水分活性の測定法

微生物の利用できる水は食品成分と結合していない自由水（遊離水）で，食品成分と強固に結合した水（結合水）は利用できないために，単に，水分含量のみで微生物の生育の難易を判定することができない．そこで，この結合水と遊離水を加味した水の状態を測定する方法が必要である．遊離水は水蒸気圧に関係するが，結合水は無関係であることを利用して，その温度における食品から生じる水蒸気圧を飽和水蒸気圧で除した値を水分活性 A_w として表現している．

[1] ボス・ラブツァ (Vos and Labuza) 法

20〜50℃，95％RH程度までのものに適用される．一般の農産物の中で水分含量の比較的高いものが対象となる．

(1) 装置と器具
① 恒温恒湿器：20〜50℃，95％RH
② 真空乾燥機：40〜50℃程度までで使用
③ デシケーター：適当な容積をもち，密閉できるもの

(2) 試　薬
① 濃硫酸：特級
② セルロース粉末（MMC）：クロマト用セルロース粉末（ワットマンCF 11がよい）

(3) 操　作
1) 標準曲線の作成

操作1　85〜100％RHの硫酸溶液を調製する．

表1.2.1　硫酸濃度と相対湿度

RH (％)	H_2SO_4 (w/w％)	0.1N-NaOH (ml)*
100	水	—
98.1	5.95	1.10
97.0	8.40	1.81
94.8	12.36	2.65
92.1	16.36	3.51
87.6	21.40	4.58

* 100倍希釈液を滴定．

[註] あらかじめ，概算により各所定濃度液を作り，これを100倍に希釈して，滴定する．

操作2　デシケーター

　　　5種類の硫酸溶液と蒸留水を，18cmのデシケーターの底に250〜300ml入れる．

　　　シャーレを2枚の目皿間に置き，デシケーターに入れる．

　　　35℃で放置する．

操作3　秤量管の秤量（3.5×3.5cmのものが使いやすい）

　　　あらかじめ，秤量管の恒量（W_0）を求めておく．MMC 2.0gを入れ，半開きにして，100℃，29mmHgで48時間乾燥する．実際には，100℃，5時間で充分である．この重量をW_1とする．

操作4　水分平衡

　　　あらかじめ，硫酸，蒸留水の入ったデシケーターに，3個ずつ半開して入れる．

　　　35℃，24時間放置する．

操作5　蓋をして，秤量（W_2）する．水分吸着率を次式から求める．

$$[(W_2 - W_1)/(W_1 - W_0)] \times 100$$

操作6　等温吸着線の作成

　　　上記水分吸着率を数回測定して求め，標準偏差を算出しておく．平均値を縦軸に，相対湿度（RH）を横軸にプロットし，吸着等温線を描く．

2）試料A_wの測定

操作1　約1mm^{2}に細切した試料50〜100gを真空デシケーターに入れ，目皿を置く．

操作2　あらかじめ，乾燥しておいたMMC秤量管3個を秤量（W_1）する．デシケーターに15分間置き，その後徐々に脱気する．真空状態で35℃，24時間放置する．

操作3　デシケーターを常圧に戻してから，管を秤量する（W_2）．水分吸着率を求める．

$$水分吸着率 = \frac{W_2 - W_1}{W_1 - W_0} \times 100$$

操作4　上記の吸着率を標準曲線上に対比させてA_wを求める．

[2] コーンウェイユニットによる方法（横関らの方法）

（1）装置と器具
① コーンウェイの微量拡散装置ユニット
② 恒温器：温度調節範囲20〜50℃のもの

（2）試　薬
飽和溶液のRHが75％以上を示す各試薬を用いる．

表1.2.2 密閉飽和溶液上のRH（％），20℃と25℃の場合

固　相	RH（％），20℃	固　相	RH（％），25℃
$CuSO_4 \cdot 5H_2O$	98	K_2SO_4	96.9
$Na_2SO_4 \cdot 7H_2O$	95	$NH_4H_2PO_4$	93
KH_2PO_4	92	$(NH_4)_2SO_4$	81.1
$ZnSO_4 \cdot 7H_2O$	90	$NaCl$	75.8
$KHSO_4$	86		
$(NH_4)_2SO_4$	81		
NH_4Cl	79.2		
$CH_3COONa \cdot 3H_2O$	76		

（3）操　作
［すり身の例］

細 切 1.0g
　├── 秤量しておいたアルミ箔の皿（W_0）に入れる．これを秤量（W_1）
　├── ユニット室内に入れ，ワセリンを塗って密閉する
　├── ユニット外室に食塩を35g入れ，水で湿らせる
　└── 恒温室内に放置する．25℃，2時間
秤　量（W_2）

$$増減率 = \frac{W_2 - W_1}{W_1 - W_0} \times 100$$

増減率を温度ごとにプロットし，±0を切る点をERH％として求める．

（4）計　算

$$水分活性(A_w) = \frac{ERH}{100}$$

[参考]

塩類の種類と相対湿度

No.	塩　類	RH（％），25℃
1	水	100
2	K_2SO_4	96.9
3	KNO	92.0
4	$(NH_4)_2SO_4$	81.1
5	$NaCl$	75.8

第2章　タンパク質・アミノ酸

　食品中のタンパク質は物性と関係する場合が多い．例えば，小麦粉のグルテン，ダイズのカゼインあるいは魚肉のミオシンなどはその代表例である．このタンパク質を構成するアミノ酸は呈味をもち，グルタミン酸ナトリウムのように化学調味料として利用されるものもある．アミノ酸の中には人間が体内で合成や変換できず，食物から摂取しなくてはならない必須アミノ酸がある．

1．粗タンパク質

（1）原　　理
　窒素を含む試料（有機物）に濃硫酸を加え，少量の触媒と共に強熱すると，分解と酸化還元が同時に起こり，試料物中の窒素化合物はアンモニアにまで分解される．このアンモニアは共存する硫酸で直ちに硫酸アンモニウムとなり，分解液中に残る．これに過剰のアルカリを加えて，水蒸気蒸留するとアンモニアが留出するので，標準硫酸液に吸収させて，消費された酸の量から窒素量を算出することができる．この定量法はケルダール（Kjeldahl）法と呼ばれる．

（2）試　　薬
① 濃硫酸：特級試薬を用いる．
② 分解剤（触媒）：磁製の乳鉢でよくすり潰し粉砕したK_2SO_4 100gに$CuSO_4 \cdot 5H_2O$ 10gを加え，よく混合する．接触剤ともいう．
③ 中和用NaOH：25～30％NaOH水溶液
④ 0.02N-H_2SO_4：1N-H_2SO_4を50倍に希釈する．力価（F）を検定しておく．
⑤ 0.02N-NaOH：0.1N-NaOHを5倍に希釈する．力価（F）を検定しておく．
⑥ 混合指示薬：メチルレッド0.1％を含むエタノール溶液とメチレンブルー0.1％を含むエタノール液の等量混合液．メチルレッドは溶けにくいが，0.1N-NaOHを少量加えると溶けやすい．

（3）試料の調製

窒素を5mg以上含む試料を硫酸と分解剤（1〜2g）を分解瓶に入れ，ドラフトチャンドー内で加熱分解し，透明な青色の溶液とする．これを冷却したのち，冷却しつつ少しずつ蒸留水を加え全量を50mlとする．

（4）定　　量

常法どおり，ミクロケルダール蒸留装置を用い，受器に0.02N-H_2SO_4 10mlと混合指示薬数滴を入れ，試料液5mlを蒸留する．留液が約30mlとなったら，蒸留を終える．0.02N-NaOHで中和滴定し，0.02N-H_2SO_4の消費量を求める．

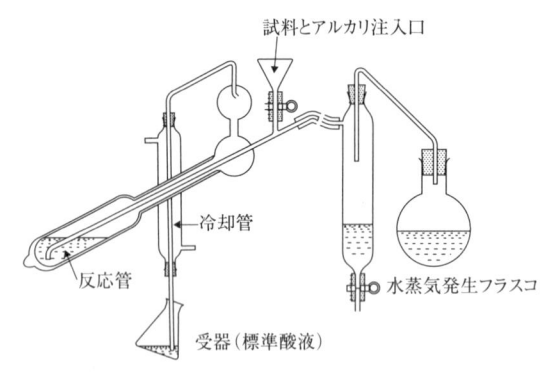

図 2.1.1　ケルダール蒸留装置

（5）計　　算

消費した0.02N-H_2SO_4 1mlは窒素0.28mgに相当する．粗タンパク質はこの窒素量に6.25の係数を乗じて求めることができる．ただし，穀類その他の食品ではこの係数に当てはまらない品目があるので，個々の係数を乗じる．

2．区分態窒素と純タンパク質

（1）原　　理

タンパク質は種類によって溶媒に対する溶解度が異なるので，分割することができる．各種の溶媒で溶出した画分の窒素と純タンパク態窒素を求め，その構成比と量を算出する．

（2）試　　薬

① 5％食塩水：NaCl 50gに蒸留水950mlを加えて溶かす．
② 70％エタノール
③ 0.2％NaOH：NaOH 2gに蒸留水を加え，全体を1 000mlと

する．
④ 硫酸銅溶液：$CuSO_4 \cdot 5H_2O$ 60gを蒸留水に溶かし1 000mlとする．
⑤ 12.5％NaOH：NaOH 125gを水に溶かして1 000mlとする．
⑥ 粗タンパク質定量試薬：7ページ参照．

（3）操　作

```
              破砕または粉末試料（3～5g 精秤）
                   ├ 蒸留水と共に磨砕
                   ├ 試料の30倍となるよう水を追加
              遠心分離（3 500 rpm，15分）
              ┌──────────┴──────────┐
             沈 殿                          上 澄
              ├ 上記操作を2回反復
        ┌─────┴─────┐
       沈 殿              上 澄 ──────→  合 液
        │                                 （水溶区）
        ├ 5% NaCl 3回抽出
   ┌────┴────┐
  沈 殿        上 澄
               （塩類可溶区）
   ├ 70% エタノール 3回抽出
   ┌────┴────┐
  沈 殿        上 澄
               （アルコール可溶区）
   ├ 0.2% NaOH 3回抽出
   ┌────┴────┐
  沈 殿        上 澄
               （アルカリ可溶区）
```

[註]
この操作は，遠心分離に代えて定性濾紙で濾過してもよい．
各抽出液（上澄）は次の操作を行って，タンパク態と非タンパク態に分ける．

```
                各抽出液
          ┌───────┴───────┐
        1/2量                1/2量
          ↓                    ├ 硫酸銅溶液25ml 加えて撹拌
       全窒素定量               ├ 12.5% NaOH 液25ml 加えて撹拌
                               ├ 放置（沈殿生成，液は透明）
                          濾 過（定性濾紙）
                       ┌──────┴──────┐
                      濾 液            残 渣
                                       ├ 熱水洗浄
                                ┌──────┴──────┐
        合 液 ←────── 洗 液              残 渣
   （非タンパク態窒素の定量）                （タンパク態窒素の定量）
```

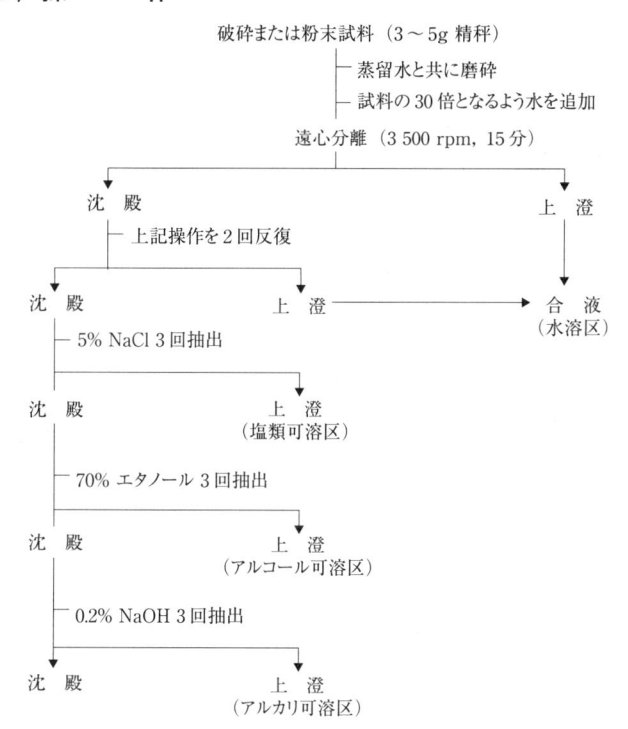

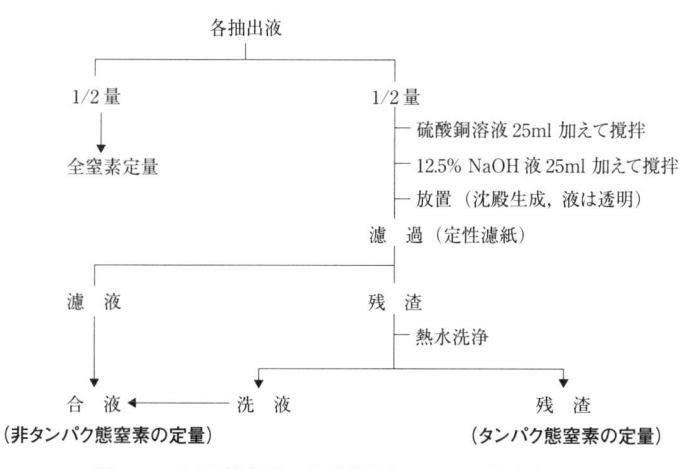

図 2.2.1 区分態窒素の分画操作とタンパク態窒素および非タンパク態窒素の分離操作

[註]
① 各抽出区分のタンパク質は次のものに相当する．
・水溶性タンパク質区分：アルブミン
・塩類可溶タンパク質区分：グロブリン
・アルコール可溶タンパク質区分：プロラミン
・アルカリ可溶タンパク質区分：グルテリン
（水溶画分中には試料中の塩類により，グロブリンの一部が混入する．）
② クリ果実の生試料3gに本法を実施したところ，水溶性窒素70％（タンパク態窒素65％）であった．

3. タンパク質の微量定量：ローリー (Lowry) 変法[1]

(1) 原　理

フェノール試薬がタンパク質のチロシン残基に基づく還元呈色とビュレット反応に加えて，共存する銅イオンが pH 10 前後でペプチド結合と配位することにより，さらに試薬を還元するために微量定量ができると考えられる．$15〜110\,\mu g$ のタンパク質含量範囲で 650 nm の吸光度と直線関係にあるが，ショ糖が存在すると測定値が低下（0.2M ショ糖で最高 10％）し，Triton-100（界面活性剤）が存在すると 6〜18％高い値となる．

(2) 試　薬

① フェノール試薬（Folin 試薬）：Folin-Ciocalteu の試薬と同じ

[フェノール試薬の作り方][2]

1 500ml の丸底フラスコに，水 700ml，タングステン酸ナトリウム（$Na_2WO_4 \cdot 2H_2O$）100mg，モリブデン酸ナトリウム（$Na_2MoO_4 \cdot 2H_2O$）25g 加えて溶かし，85％リン酸 50ml，濃塩酸 100ml を加える．還流冷却器をつけ，10 時間穏やかに煮沸する．さらに，硫酸リチウム 150g，水 50ml と液体臭素を数滴加えて混合し，冷却器をはずして 15 分間加熱して過剰の臭素を追い出す．この時は完全に黄色になっていなくてはならない．冷却後，1 000ml とし，ガラスフィルターで濾過し，密封保存する．有機物が混入すると，緑色となり使用不能となる．使用直前に水で 15 倍に希釈して用いる．現在は調製されたフェノール試薬が市販されている．

② 酒石酸ナトリウム液

酒石酸ナトリウム二水和物 2g，Na_2CO_3 100g を 1N-NaOH 500ml に溶かし，水で 1 000ml とする．

③ 銅　液

酒石酸ナトリウム二水和物 2g と $CuSO_4 \cdot 5H_2O$ 1g を水 90ml に溶かし，1N-NaOH 10ml を加える．

④ 標　準　液

ウシまたはヒト血清アルブミン（約 $500\,\mu g/ml$）を用いるが，あらかじめケルダール法でタンパク濃度を決めておく（冷蔵庫保存）．標準液は $5〜100\,\mu g/ml$ 液とする．

（3）操　　作

```
フラコレ試験管
  ├─ 試料 1.0ml に酒石酸ナトリウム液 0.9ml 加える
  ├─ 50℃，10分反応後水冷，銅液 0.1ml，室温 10分以上放置
  ├─ フェノール希釈液 3.0ml を素早く添加（1秒以内），撹拌
  ↓─ 50℃，10分後水冷
OD（650nm）
```

図 2.3.1　ローリー変法

[註]
① フェノール試薬の反応は pH10 で最大であるが，同時にアルカリで壊れやすい．それゆえ，フェノール試薬は素早く加え，直ちに撹拌しなくてはならない．
② 本定量法は還元物質（糖，-SH，フェノール類，いくつかのアミノ酸，核酸），硫酸アンモニウム，尿素，K^+ などで干渉される．しかし，これらの物質も充分希釈されている場合には問題にならない．

文　献
1) 阿南功一：基礎生化学実験法 5，化学的測定，p188-189，丸善（1976）
2) 日本化学会編：実験化学講座 24，生物化学Ⅱ，p38，丸善（1958）

4．アミノ酸の定量

［1］Sørensen（セーレンセン）のホルモール滴定法

（1）原　　理

アミノ酸の α-アミノ基が水溶液中では，pH 9.6 の塩基であるので，これを直接定量することはできない．しかし，この中性溶液にホルムアルデヒドを加えると次式の反応が起こる．

$$\begin{array}{c} R-CH\cdot COO^- \\ | \\ NH_3^+ \end{array} + HCHO \rightleftharpoons \begin{array}{c} R-CH-CO \\ | \\ NH-CH_2OH \end{array}$$
Monomethylol 化合物

$$\begin{array}{c} R-CH\cdot COO^- \\ | \\ NH-CH_2OH \end{array} + HCHO \rightleftharpoons \begin{array}{c} R-CH-COO^- \\ | \\ N-(CH_2OH)_2 \end{array}$$
Dimethylol 化合物

したがってアミノ基の解離平衡

$$\begin{array}{c} R-CH\cdot COO^- \\ | \\ NH_3^+ \end{array} \rightleftharpoons \begin{array}{c} R-CH\cdot COO^- \\ | \\ NH_2 \end{array} + H^+$$

が右にずれ，見かけ上 pH 値が低くなるのでアルカリで滴定できるようになる．

（2）試　　薬

① 指示薬*1：フェノールフタレイン 1g を 95％アルコール 100ml に溶かす．
② 中性ホルマリン溶液：市販ホルマリン（ホルムアルデヒド 30～40％）50ml にフェノールフタレイン溶液 1ml を加え，0.1N-

*1：pH メーターを使用するときには指示薬を必要としない．

NaOHで正確に中和する．
使用の都度中和して用いる．
③ 0.1N-NaOH：力価を決めておく．

（3）操　　作

試料 20ml*¹
├─ 0.1N-NaOH にて中和（pH 8.8）
├─ 中性ホルマリン 20ml
├─ よく振とう
↓
0.1N-NaOH にて紅色*² まで滴定

図 2.4.1　ホルモール滴定法

*1：試料中にアンモニウム塩，リン酸，炭酸が存在すると誤差が大きくなるから，あらかじめ除去しておく必要がある．

*2：フェノールフタレインを用いない場合，あるいは試料が着色しているときには pH メーターで pH 8.8 まで滴定して求める．

（4）計　　算

アミノ態窒素*³（mg）＝ $1.4 \times F \times (a - b)$

ここに，a：検液での滴定値，b：盲検（試料の代わりに蒸留水を用いる）での滴定値，F：0.1N-NaOH の力価．

*3：ホルモール滴定によって得られたアミノ態窒素をホルモール窒素と呼ぶことがある．

（5）本定量法の制限

本法ではプロリン，ヒドロキシプロリン，チロシン，アルギニンは定量できない．

［2］バン・スライク（Van Slyke）のアミノ態窒素の定量法[1),2)]

（1）原　　理

アミノ態窒素に亜硝酸を作用させると次のように反応して窒素ガスを発生する．

$$R\text{-}CH(NH_2)\text{-}COOH + HNO_2 = RCH(OH)\cdot COOH + N_2 \uparrow + H_2O$$

酸化窒素（NO）により反応室中の空気を排除し一定条件の下に HNO_2 をアミノ酸に作用させ，発生するガス（NO_2，NO，N_2）をいったんアルカリ性過マンガン酸カリウム溶液中に送り，窒素以外のガスを吸収させ，残る窒素ガスの容積を常温，常圧のもとに測定し，付表（表20.9.1）からアミノ態窒素を計算する．

（2）試　　薬

① 氷酢酸
② 30％亜硝酸ナトリウム水溶液（0.2ml 以上のガスを盲検で発生しないこと）

③　アルカリ性過マンガン酸カリウム溶液：50gのKMnO₄と25gのKOHを水に溶かし1 000mlとする．
④　消泡剤：オクチルアルコールまたはアミルアルコール

(3) 試料の調製

　抽出剤には水，熱水，70％アルコール，希酸，アセトンなどを用いるが試料によって適当に選ぶ．水による場合は試料の10倍量の冷水を加え1時間浸出し吸引濾過し，さらに1回反復したのち10倍量の水を加え，煮沸してタンパク質を凝固させたのち，濾過し，減圧濃縮して定容とし検液とする．

　なお，操作中にビュレットが詰まるのを防ぐために除タンパクを行うが，それには10％トリクロロ酢酸を加え（終濃度2.5％以上）沈殿物を除去し，残渣を5％トリクロロ酢酸で洗い，濾液洗液を合わせて定容として検液としてもよい．

(4) 操　　作（セミミクロ法）

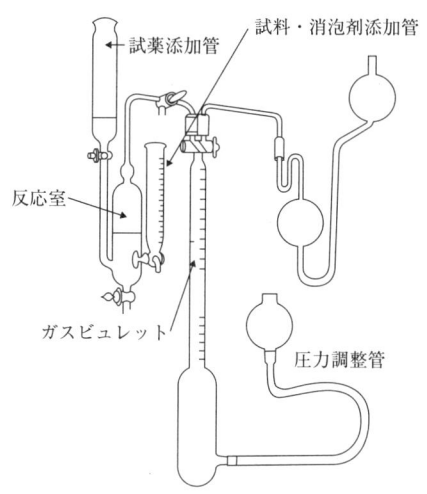

図 2.4.2　バン・スライクのアミノ態窒素測定装置

[註]
① アルカリ性過マンガン酸カリウム溶液は同一溶液で10回の分析が行えるとされているが，盲検値が 0.3ml 以下であれば何回でも使用してよい．
② ガス発生量が1.0〜2.5ml前後になるように試料量を選ぶほうが操作しやすい．

　まず，氷酢酸3mlを試薬添加管に入れ，次に亜硝酸ナトリウム水溶液12mlを加え，反応室に全量移し，容器内ならびに溶液中に溶存している空気を追い出す．次に試料室に試料を入れ一定量を反応室に送り込む．水柱（ビュレット部）を通じ，5分間反応させる．終了後反応液をビュレットの上部まで注意して送り閉じる．これをアルカリ性過マンガン酸カリウム溶液中に送り込み1分間振とうして窒素ガス以外のガスを吸収させて，再びビュレット部に残余ガスを戻す．このガス量を読みとる．吸収操作を反復して一致していることを確かめる．ガス量と測定時の温度，気圧から付表（表20.9.1）によりアミノ態窒素を求める．ただし，試

料の代わりに蒸留水を用いて行った盲検値を検体で行った発生ガス量から差し引いて，検体から発生したアミノ態窒素ガス量とする．

　　定量範囲：0.1～10mgアミノ態窒素（0.1～1.0mgが適当）

（5）本法の制限

　グアニジン態窒素，インドール核窒素，イミダゾール核窒素，アミド態窒素は反応しない．プロリンには全く反応せず，アルギニン，トリプトファン，ヒスチジン，アスパラギン，およびグルタミンは1/2以下の窒素しか定量されない．したがって，上記アミノ基の多いアミノ酸では定量値は少なくなる．

［3］ニンヒドリン法（比色法）

（1）原　　理

　ニンヒドリンはアミノ酸と反応して青紫色の色素を形成する．この色素はルーヘマン（Ruhemann）の紫と呼ばれている．

　普通のα-アミノ酸は570nm付近に吸収極大（λ_{max}）があり，青紫色を呈するが，例外としてプロリンは黄色，オキシプロリンは赤黄色，ヒスチジンは青色を呈するので検出感度が低い．感度は普通のα-アミノ酸で50万～100万分の1である．この反応はα-アミノ酸に共通に反応するのでタンパク質，ペプチドも呈色する．ニンヒドリンによる発色はpH 5.0付近で最も感度が高いので少量の緩衝液を加えておく．

（2）試　　薬

① 　ニンヒドリン（ninhydrin, triketohydrindene hydrate）

② ヒドリンダンチン (hydrindantin)

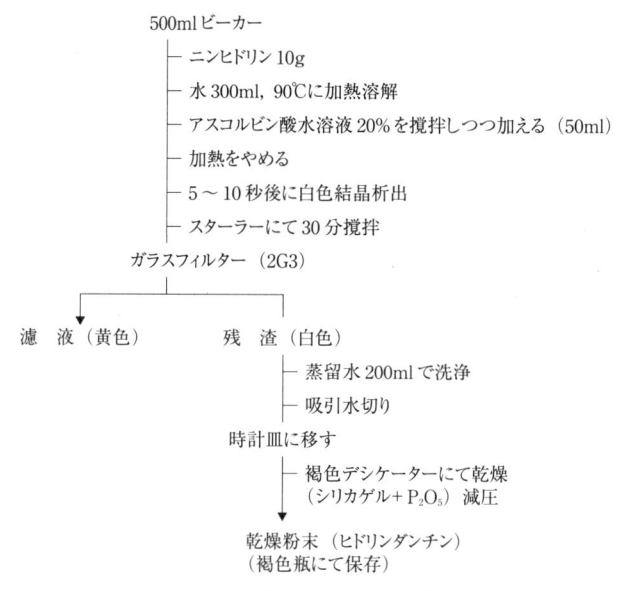

```
500mlビーカー
   ├─ ニンヒドリン 10g
   ├─ 水 300ml, 90℃に加熱溶解
   ├─ アスコルビン酸水溶液 20%を撹拌しつつ加える（50ml）
   ├─ 加熱をやめる
   ├─ 5～10秒後に白色結晶析出
   ├─ スターラーにて 30分撹拌
ガラスフィルター（2G3）
   ↓            ↓
濾 液（黄色）  残 渣（白色）
                 ├─ 蒸留水 200mlで洗浄
                 ├─ 吸引水切り
              時計皿に移す
                 ├─ 褐色デシケーターにて乾燥
                    （シリカゲル＋P₂O₅）減圧
              ↓
         乾燥粉末（ヒドリンダンチン）
         （褐色瓶にて保存）
```

図 2.4.3　ヒドリンダンチンの調製法

③ 酢酸緩衝液

$CH_3COONa \cdot 3H_2O$ 54.4gに水40mlを加えて溶かし，氷酢酸10mlを加え，水で100mlとする．pH 5.5±0.3であること．4℃保存，pH調節はNaOHと酢酸で行う．

④ メチルセロソルブ（エチレングリコールのモノメチルエステル）

過酸化物の存在の有無を確かめておく．検液が無色ないし淡黄色であればよい．

⑤ ニンヒドリン溶液

ニンヒドリン800mgとヒドリンダンチン120mgをとり，これにメチルセロソルブ30mlを泡立てないように加えて溶かす．この溶液に緩衝液10mlを加える（赤色となる）．この溶液は使用の都度作製する．

(3) 操　作

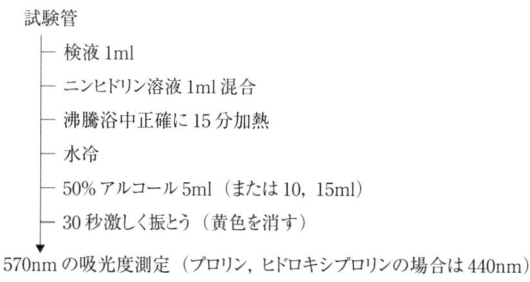

```
試験管
   ├─ 検液 1ml
   ├─ ニンヒドリン溶液 1ml 混合
   ├─ 沸騰浴中正確に 15分加熱
   ├─ 水冷
   ├─ 50%アルコール 5ml（または 10, 15ml）
   ├─ 30秒激しく振とう（黄色を消す）
570nmの吸光度測定（プロリン，ヒドロキシプロリンの場合は440nm）
```

図 2.4.4　ニンヒドリンによるアミノ酸定量法

(4) 検量線と発色率

本法ではアミノ酸の種類によって発色程度が異なる（α-アミノ酸では95％以上であるが，β-アミノ酸やプロリン，ヒドロキシプロリンは低い）．そこでロイシンを標準として各種アミノ酸の呈色度の相対値を求める．

ロイシンを緩衝液に溶かし1mM溶液を作り，これを適当に希釈して検量線を作成する．盲検は緩衝液とする．

(5) 計　　算

検液について吸光度を測定し，検量線（ロイシン）からロイシン当量濃度（mM/1 000ml）を求め，この値を発色率で除すとアミノ酸濃度が求められる．被検液1mlをとって定量操作を行うとこの値は直ちにアミノ酸のμmol数となり，この値にアミノ酸の分子量を乗じるとアミノ酸重量（μg）が得られる．

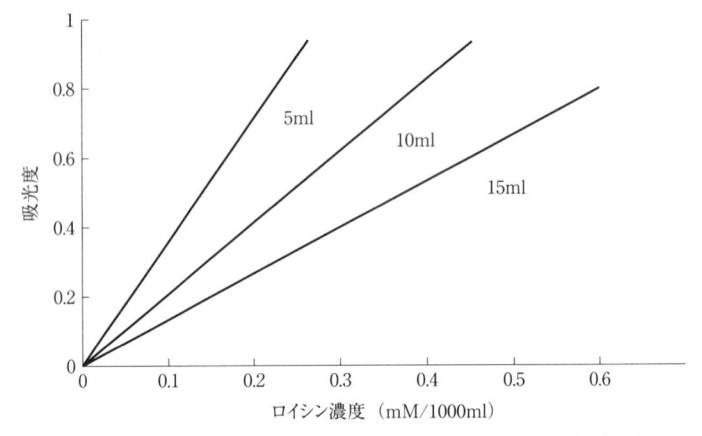

各種アミノ酸のニンヒドリン法による発色率はロイシンを1.00とした場合，プロリンは0.225，システイン0.55であるが，他のアミノ酸は0.93以上である．

図2.4.5　ニンヒドリン比色検量線（例）

文　献

1) 松山芳彦，島崎通夫：実験食品化学，p.81，誠信書房（1955）
2) 小原哲二郎，鈴木隆雄，岩尾裕之編：第2版　食品分析ハンドブック，p.54（1977）

第3章 脂　　質

　広義には，中性脂肪，複合脂質，コレステロール類などのように有機溶剤に溶ける有機化合物を包括して脂質と呼び，狭義には中性脂肪を脂質と呼んでいる．ここでは広義の脂質についての分析法を述べるが，自然界に存在する脂質の大部分はグリセロールに脂肪酸が結合した脂肪であるので，脂肪の分析に主眼をおいた．

1．粗　脂　肪

（1）原　　理
　脂溶性溶媒に可溶な成分を総称して粗脂肪と呼んでいる．一般に，溶媒としてエチルエーテルが使われる．粗脂肪の中には，脂肪や遊離脂肪酸の他に，リン脂質，レシチン，コレステロール，ワックスなどや脂溶性色素であるカロテノイド，クロロフィルなども含まれる．ソックスレー抽出器を用いて抽出を行う．

（2）試　　薬
　エチルエーテル（bp 35℃）

（3）試料の調製
　乾燥粉末試料の場合はそのまま用いる．果汁のような液状の試料では，試料50gを濃縮し，ペースト状としたのち，無水硫酸ナトリウムと混和し，必要に応じて脱脂綿を少量加えてから，円筒濾紙に入れ，さらに乾燥機（90～100℃）で乾燥させてから分析に供する．

（4）操　　作
　円筒濾紙に試料（2～10g）を入れ，水分の多い場合には乾燥する．試料の上部に脱脂綿を試料が出ないように詰め，ソックスレー抽出器に入れる．40～50℃で8～15時間，エーテルで抽出する．抽出後，受器内に残っているエーテルを完全に蒸散させたのち，105℃で乾燥する．1時間ごとに秤量し，最低となった秤量値を求める（漸次減少後，脂肪の酸化によって増加する）．

[註]
① 試料の水分が0に近づくと，エチルエーテルで脂質を完全に抽出することができない．例えば，粉乳では，試料が無水に近い場合には，ある程度吸水（水分3～5%）させてから抽出を行う必要がある．
② 有機酸を多量に含むpHの低い試料では，中和してから抽出すると粗脂肪の中に有機酸が混入するのを避けることができる．
③ エーテル抽出時の温度を60～65℃とし，冷却器の水温が低い場合には，3～4時間の抽出でも粗脂肪の97%以上を抽出させることができる．

(5) 実施例

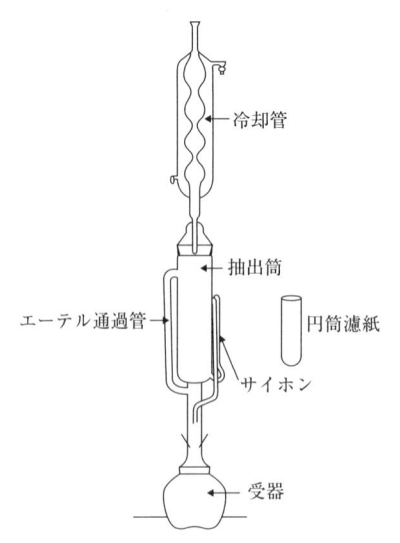

図3.1.1 ソックスレー脂肪抽出装置

ダイズを粉砕し粉末にして，3.00gを円筒濾紙に入れ，脱脂綿で上部を覆い，ソックスレー抽出器で40℃で15時間抽出した．受器の粗脂肪は583mgであった．この場合，粉末ダイズ中の粗脂肪は $(0.583/3.00) \times 100 = 19.4(\%)$ となる．

なお，粉砕試料をあらかじめ55℃で一夜乾燥してから行ったところ，2時間抽出でも15時間抽出の90％以上の抽出がみられた．

2．脂質の分析

(1) 脂質の抽出

1) 全脂質の抽出

① 試　料：乾燥試料（生試料の場合には，細切→送風乾燥→粉砕）
② 溶　媒：クロロホルム/メタノール＝2/1（v/v）
③ 抽　出：上記溶媒で3回抽出し，抽出液を減圧濃縮後，石油エーテルに溶かし，減圧濃縮する．さらに，残渣をクロロホルムに溶かし，無水硫酸ナトリウムで脱水したのち適当に濃縮乾固し，秤量して，全脂質とする．

2) 不けん化物（ロウ，テルペンなど）の抽出と調製

① 試　料：乾燥試料（生試料の場合には，細切→送風乾燥→粉砕）
② 溶　媒：無水エタノール
③ 抽　出：無水エタノールで加熱抽出する．3回反復
④ けん化：抽出液を濃縮後，エタノール：12％KOH＝1：1

で一定量とする．この液を1時間還流する．冷却後，石油エーテルで3回抽出し，次いでエーテル（エチルエーテル）で抽出する．この両液を合わせて水洗後，溶媒を除去する．これを秤量して，不けん化物とする．

なお，石油エーテルで抽出されない水層を硫酸酸性とし，エーテルで抽出したものがけん化物（脂肪酸）である．

（2）脂質の分割

1）遊離脂肪酸と中性脂肪の分離

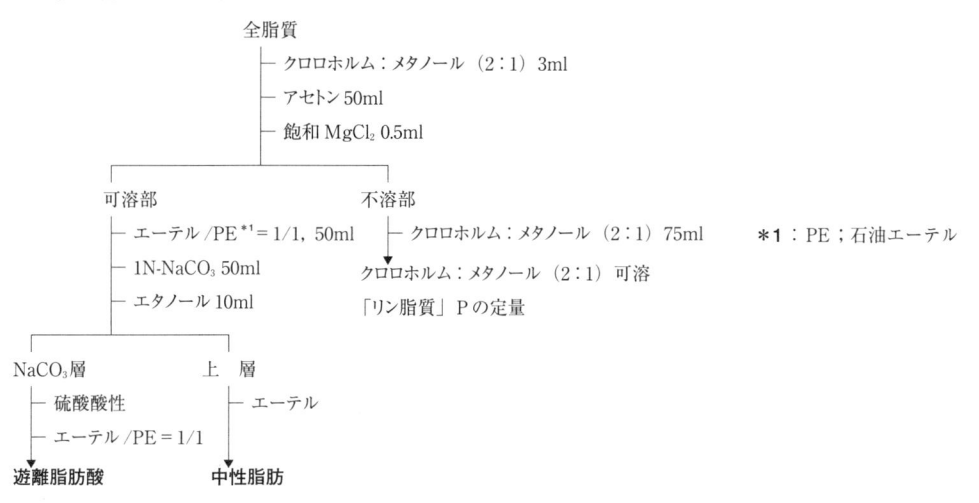

```
                    全脂質
                      ├─ クロロホルム：メタノール（2：1）3ml
                      ├─ アセトン 50ml
                      └─ 飽和 MgCl₂ 0.5ml
            ┌─────────┴─────────┐
          可溶部                不溶部
        ├─ エーテル/PE*¹=1/1, 50ml      ├─ クロロホルム：メタノール（2：1）75ml
        ├─ 1N-NaCO₃ 50ml                ↓
        └─ エタノール 10ml              クロロホルム：メタノール（2：1）可溶
     ┌──────┴──────┐                   「リン脂質」Pの定量
  NaCO₃層        上 層
  ├─ 硫酸酸性    └─ エーテル
  └─ エーテル/PE=1/1
     ↓                ↓
  遊離脂肪酸        中性脂肪
```

*1：PE；石油エーテル

図 3.2.1 全脂質から遊離脂肪酸と中性脂肪の分離法

2）不けん化物の分離

a）アルミナカラムクロマトグラフィー

試料の50倍量のアルミナ（炭化水素は吸着されない）を用意する．試料を石油エーテルに溶かし，アルミナカラムに流し込む．

［溶 出］

① 石油エーテルで流出しなくなるまで流す．
② アセトン：エーテル＝1：1で溶出しなくなるまで流す．
  ステロール，テンペルが溶出する．
③ 無水エタノールで溶出する．ステロールグリコシドを含む．

各画分は減圧濃縮し，五塩化アンチモン（$SbCl_5$）（20％クロロホルム液）の定性を行うほか，リーベルマン-ブルヒアルト（Liebermann-Burchard）反応を行う．このクロマト画分の中で最も多い画分について，再クロマトを行う．再クロマトはカラム充填はアルミナとし，石油エーテルで詰め，溶出は，石油エーテル，次いでベンゼンとする．

b）パラフィンとケトンの分離

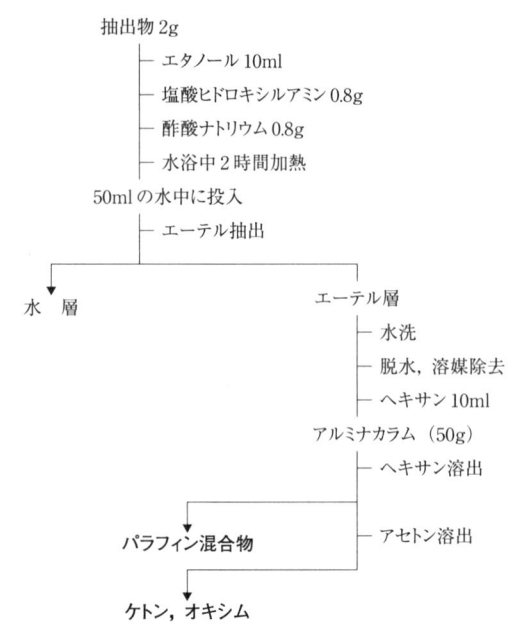

抽出物 2g
├─ エタノール 10ml
├─ 塩酸ヒドロキシルアミン 0.8g
├─ 酢酸ナトリウム 0.8g
├─ 水浴中2時間加熱
50ml の水中に投入
├─ エーテル抽出

水層　　　　エーテル層
　　　　　　├─ 水洗
　　　　　　├─ 脱水, 溶媒除去
　　　　　　├─ ヘキサン 10ml
　　　　　　アルミナカラム（50g）
　　　　　　├─ ヘキサン溶出
　　　　　　│
パラフィン混合物　├─ アセトン溶出

ケトン, オキシム

図 3.2.2　不けん化物からパラフィンとケトンの分離法

（3）脂肪酸の分離

1）中性脂肪

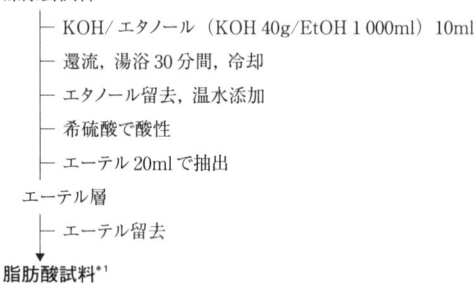

溶媒除去試料
├─ KOH/エタノール（KOH 40g/EtOH 1 000ml）10ml
├─ 還流, 湯浴 30 分間, 冷却
├─ エタノール留去, 温水添加
├─ 希硫酸で酸性
├─ エーテル 20ml で抽出
エーテル層
├─ エーテル留去
脂肪酸試料[*1]

図 3.2.3　中性脂肪の加水分解法

*1：エタノールに溶かし, ブロモチモールブルー（BTB）を指示薬として, 0.02N-NaOH で滴定し, 脂肪酸の概略値を求める.

2）木ロウなど

試料 25g（ナス型フラスコ中）
├─ 10%KOH/エタノール 100ml
├─ 湯浴上 1～2 時間, 還流
├─ 約半量に濃縮, 水 150ml 添加, 冷却
├─ 撹拌しつつ, 希硫酸（1:5）を酸性まで添加
├─ 水浴上で加熱, 冷却
├─ エーテル抽出

エーテル層　　　　　　　水層
脂肪酸試料　　　　　　（グリセロール含有）

図 3.2.4　木ロウなどの加水分解法

3）トリグリセリドのけん化

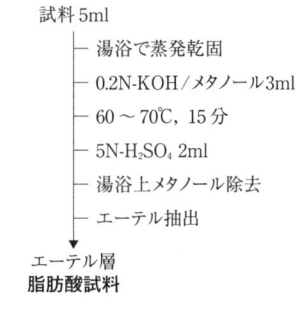

```
試料 5ml
  ├─ 湯浴で蒸発乾固
  ├─ 0.2N-KOH／メタノール 3ml
  ├─ 60～70℃, 15分
  ├─ 5N-$H_2SO_4$ 2ml
  ├─ 湯浴上メタノール除去
  ├─ エーテル抽出
  ↓
エーテル層
脂肪酸試料
```

図3.2.5 トリグリセリドのけん化法

3．油脂中の構成脂肪酸の測定

　油脂の脂肪酸は，あらかじめアルカリでけん化して脂肪酸のアルカリ塩とグリセロールに分解する必要がある．その後，遊離した脂肪酸をメチルエステル誘導体にしてガスクロマトグラフィーで分離定量する．

（1）材　　料

　植物組織からクロロホルム／メタノール（2：1）で抽出した全脂質を，シリカゲルカラムクロマトグラフィーで分離した脂質画分（中性脂肪，リン脂質，遊離脂肪酸）の内，中性脂肪とリン脂質を材料とする．主に，前者について行う．

（2）け ん 化

1）試　　薬
1N-NaOH／エタノール，エチルエーテル

2）操　　作
　試料500mg前後を100ml容量のナス型フラスコに1N-NaOH／エタノール30mlで洗い込む．シリコーンゴム栓で冷却管（水冷）と接続し，85℃前後の湯浴中で，1時間還流加熱する．冷却したのち，内容物を温水で分液漏斗に洗い込む．水を50ml程度加えてから，室温まで冷却する．次いで，エチルエーテルでけん化に用いたフラスコを洗って分液漏斗に入れる．分液漏斗を激しく振って（約1分間）から，2層に分かれるまで放置する．下層の水層に上と同様にエチルエーテルを加えて抽出し，さらにもう一度繰り返す．エチルエーテル層を合わせて，この層を水で3回洗浄する．エーテル層は無水硫酸ナトリウムで脱水し，エーテルを蒸発させる．

(3) メチルエステルの調製

1) 硫酸-メタノール法

① 試　　薬
　a) 乾燥 5% H_2SO_4/メタノール（結晶ヒドロキノンを含む）
　b) ヘキサン
　c) Na_2SO_4：$NaHCO_3$ = 4：1 の混合物

② 装　　置
　還流冷却器（水冷）

③ 操　　作

```
試料（ヘキサン5ml）
    ├─ 結晶ヒドロキノンを含む乾燥 5% H₂SO₄/メタノール 70ml
    ├─ 還流 75 分間，冷却
    ├─ 水 80ml
    ├─ ヘキサン抽出
  ヘキサン層
    ├─ Na₂SO₄：NaHCO₃ = 4：1 を入れ，一夜放置
    ├─ 窒素ガス中 5ml に減圧留去（必要ならセライトカラムを通して不溶物を除去）
    ↓
脂肪酸メチルエステル
```

図 3.3.1 脂肪酸メチルエステルの調製法（硫酸-メタノール法）

2) 塩酸-メタノール法

① 試　　薬：
　a) ベンゼン，石油エーテル（共に脱水処理して蒸留精製する）．
　b) 硫酸ナトリウムと炭酸ナトリウム（無水物 4：1 w/w の混合物）
　c) 5% 塩酸メタノール（無水メタノールに乾燥 HCl ガスを吹き込む）

② 装　　置
　塩化カルシウムトラップ付還流冷却器

③ 操　　作

```
フラスコ
    ├─ 脂肪酸 10mg 前後
    ├─ ベンゼン 0.5ml，5% HCl/メタノール 4ml
    ├─ 70～80℃の湯浴で 2 時間加熱還流
    ├─ 冷却
    ├─ 水 9ml，石油エーテル 3ml ずつ 3 回抽出
  石油エーテル層
    ├─ 硫酸ナトリウムと炭酸ナトリウム添加，1 時間放置
    ├─ 濃縮し，一定量とする．
    ↓
石油エーテル層
（GLC 分析試料）
```

図 3.3.2 脂肪酸メチルエステルの調製法（塩酸-メタノール法）

（4）ガスクロマトグラフィー（GLC）

① 充填剤：polyethyleneglycol succinate（EGS）60/80 メッシュ（最高温度 225℃）
② ステンレスカラム：内径3mm×2～3m　194℃（定温）
③ 条　件：窒素ガス，FID（水素炎イオン化検出器）
④ 定　量：ピーク面積から求める．
⑤ 同　定：各脂肪酸のメチルエステルの保持時間から決定する．

4．植物ワックスの分析

（1）ワックスの抽出例

1）ブドウ果皮ワックス（Maytinの方法）[1]

クロロホルム350mlを入れたビーカーを4個用意し，ブドウ果実30個（果梗付）を40秒ずつ浸漬する．濾過後クロロホルムを留去し，40℃の湯浴上で完全にクロロホルムを除き，重量を量る．果実表面積当たりの全ワックス量を算出する．

2）粗ワックスの抽出（オオムギの葉）[2]

染色瓶にエーテルまたはクロロホルムを入れ，これにオオムギの葉5枚を1束として浸漬し，手で軽く振とうしながら10秒間抽出する．これを減圧濃縮して，溶媒を除き，灰白色の粗ワックスを得る．

3）バレンシアオレンジのクチクラワックス[3]

クロロホルム浸漬法によって抽出する．

4）レタスの不けん化物[4]

レタスを室温送風乾燥して得た乾燥物を，粉砕してから無水エタノールで抽出する．

減圧濃縮して少量とし，15％KOHを含む50％エタノールを等量加える．1時間還流後冷却し，石油エーテルで徹底的に抽出する．次いでアルカリ画分をエーテルで抽出する．両者は水で洗浄し後，溶媒を除く．

（2）分　離

1）ハードおよびソフトワックスの分離[1]

石油エーテルに溶かし，溶解部をソフトワックス，不溶部をハードワックスとした．

2）イネの葉のワックス[5]，オオムギの葉のワックス[2]

分割をしないで，下記のように直接薄層クロマトグラフィーを行う．

3）バレンシアオレンジのクチクラワックス[3]

n-アルカン：シリカゲル（28～200メッシュ）カラムクロマトグラフィー，ペンタンを移動相．

（3）薄層クロマトグラフィー（TLC）
1）薄 層 板
① シリカゲル：一般[1,6]，110℃ 30分間活性化
② 硝酸銀含有シリカゲル：不飽和ワックス[6]

2）展 開 溶 媒
① ベンゼン：n-ヘキサン＝1：1[2,3,6]
② 軽油（bp60～70℃）：エーテル：酢酸＝70：30：1.5[2]

3）発 色 剤
① 硫酸噴霧後加熱[6]
② フルオレセインナトリウム溶液[6]
③ 5％重クロム酸カリウム（40％硫酸），200℃ 15分間加熱[1]
④ ヨウ素蒸気[2]

（4）その他の分析
1）赤外分光分析
試料を臭化カリウム（KBr）に混合し，メノウの乳鉢で微粉砕した後，高圧下で減圧処理して，透明な円板とする．これを赤外分光器で測定する[2]．

2）ガスクロマトグラフィー（GLC）
① アルコール，アルカン，ケトンの還元物

還元化の記載あり．

10％SE-30（Chromosorb W-AW 80/100メッシュ，3mm×2mカラム）で行う．

② 脂 肪 酸

ジアゾメタンでメチル化後，10％DEGS（Chromosorb W-AW 80/100メッシュ）で行う．

3）ガスクロマトグラフィー・質量分析法（GC-MS）

脂肪酸，アルコールとも，1.5％OV-17（Chromosorb W-AW 80/100メッシュ）でGLCを行う．ヘリウム（He）をキャリヤーガスとし，イオン化温度180℃，イオン化電圧20eVで行う．

[**参 考**] ワックスのTLC[7)]

各種展開溶媒とR_f値は下記のとおりである．

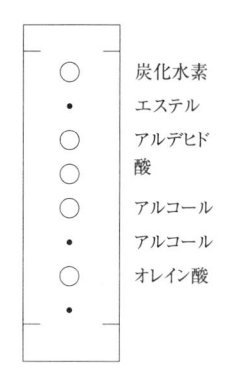

溶　媒	成　分 (R_f)			
	アルカン	エステル	ケトン	アルコール
$HCCl_3$	0.88	0.38	0.18	0.03
ベンゼン/HCl_3 = 7：3	0.88	0.84	0.76	0.20
ヘキサン = 1：1	0.95	0.77	0.48	0.09

文　献

1) 後藤昭二，青野力三：山梨大学発酵研, **16**, 5-8（1981）
2) 内山武夫，小笠原長宏，小林宗雄，天野幸治：農化, **50**, 351-355（1976）
3) El-Otmani, M., Aepaia, M. L. and Coggins, Jr., C. W.：*J. Agric. Food Chem.*, **35**, 42-46（1987）
4) Knapp, F. Aexel, R. and Nicholas, H. J.：*J. Food Sci.*, **33**, 159（1968）
5) 内山武夫，藤田秀明，奥山　薫：農化, **61**, 45-47（1987）
6) 橋本　皓，広谷愛子，向井克憲：農化, **41**, 139（1967）
7) Radker, F. and Horn, D. H. S.：*Aust. J. Chem.*, **18**, 1059（1965）

第4章 繊　　維

　植物繊維は食用植物のほとんどすべての部位に存在していて，特に野菜類に多い．繊維は糖質と異なり，植物の組織構造を支える役割をもち，機械的強度を与えている．一般に繊維はグルコースが $\beta-1,4$ 結合した長鎖の構造をしていて，消化酵素による分解を受けない．人間の消化酵素で分解を受けにくい食物由来の繊維を食物繊維と呼び，これにはセルロースの他，ヘミセルロース，ペクチン質，リグニン，キチンや粘物質（グルコマンナン，寒天など）が含まれる．

1．粗　繊　維

　一定条件下で，試料を1.25％硫酸と1.25％NaOH溶液で分解したのち，残る不溶性残渣を粗繊維と称する．この方法は，植物性食品（穀物，穀粉，果実・野菜，飼料など繊維を含む試料）に適用される．粗繊維中にはセルロースを主として，少量のリグニンやペントザンと若干の不溶性無機成分を含む．

（1）試　　薬
① 1.25％硫酸：0.255 ± 0.005 N-H_2SO_4.
② 1.25％NaOH：0.313 ± 0.005 N-NaOH.
③ 95％エタノール
④ 消泡剤：ダウ・コーニング社のAntifoam Aをメタノールか石油エーテルで1：4に希釈して使う．

[註]
　①，②の液とも，滴定により濃度をチェックしておく．また，両液とも，10倍濃度の溶液を作製しておくと便利である．

（2）試料の調製
　まず，試料の水分を求めておく．試料はできるだけ細かく粉砕しておく．また，アルコールとかエーテルで試料中の脂質含量を1％以下に脱脂する．

（3）定　　量
　脱脂粉末試料（AIS：alcohol insoluble solidが便利）2gを500ml容三角フラスコに入れる．あらかじめ沸騰させておいた1.25％ H_2SO_4 200mlと消泡剤1滴を加える．これを正確に30分沸騰させ

[註]
　本法はAOAC法に基づいているが，操作をかなり簡便化してある．果実・野菜の粗繊維の定量は，AIS

を使用すれば本法で濾過が容易で，短時間で測定できる．ただし，ペクチンの多い試料では，あらかじめ0.5％シュウ酸アンモニウムのようなキレート剤で抽出除去してから行う．ペクチナーゼ処理が有効であるが，検討例が見あたらない．

る．フラスコの内容物を定性濾紙で濾過する．残っている三角フラスコの内容物を50〜70ml前後の熱水で洗い，濾紙に洗い込む．約50mlの熱水で3回残渣を洗い，酸を除く．残渣は，1.25％NaOHで上記同様に処理する．

洗浄後の残渣はガラスフィルター（2G3）に蒸留水で移し，吸引濾過する．残渣をエタノールで洗い，脱水し，105℃，3時間乾燥し，秤量する（A）．次いで乾燥残渣を磁製るつぼに入れ，600℃で，30分灰化して秤量する（B）．

（4）計　　算

$$粗繊維\%（粉末） = \frac{(A - B)}{2\,000} \times 100$$

（5）実施にあたって

① 野菜類のAISから始める場合には，試料量は300mg前後が適当である．

② 穀類，いも類やクリのように多量のデンプンを含む試料では，乾物換算で2〜3gを用いる．

③ オレンジジュース（100％）では20〜50g，その他の混濁果汁もこれに準じるが，AISを調製してから行うと，かえって操作が難しい場合がある．

2．植物組織の繊維区分の分析

［1］試料調製と溶解度差に基づく分割[1]

（1）原　　理

繊維物質はその重合度により溶解度が異なるので，順次アルカリ濃度を高めると，性質の異なる画分に分割できる．そのうち，ペクチン質は一般の繊維とは性質が異なるので，あらかじめ除去してから繊維区分の分析を行う．

（2）試　　薬

① 0.5％シュウ酸アンモニウム：シュウ酸アンモニウム5gを水に溶かして1 000mlとする．

② 1.0％NaOHを含む50％エタノール：50％エタノール1 000mlにNaOH 10gを加えて，溶かしたもの．

③ 4.0％NaOH

④ 17.5％NaOH

⑤ その他：P_2O_5（五酸化二リン），酢酸，エーテルなど

（3）分析方法

1）試料の調製

　植物組織を細かく刻み，全体をよく混合したのち，15g前後を正確に秤量する．これを大型試験管に入れ，80％エタノール約70ml前後を加え，撹拌したのち，湯浴中でほぼ沸騰するまで加熱する．熱いうちに濾紙で濾過し，残渣を70％エタノールで数回洗ったのち，大型試験管に残渣を濾紙が入らないように注意して移す．この操作を4回繰り返す．残渣は無水エタノールで1回，エーテルで1回洗って，デシケーター中で乾燥する．乾燥試料を秤量して重量を求める．これがAISで，生試料当たりのAIS量を算出する．分析に先立ち，このAISを超遠心粉砕機で微粉砕しておく．

2）分割方法

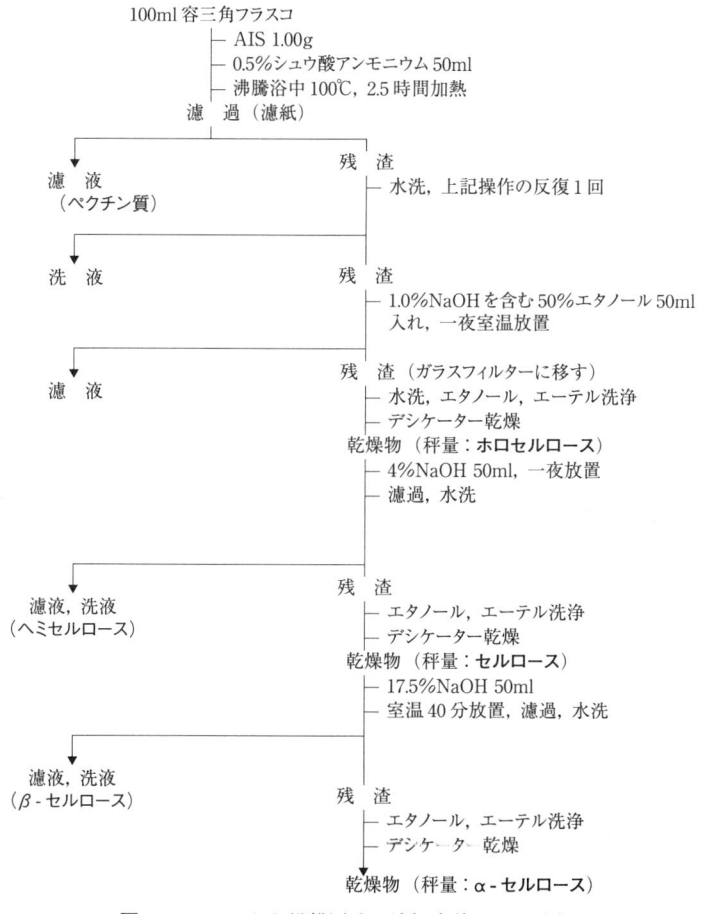

```
100ml容三角フラスコ
    ├ AIS 1.00g
    ├ 0.5％シュウ酸アンモニウム 50ml
    └ 沸騰浴中100℃, 2.5時間加熱
    濾 過（濾紙）
    ├─────────────┐
 濾液              残渣
（ペクチン質）      ├ 水洗, 上記操作の反復1回
    │             │
 洗液              残渣
                  ├ 1.0％NaOHを含む50％エタノール 50ml
                  │ 入れ, 一夜室温放置
    ├─────────────┐
 濾液              残渣（ガラスフィルターに移す）
                  ├ 水洗, エタノール, エーテル洗浄
                  ├ デシケーター乾燥
                  │ 乾燥物（秤量：ホロセルロース）
                  ├ 4％NaOH 50ml, 一夜放置
                  └ 濾過, 水洗
    ├─────────────┐
 濾液, 洗液        残渣
（ヘミセルロース）   ├ エタノール, エーテル洗浄
                  ├ デシケーター乾燥
                  │ 乾燥物（秤量：セルロース）
                  ├ 17.5％NaOH 50ml
                  └ 室温40分放置, 濾過, 水洗
    ├─────────────┐
 濾液, 洗液        残渣
（β-セルロース）    ├ エタノール, エーテル洗浄
                  ├ デシケーター乾燥
                  │ 乾燥物（秤量：α-セルロース）
```

図4.2.1 AISから繊維区分の溶解度差による分割

[註]
　ホロセルロース，セルロースおよびα-セルロースは秤量により直接求めるが，ヘミセルロースは，「ホロセルロース－セルロース」により求める．

[2] AISから酵素処理による繊維画分の分割[2),3)]

(1) 試　薬
① 酵　素：アミログルコシダーゼ，トリプシン
② Somogyi試薬（ソモギー法参照）
③ 0.5％シュウ酸アンモニウム
④ KOH溶液：5％KOH，17.5％NaOH
⑤ 72％硫酸

(2) 分割方法

*1：0.2M 酢酸緩衝液（pH 5.0）に1mg/mlとなるように溶かし，45～48℃，16時間反応．
*2：セーレンセンのリン酸緩衝液（1.0M, pH8.0）にトリプシンを2.5％となるように溶かし，37℃で18時間反応．

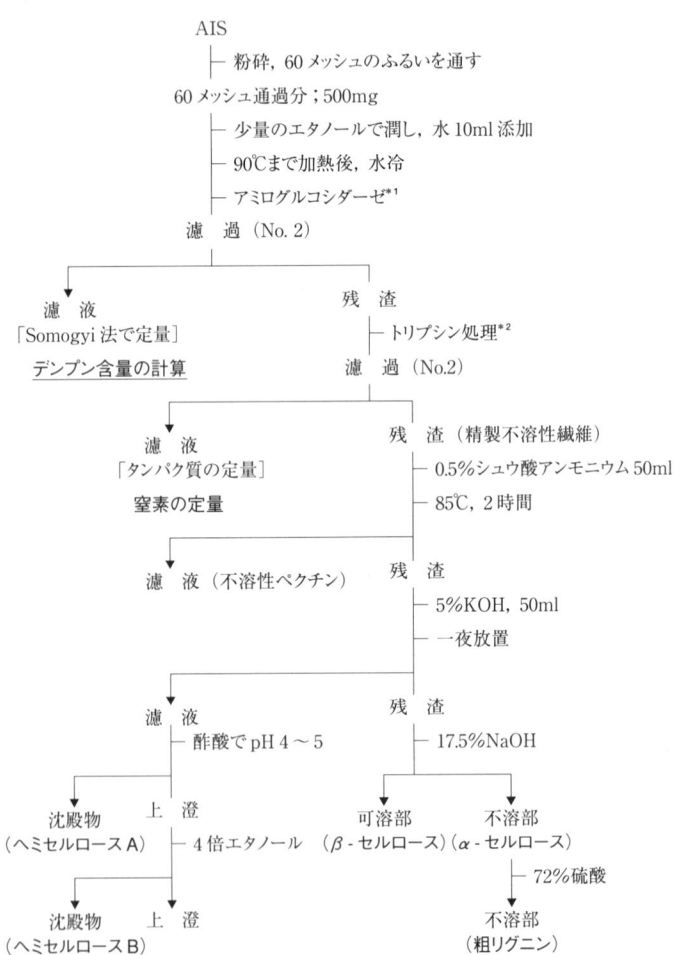

```
AIS
 ├─ 粉砕，60メッシュのふるいを通す
60メッシュ通過分；500mg
 ├─ 少量のエタノールで潤し，水10ml添加
 ├─ 90℃まで加熱後，水冷
 ├─ アミログルコシダーゼ*1
濾過（No.2）
 ├─────────────┐
濾液                残渣
「Somogyi法で定量」    ├─ トリプシン処理*2
デンプン含量の計算    濾過（No.2）
                  ├─────────────┐
                 濾液            残渣（精製不溶性繊維）
               「タンパク質の定量」 ├─ 0.5％シュウ酸アンモニウム 50ml
                窒素の定量        ├─ 85℃，2時間
                  ├─────────────┐
                濾液（不溶性ペクチン） 残渣
                                ├─ 5％KOH，50ml
                                ├─ 一夜放置
                  ├─────────────┐
                濾液              残渣
                ├─ 酢酸でpH 4～5  ├─ 17.5％NaOH
          ┌─────┤              ┌─────┤
        沈殿物   上澄           可溶部   不溶部
      （ヘミセルロースA） ├─ 4倍エタノール （β-セルロース）（α-セルロース）
                                              ├─ 72％硫酸
                 ┌─────┤                      │
               沈殿物   上澄                   不溶部
           （ヘミセルロースB）                  （粗リグニン）
```

図4.2.2　AISから酵素処理による繊維画分の分割

文　献
1) Stevens, B. T. and Selvendran, R. R. : *J. Agric. Food Chem.*, **31**, 1257 (1980)
2) Southgate, D. A. T. Hudson, G. J. and Englyst, H. : *J. Sci. Food Agric.*, **29**, 979 (1978)
3) Monte, W. C. and Maga, J. A.: *J. Agric. Food Chem.*, **28**, 1169 (1980)

3. 食物繊維

人間の消化器官で消化されず，吸収されない食品中の成分を総称して食物繊維と呼ぶ．食物繊維が，主として植物細胞壁に存在することから，細胞壁を分離する方法としての洗剤抽出法が一般に採用されている．食物繊維は，セルロース，ヘミセルロース，ペクチン質，リグニンの他にガム質や粘物質が主なものであるが，動物性多糖類であるキチン，キトサンとか化学的に処理した多糖類（例；カルボキシメチルセルロースなど）も同じような生理作用をもつことが知られている．元来，これらの成分は栄養学的に価値のないものとして取り扱われていたが，疫学的調査の結果，消化器系疾患，循環器系疾患や糖尿病などの発生率と密接な関係のあることが明らかとなっている．

[1] 中性洗剤繊維 (NDF：neutral detergent fiber)

(1) 試　薬
① 中性洗剤液

蒸留水1000mlにラウリル硫酸ナトリウム30g，エチレンジアミン四酢酸 (EDTA)-2Na・2H$_2$O 18.61g，ホウ酸ナトリウム (10H$_2$O) 6.81g，リン酸二ナトリウム (Na$_2$HPO$_4$) 4.56gおよび2-エトキシエタノール（エチレングリコール モノエチルエーテル）10mlを加え，撹拌して溶かす．pHを6.9〜7.1に調節する．

② デカヒドロナフタレン（デカリン）
③ アセトン
④ 無水亜硫酸ナトリウム

(2) 装　置
① 還流装置

粗繊維定量用装置または空気冷却管を用いる．

② ガラスフィルター

(3) 試料調製

AISを調製する．食物繊維測定に先立ち，AISを充分乾燥させたのち，60メッシュのふるいを通し，通過した微粉末を供試する．なお，AISの生試料に対する歩留りを求めておく．

（4）操　　作

1）一般操作

　試料0.5〜1.0gを200〜300ml容の三角フラスコに入れ，中性洗剤液100ml，デカヒドロナフタレン2ml，亜硫酸ナトリウム0.5gを入れる．これを，直火で5〜10分以内に沸騰させる．ひだ付濾紙(No.2)で濾過し，数回熱水で洗浄する．これを，ガラスフィルター(No.2)に移し，さらに洗浄を繰り返す(5〜6回)．このとき，ガラスフィルターを強く吸引すると目詰まりするので注意する．少量の99％エタノールで2回洗浄して，脱水し，エタノールは湯浴上で蒸散させる．105℃で2時間乾燥してから，デシケーター中で冷却，秤量する．これを磁製るつぼに移し，500〜550℃で灰化して，中性洗剤繊維中の灰分含量として表す．

2）リグニンの定量

　AIS 500mgを50mlビーカーに入れ，氷冷しつつ，72％硫酸を少しずつ加える．塊がないようにほぐし，ビーカーの約半量(25ml)となるまで，72％硫酸を追加する．20〜23℃の室温で，1時間撹拌する．2時間放置したのち，ガラスフィルターで濾過する．これを熱水で，酸がなくなるまで洗浄する．105℃で1時間乾燥させたのち，秤量し，リグニン量を求める．

3）酵素的に不消化な残渣の分取

　上記一般操作では，人間が消化吸収できるデンプンや一部不溶性のタンパク質が食物繊維の中に存在する．これを防ぐために，材料をアミラーゼとプロテアーゼで処理する必要がある．

① 　デンプン[1]

　α-アミラーゼを用い，pH 7.0の0.1M リン酸緩衝液中，37℃で一夜処理する．原報では，ブタの膵臓のα-アミラーゼを用いているが，細菌アミラーゼでよい．

② 　タンパク質

　プロテアーゼ（カビ起源）を用い，上記同様，pH 7.0の0.1Mリン酸緩衝液中，37℃で一夜処理する．

（5）分析例[1]

表4.3.1　種々の分析法による食物繊維含量　　(％)

材料の種類	ADF*	NDF	酵素法	粗繊維	リグニン
コムギふすま	15.4	44.5	45.3	12.0	3.4
ライムギふすま	6.1	25.8	27.6	3.5	2.6
米　　糠	13.1	27.6	37.0	9.5	3.6
ダイズ種皮	43.9	67.0	70.4	40.6	3.3

＊ Acid detergent fiber；酸性洗剤繊維

表 4.3.2 食品中の粗繊維と食物繊維の比較
(単位g/100g)

材料の種類	粗繊維	食物繊維*
パ　　ン	0.2	2.72
コーンフレーク	0.7	11.0
ブロッコリー(ボイル)	1.5	4.1
レタス(生)	0.6	1.53
ニンジン(ボイル)	1.0	3.70
エンドウ(缶詰)	2.3	6.28
リ ン ゴ	0.6	1.42
イ チ ゴ	1.3	2.12
ピーナッツ	1.9	9.30

＊ 中性洗剤繊維

[2] 酵素-重量法

(1) 試　　薬

① 0.05M リン酸緩衝液

特級 Na_2HPO_4 0.875g と NaH_2PO_4 6.05g を水に溶かし，pH 6.0 に調整した後，全容を1 000mlとする．

② α-アミラーゼ溶液

熱安定α-アミラーゼ（Novo Laboratories，ターマミル120L）を用いる．要冷蔵．

③ プロテアーゼ溶液

プロテアーゼ（Sigma, No.P-5380）を50mg/mlとなるように，使用する都度0.05Mリン酸緩衝液に溶かして用いる．

④ アミログルコシダーゼ溶液

アミログルコシダーゼ（Sigma, No.A-3042）を用いる．要冷蔵．

⑤ 0.171N-NaOH溶液

特級 NaOH 6.84gを水に溶かして1 000mlとする．

⑥ 0.205M-H_3PO_4溶液

85％ H_3PO_4 23.64gを水に溶かして1 000mlとする．

⑦ セライト

酸洗浄したものを，525±5℃で1時間加熱して用いる．

(2) 器　　具

① ガラスフィルター

G-2のるつぼ型を用いる．

② 電気恒温水槽

(3) 試料の調製

いずれも，もとの試料との関係(重量)を求めておく．

1) 水分の少ない食品（穀類, 豆類, 種実類など）

32メッシュ以下の粉末とし, 10%以上の脂肪を含む場合には, 試料の20～40倍量の石油エーテルを加えて, 約15分間撹拌したのち, 1時間放置しガラスフィルターで濾過する. この操作を2回反復して脱脂したのち, 風乾後70℃で一夜乾燥して使用する.

2) 水分の多い食品（野菜, 果実, 海藻など）

直接供試するか, 磨砕後凍結乾燥し, 粉砕後32メッシュ以下として使用する.

（4）分析操作
1) 非消化性物質の調製

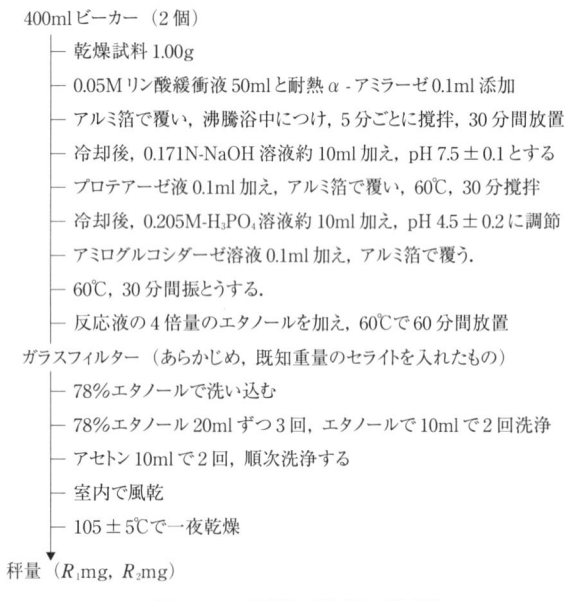

```
400mlビーカー（2個）
  ├ 乾燥試料1.00g
  ├ 0.05Mリン酸緩衝液50mlと耐熱α-アミラーゼ0.1ml添加
  ├ アルミ箔で覆い, 沸騰浴中につけ, 5分ごとに撹拌, 30分間放置
  ├ 冷却後, 0.171N-NaOH溶液約10ml加え, pH7.5±0.1とする
  ├ プロテアーゼ液0.1ml加え, アルミ箔で覆い, 60℃, 30分撹拌
  ├ 冷却後, 0.205M-H₃PO₄溶液約10ml加え, pH4.5±0.2に調節
  ├ アミログルコシダーゼ溶液0.1ml加え, アルミ箔で覆う.
  ├ 60℃, 30分間振とうする.
  ├ 反応液の4倍量のエタノールを加え, 60℃で60分間放置
ガラスフィルター（あらかじめ, 既知重量のセライトを入れたもの）
  ├ 78%エタノールで洗い込む
  ├ 78%エタノール20mlずつ3回, エタノールで10mlで2回洗浄
  ├ アセトン10mlで2回, 順次洗浄する
  ├ 室内で風乾
  ├ 105±5℃で一夜乾燥
秤量（R₁mg, R₂mg）
```

図 4.3.1　非消化性物質の調整法

2) 残渣中のタンパク質の定量

秤量後の R_1 をセライトと共にかきとり, この窒素含量をケルダール法（p.7参照）で定量する. 窒素係数6.25を乗じてタンパク質量（P mg）を求める.

3) 灰　分

秤量後の R_2 を525±5℃で5時間灰化する. セライト重を減じて灰分（A mg）を求める.

4) 空 試 験*1

乾燥試料を入れないで，酵素処理とその後の操作を行い，空試験を行う．残渣（R_{a1}, R_{a2} mg），残渣中のタンパク質（P_a mg），灰分（A_a mg）を求める．

(5) 計 算

乾燥試料中の食物繊維含量は次式から求められる．

乾燥・脱脂試料中の食物繊維含量($D\%$) =

$$\frac{(R_1-R_{a1}+R_2-R_{a2})+2(P-P_a+A-A_a)}{2\,000}\times 100$$

なお，生試料中の食物繊維含量は，生試料から得られた乾燥試料の歩留まりから逆算して求める．

文 献

1) Rasper, V. F. : *Food Technol.*, **33**, 40 (1979)

*1：空試験（くうしけん）．ブランクテスト（blank test）ともいい，分析対象成分の含有量0のものを用いて全分析操作を行い，本来0であるべき値がどのように出るか試す試験．この試験によって出た値を空試験値と呼び，実測値より差し引いて真の値とする．

第5章 炭水化物

　炭水化物は，一般の消化酵素で分解される糖質と分解を受けない繊維質に分けられる．前者にはデンプン，デキストリン，麦芽糖（マルトース）やショ糖（スクロース）などの他に，それらの構成単位であるグルコース（ブドウ糖）やフルクトース（果糖）などが含まれる．後者にはセルロース，ヘミセルロースやペクチンなどが含まれる．

1．全炭水化物

[1] アントロン (anthrone) 法

　アントロン[*1]が硫酸と共存したときに，糖と反応して発色する機構は，まだ明らかでない．糖が硫酸中でフルフラールとなりアントロンの異性化したアントラノールと反応して発色するとの説がある．いずれにしても，アントロン反応は極めて鋭敏で 2μ gml 程度のグルコースで発色する．

[*1]：アンスロンともいう．糖の水溶液に硫酸とともに加えると青緑色を呈することが知られており，アントロン反応と呼ばれヘキソースの比色定量に利用される（アントロン-硫酸法）．

（1）原理と特徴

　この方法はあらゆるヘキソース (hexose)[*2] に対して吸収曲線がほとんど類似しており（λ_{max} 625nm），グリコシド結合をあらかじめ分解しなくてもそのまま定量できる．主な糖類の発色率は，グルコース100，フルクトース98，スクロース107，セロビオース104，マルトース98などであるが，ペントースの発色率は悪く，キシロース7，アラビノース3である[1]．

[*2]：六炭糖ともいい，炭素数6個の単糖の総称．単糖の中で生物界に最も広く分布する．

（2）試　　薬

① アントロン試薬
　0.2gのアントロンを濃硫酸100mlに溶かす．その都度調製する．
② 標準液
　グルコース25〜100 μg/5mlの液を調製する．

[註]
時間，温度など適宜変更して測定してもよい．発色はケトースが最も速やかに極大に達する．ペントースとメチルペントースは1時間以内に測定しないと青緑色からコハク色に変わる．

(3) 操　作[1]

大型試験管
├─ アントロン試薬 10ml
├─ 水中にて 10～15℃に冷却
├─ 検液 5ml（20～40μg/mlの糖を含む）
├─ 水中でよく撹拌し，室温放冷
└─ 90℃温浴中，16分間加熱し，冷却
↓
625nmの吸光度測定

図5.1.1　アントロン法による定量操作

[2] フェノール-硫酸法

単糖類，少糖類，多糖類およびそれらのメチル誘導体など，すべての炭水化物がこの反応で480～490nmに吸収極大を示す．糖液の代わりに蒸留水を用いてブランクテストを行い，検量線を求めておく．誤差は±2％で，試薬は入手しやすく，比較的安定で，操作も簡単である．

(1) 試　薬

① フェノール試薬：精製したフェノール4％水溶液．
② 硫　酸：精密分析用濃硫酸
③ 標準グルコース液：無水グルコース100mgを水に溶かし100mlとしたのち，この原液（1mg/ml）1mlに水を加えて50mlとして20μg/mlの標準液をつくる．

(2) 操　作[2]

*1：勢いよく，素早く加える．発熱を反応に用いる．

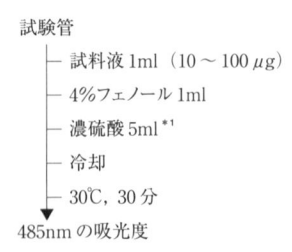

試験管
├─ 試料液 1ml（10～100μg）
├─ 4％フェノール 1ml
├─ 濃硫酸 5ml*1
├─ 冷却
└─ 30℃，30分
↓
485nmの吸光度

図5.1.2　フェノール-硫酸法による定量操作

文　献
1) 阿武喜美子，瀬野信子：実験化学講座 23, 生物化学Ⅰ, p.419, 丸善
2) 水野　卓，磐田賢彦：日食工誌，**11** (9), 395 (1964)

2. 糖の定量法

[1] ソモギー法（ゾモズ法）[1]-[4]

(1) 原　　理

還元糖をアルカリ性銅塩溶液と加熱して，生じた銅イオン（Cu^{2+}）がヨウ素酸カリウム（KIO_3）とヨウ化カリウム（KI）から酸性で遊離するヨウ素を定量的に消費するために，残存するヨウ素をチオ硫酸ナトリウム（$Na_2S_2O_3・5H_2O$）溶液で滴定し，消費ヨウ素量を知り，これから糖量を求める．

(2) 試　　薬

① 銅　　液

約200mlの熱水（蒸留水）に酒石酸カリウムナトリウム30gと無水炭酸ナトリウム30gを順次加えて溶かし，これに1N-NaOH 40mlを入れて撹拌する．強く撹拌しつつ硫酸銅（$CuSO_4・5H_2O$）の10％水溶液80mlを少量ずつ添加し，最後に加熱して溶存酸素を除く．別の容器を用いて，500mlの熱蒸留水に無水硫酸ナトリウム180gを加熱しながら溶かし，これに上記液を混和したのち，少量の水にKI 8gを溶かしたものを加え，蒸留水で約900mlとする．さらに，1N-KIO_3を次のように加えてから冷却し，全体を1 000mlとする．

　　1N-KIO_3の添加量：

　　　　グルコース　0.02～0.5mgのとき　5ml

　　　　グルコース　0.5～1.5mgのとき　12ml

② 1N-KIO_3液

KIO_3 3.567gを蒸留水に溶かして100mlとする．

③ 0.01N-$Na_2S_2O_3$液（次ページ参照）．

$Na_2S_2O_3・5H_2O$ 2.50gを蒸留水に溶かして1 000mlとする．安定剤として，炭酸ナトリウム0.2gを加えておく．検定は重クロム酸カリウムまたは過マンガン酸カリウムで行う．

④ 1％デンプン液

可溶性デンプンを熱蒸留水に溶かし1％溶液とする．防腐および感度増強のために5～10％食塩溶液とする．

⑤ 2N-H_2SO_4液

濃硫酸55mlを蒸留水約800mlに加え混和したのち，冷却し，全体を蒸留水で1 000mlとする．

[註]
一般に10mlの添加でよい．

（3）操　　作

[註]
① 試料液が5.0ml以下のときは，蒸留水を5.0mlとなるように加える．
② 加熱後，硫酸銅の青色が残っていること．全体が赤褐色となった時は糖の定量範囲を超えているので，試料を希釈してから行う．
③ 炭酸ガスを発生してから，液が透明になること．

```
中型試験管（内径21mm程度）
├── 試料 5.0ml[1]
├── 銅液 5.0ml
├── 沸騰浴中で正確に15分[2]
├── 流水冷却
├── 2N-H₂SO₄液 2.0ml添加，混合[3]
50ml三角フラスコに移す
```

図5.2.1　ソモギー法による糖の定量操作

1％デンプン液を指示薬として，0.01N-$Na_2S_2O_3$液で滴定する．

（4）計　　算

試料溶液の代わりに蒸留水5.0mlで行ったブランクテストとの差はグルコース量と比例関係にある．試料溶液のほかに，グルコース標準液（0.5mg/ml）1mlを用いて平行して行う．yをグルコース（mg），xを滴定数の差（ml）とした場合，$y = ax$におけるaは0.38〜0.40前後の係数となる．

[0.1Nチオ硫酸ナトリウム溶液の力価検定法]

重クロム酸カリウムを使用し，遊離したヨウ素をチオ硫酸ナトリウム溶液で次のように滴定してその力価を求める．

すなわち精製チオ硫酸ナトリウム（$Na_2S_2O_3 \cdot 5H_2O$）25gを水に溶かして全量を1000mlとする．標定用重クロム酸カリウム4.9035gを精秤し蒸留水に溶かして1000mlとし，0.1N重クロム酸カリウム溶液を作る．次ぎに300ml容三角フラスコに20％ヨウ化カリウム溶液25ml，蒸留水50ml，塩酸（1：5）10mlを加えた後，正確に0.1N重クロム酸カリウム溶液25mlを加え栓をして混和し10分静置したのち，遊離したヨウ素を0.1Nチオ硫酸ナトリウム溶液で滴定する．褐色が薄くなったときにデンプン指示薬2滴を滴下し，透明になるまで滴定する．このときの滴定数をVmlとすれば0.1Nチオ硫酸ナトリウム溶液の力価（F）は次式より求めることができる．

$$F = \frac{25}{V}$$

---

［2］ソモギー-ネルソン法[2),5)-7)]

ネルソン（Nelson）はヒ素モリブデン酸塩を用いて，従来法よりも再現性があり，安定で鋭敏な還元糖の比色定量法を考案した．ソモギー（Somogyi）はこれをさらに改良して，微量化し，5μgまで定量可能でかつ，呈色が10時間も安定な改良法[*1]を提唱した．標品による定量範囲は，一般に，グルコース10〜100μg/ml，マルトース20〜300μg/mlである．

*1：ネルソン-ソモジ法ともいう．その原理は弱アルカリ性銅溶液中で還元糖によりCu^{2+}から生じた酸化第一銅（Cu_2O）を硫酸酸性においてヒ素モリブデン酸と反応させ，モリブデンブルーに還元して，その吸光度を測定する．

(1) 試　　薬
① 銅　　液
　約250mlの蒸留水に酒石酸カリウムナトリウム12gと無水炭酸ナトリウム24gを撹拌しつつ溶かし，これに10％硫酸銅液40mlを少しずつ加えて溶かす．さらにこれに炭酸水素ナトリウム16gを加えて溶かす．別に500mlの熱蒸留水中に無水硫酸ナトリウム180gを溶かしたのち，一度沸騰させる．放冷後，1 000mlとし，よく混合して密栓する．数日後，赤色の沈殿物が生じている場合は濾過する．この液は長期間安定である．

② ヒ素モリブデン酸塩溶液
　約450mlの蒸留水にモリブデン酸アンモニウム（$(NH_4)_6Mo_7O_{24}\cdot 4H_2O$）25gを溶かし，濃硫酸21.0mlを徐々に加えて混和する．別に，蒸留水25mlに結晶ヒ酸水素二ナトリウム（$Na_2HAsO_4\cdot 7H_2O$）3gを溶かし，前記溶液に加え，37℃，24～48時間放置する．徐々に黄色を呈する．500mlに定容としたのち，共栓褐色瓶に入れて保存する．約1年間は安定である．

③ 標　　準　　液
　純グルコース100mgを秤量し，蒸留水で100mlとし，1mg/mlのグルコース水溶液を調製する．この10倍希釈液を作り，100μg/mlとする．これを原液として，10，25，50，100 μg/mlを調製する．この基準液で検量線を作成する．

(2) 操　　作

```
中型試験管（内径21mm）
├─ 試料 1.0ml
├─ 銅液 1.0ml
├─ 沸騰水中10分
├─ 直ちに冷水冷却
├─ ヒ素モリブデン酸塩溶液 1.0ml
├─ 静かに混合し，酸化第一銅をすべて溶かす
├─ 直ちに青色を呈し，炭酸ガスを発生する
├─ 蒸留水7ml添加，3時間以内に測定
↓
520nm，560nm，**660nm**（極大），710nmのいずれかの吸光度測定
```

図 5.2.2　ソモギー-ネルソン法による還元糖の定量操作

[3] ケトース[*1]の定量（レソルシノール法）[8),9)]

　レソルシノール[*2]と鉄（三価）塩および塩酸との反応でケトヘキソースは赤色（吸収極大480nmと415nm），ケトペントースは緑色（吸収極大640nm）を呈する．

[*1]：単糖類で分子内にケトン基を有するものの総称．フルクトース（果糖）が代表的．
[*2]：旧名レゾルシン（独）．その塩酸溶液はセリワノフ（Seliwanoff）試薬と呼ばれ，ケトースの呈色試薬として用いられる．

（1）試　　薬

① レソルシノール 50mg を無水エタノール 100ml に溶かす．
② 硫酸第二鉄(Ⅲ)アンモニウム 21.6mg を濃塩酸 100ml に溶かす．

（2）定　　量

10～100μg のケトースを含む試料 2ml に試薬①と②をそれぞれ 3ml ずつ加えてよく振り混ぜたのち，ガラス球で試験管の口に蓋をし，80±3℃で 40 分間（ソルボースは 60 分間）加熱する．直ちに氷水で冷やして 5 分後に 640nm でケトペントースを，5 時間以内に 480nm でケトヘキソースを比色する．

[4] ショ糖の加水分解と定量

（1）原　　理

ショ糖（スクロース）はフェーリング溶液に対して直接には還元性を示さないから，酸によって加水分解し還元性のあるフルクトースとグルコースにしたのち，定量する．次式に従い，得られた値に 0.95 を乗じてショ糖量とする．

$$C_{12}H_{22}O_{11} + H_2O \longrightarrow C_6H_{12}O_6 + C_6H_{12}O_6$$

もし，試料中に直接還元糖が共存する場合には，塩酸処理前に定量した値を加水分解後の全糖から差し引き，その値に 0.95 を乗じてショ糖量とする．

（2）試　　薬

① 0.1N-HCl：濃塩酸 8.5ml を蒸留水で希釈して，1,000ml とする．
② 0.1N-NaOH：NaOH 4g を蒸留水に溶かし，1,000ml とする．

（3）操　　作

```
100ml 三角フラスコ
  ├ 試料溶液 25ml
  ├ 0.1N-HCl 7.5ml
  ├ 空気冷却管をつけ，沸騰浴中 30 分間加熱
  ├ 水冷却
  ├ 0.1N-NaOH で中和
  ├ 100ml に定容とする
  濾過（濾紙 No.2）
     ↓
  濾　液        残　渣
 （検液）
```

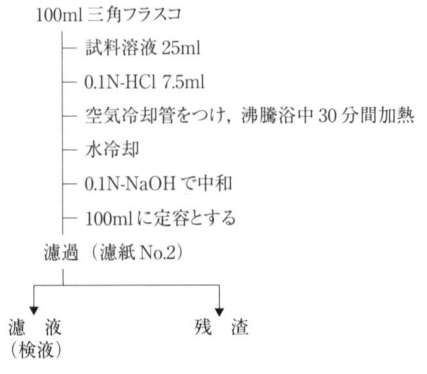

図 5.2.3　ショ糖の加水分解法

（4）定　　量

図5.2.3の操作で得た検液をソモギー法またはソモギー-ネルソン法などで定量し，得られた値に0.95を乗じてショ糖量とする．

［5］デンプンの加水分解と定量

（1）原　　理

デンプンを加水分解すると，次式に従ってグルコースとなる．

$$(C_6H_{10}O_5)_n + nH_2O = n(C_6H_{12}O_6)$$

したがって，生成したグルコースを定量して，この値に0.90を乗じるとデンプン量が算出される．この方法はデキストリンにも適用される．

（2）試　　薬

① 25％HCl：濃塩酸（37.2％，比重1.18）57mlを蒸留水で希釈して100mlとする．
　または，濃塩酸67.2gを蒸留水で100mlとする．
② 10％NaOH：中和用であるので，厳密に調製する必要はない．

（3）操　　作

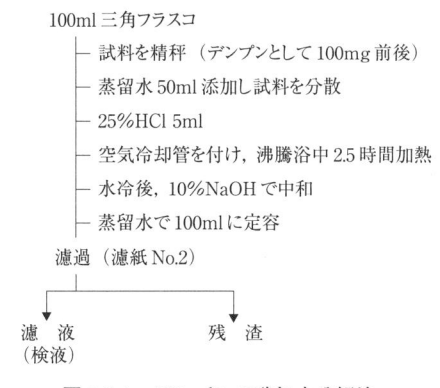

```
100ml三角フラスコ
    ├─ 試料を精秤（デンプンとして100mg前後）
    ├─ 蒸留水50ml添加し試料を分散
    ├─ 25％HCl 5ml
    ├─ 空気冷却管を付け，沸騰浴中2.5時間加熱
    ├─ 水冷後，10％NaOHで中和
    └─ 蒸留水で100mlに定容
 濾過（濾紙 No.2）
  ├──────────┐
 濾　液      残　渣
（検液）
```

図5.2.4　デンプンの酸加水分解法

（4）定　　量

上記検液を用いて，還元糖を定量し，グルコースとして算出したのち，0.90を乗じてデンプン量とする．

遊離糖として，フルクトースやショ糖などが存在している場合には，70％エタノールであらかじめ遊離糖を除去してから行う必要がある．

[6] 植物体の微量デンプンおよびアミロースの定量

A. 精製デンプン中のアミロース・アミロペクチンの定量[10]

植物組織のように比較的多量にデンプンを含み，精製デンプンが得られやすい場合には，精製デンプンを用いてアミロースとアミロペクチンを分取して正確に求めることができる．測定法としては，ヨウ素呈色比色法とヨウ素親和力測定法があるが，ここでは，前者について述べる．ただし，本法は高アミロースデンプンでは問題がある．

[註] 植物体の微量デンプンの定量には，冷過塩素酸によりデンプンを抽出し，抽出液をアントロン法で定量する方法がよい（p.37参照）．

(1) 試　　薬
① 精製デンプン，アミロース，アミロペクチン
② メタノール
③ 10% NaOH
④ ヨウ素溶液：ヨウ化カリウム2gを少量の水に溶かした溶液に，ヨウ素200mgを加えて溶かす．

(2) 試料の調製
1) デンプンの精製
デンプン中の無機質は，蒸留水で繰り返し洗浄して除く．タンパク質は0.2〜0.3%のNaOHで数日浸漬を繰り返して除く．一方，脂質は粗デンプンに3倍量のメタノールを加え，数時間還流し，熱いうちに吸引濾過する．この操作を5回反復すると脂質含量を痕跡まで下げることができる．

2) アミロース・アミロペクチンの調製[11),12)]
Schockのブタノール法やLanskyらのペンタゾール法などがあるがここでは，省略する．

(3) ヨウ素呈色比色法
この方法は，アミロースにヨウ素溶液を加えると，青色を呈し，アミロペクチンでは，赤紫色となり，デンプンはその中間の色と強度を示すことを応用したものである．

精製デンプン，アミロースおよびアミロペクチンをそれぞれ脱脂，乾燥して用いる．

```
100ml メスフラスコ
    ├─ 試料 100mg
    ├─ メタノール 1ml, 水 10ml, 10%NaOH 2ml 添加
    ├─ 冷蔵庫中一夜放置
    ├─ 水を加えて希釈し, 塩酸で中和後, 100mlとする
この 5ml を 500ml メスフラスコに入れる
    ├─ ヨウ素液 5ml
    ├─ 水で 500ml
    ↓
660nm の吸光度を測定
```

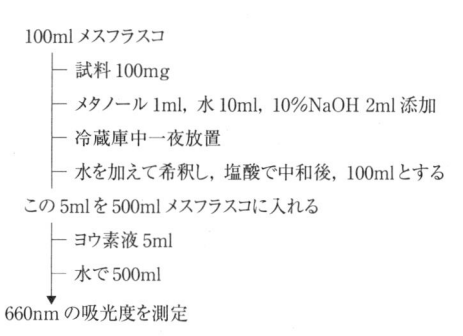

図 5.2.5 ヨウ素呈色比色法によるアミロース・アミロペクチンの定量操作

(4) 計 算

図 5.2.6 のように，アミロースとアミロペクチンの種々の混合比の溶液を作製し，ヨウ素呈色の強度をプロットし，グラフを作成する．デンプンについての値をグラフに挿入して，アミロースの比率を求める．

なお，各成分の呈色度は，アミロース 0.324，アミロペクチン 0.025，デンプン 0.094 で，アミロース含量は 23.1 ％ である．

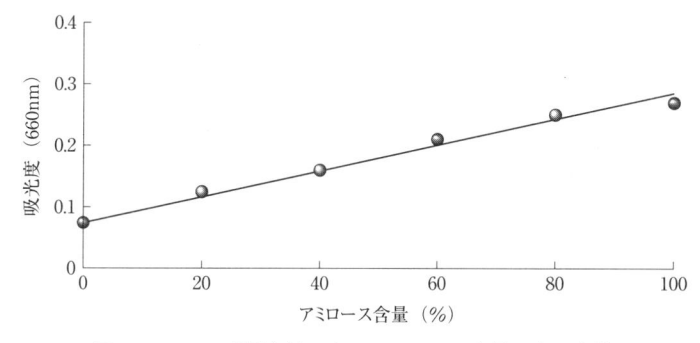

図 5.2.6 ヨウ素呈色法によるアミロース含量の求め方[13]

表 5.2.1 各種デンプンのアミロース・アミロペクチン構成比[14]

原　料	アミロース(%)	原　料	アミロース(%)
オオムギ	22.0	サツマイモ	17.8
コムギ	25.0	ジャガイモ	26～28
コメ	18.5	タピオカ	16.7
トウモロコシ	24.0	バナナ	20.5
エンドウ	34.5	ユリ	34

B．植物組織中のデンプンおよびアミロースの定量[15),16)]

植物組織を粉砕し，80％熱エタノールで遊離糖を除いた後，デンプンを含む粉末試料から冷却しながら過塩素酸でデンプンを抽出し，抽出液についてアミロースを定量する．植物組織中の微量デンプンの定量に適する．

(1) 試　　薬
① 52％過塩素酸：72％過塩素酸270mlに水100mlを加える．
② 80％エタノール
③ アントロン-硫酸試薬：アントロン（anthrone：9,10-dihydro anthracen-9-one）2gを冷95％硫酸1 000mlに溶かす．0℃付近で保存し，2日ごとに作り替える．
④ ヨウ素溶液：ヨウ化カリウム20gを含む水にヨウ素2gを溶かし，水で1 000mlに薄める．
⑤ グルコース標準液：無水グルコース100mgを安息香酸0.1％を含む水100mlに溶かす．この原液10mlを1 000mlに薄めると，5ml中にグルコース50μgが含まれる．

(2) 抽 出 操 作

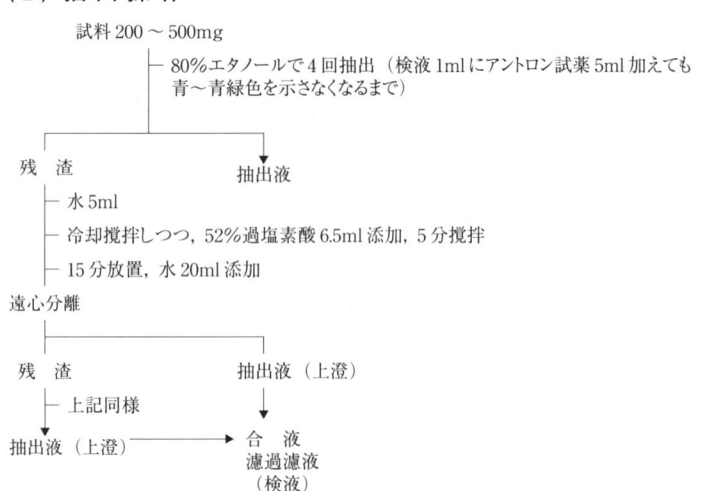

```
試料200～500mg
├ 80％エタノールで4回抽出（検液1mlにアントロン試薬5ml加えても
│   青～青緑色を示さなくなるまで）
│
残　渣　　　　　　抽出液
├ 水5ml
├ 冷却撹拌しつつ，52％過塩素酸6.5ml添加，5分撹拌
├ 15分放置，水20ml添加
遠心分離

残　渣　　　　　　抽出液（上澄）
├ 上記同様                ↓
抽出液（上澄）──→ 合　液
                     濾過濾液
                     （検液）
```

図5.2.7　過塩素酸によるデンプンの抽出法

(3) 定　　量
1) デンプン

```
試験管
├ 抽出液5ml（デンプン25～100$\mu$g）を500mlに希釈し，この5mlを入れる
├ 氷冷アントロン試薬10ml添加
├ 沸騰水中7.5分加熱，25℃まで急冷
↓
630nmの吸光度測定
```

図5.2.8　デンプンの比色定量法

〈計　算〉

検液と同濃度の過塩素酸を含むグルコース標準液で同様操作して標準を作り，検液の読みと比較して，デンプンから生じたグルコース量を求め，0.90を乗じてデンプン量とする．

２）アミロース

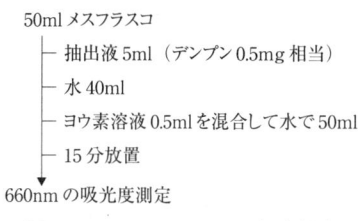

```
50ml メスフラスコ
  ├─ 抽出液 5ml（デンプン 0.5mg 相当）
  ├─ 水 40ml
  ├─ ヨウ素溶液 0.5ml を混合して水で 50ml
  ├─ 15 分放置
  ↓
660nm の吸光度測定
```

図 5.2.9 アミロースの比色定量法

〈計　算〉

検液と同濃度の過塩素酸を含むヨウ素溶液で対照試験を行って差し引く．アミロースおよびアミロペクチンの混合物（全量 0.5mg）につき，呈色強度とアミロース含量とは直線関係にあるので，試料について得られたデンプン 0.5mg に換算して，この直線上からアミロース含量を求める．

文　献

1) Shaffer, P. A. and Somogyi, M. : *J. Biol. Chem.*, **100**, 695 (1933)
2) Somogyi, M. : *J. Biol. Chem.*, **160**, 61 (1945)
3) Somogyi, M. : *J. Biol. Chem.*, **195**, 19 (1952)
4) 阿武喜美子，瀬野信子：実験化学講座 23，生物化学 I，p. 413-414，丸善 (1957)
5) Nelson, N. : *J. Biol. Chem.*, **153**, 375 (1944)
6) 阿武喜美子，瀬野信子：実験化学講座 23，生物化学 I，p. 417-418，丸善 (1957)
7) 長谷純宏，松島祥夫：新実験化学講座 23，生物化学 II，p. 1084，丸善 (1978)
8) Kulka, R. G. : *Biochem. J.*, **63**, 542 (1956)
9) 大熊誠一：生化学実験講座，第 4 巻，糖質の化学（下），p.373，東京化学同人 (1976)
10) Banks, W., Greenwood, C. T. and Muir, D. D. : *Stärke*, **26**, 73 (1974)
11) Schock, T. J. : *J. Amer. Chem. Soc.*, **64**, 2957 (1942)
12) Lansky, S. *et al.* : *J. Amer. Chem. Soc.*, **71**, 4066 (1949)
13) 川村信一郎，多田　稔：農化，，**33**，296 (1959)
14) McCready, R. M. and Hassid, W. Z. : *J. Amer. Chem. Soc.*, **65**, 1154 (1943)
15) McCready, R. M., Guggolz, J., Silviera, V. and Owens, H. S. : *Anal. Chem.*, **22**, 1156 (1950)
16) 二国二郎：デンプンハンドブック，p. 241-242，朝倉書店 (1961)

3. 細胞壁構成糖組成の分析

食品,特に果実や野菜の植物細胞壁は水不溶性で,分析に必要な試料を少量しか得られにくいことが多い.分析には成分を溶液の状態にする必要があるために,可溶化処理とミクロ分析が必要となる.

さらに,細胞壁を構成する糖はグルコースのほかにガラクトース,アラビノース,ラムノース,キシロースなど多岐にわたっているために,これらの分別定量が必要である場合が多い.

[1] 全炭水化物の抽出(多糖類の硫酸による抽出と分解)

(1) 全炭水化物の抽出と分解[1]

高濃度の硫酸で植物体のリグニン[*1]と無機質以外の物質を可溶化し,不溶性残渣から重量法によってリグニンを求めるKlason法が(p. 92参照),植物細胞壁からリグニン以外の全炭水化物を可溶化させてリグニンを得る方法として適していると考えられる.

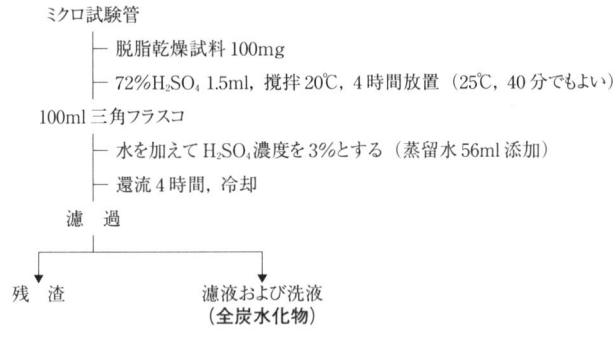

```
ミクロ試験管
    ├ 脱脂乾燥試料 100mg
    ├ 72%H₂SO₄ 1.5ml,攪拌 20℃,4時間放置(25℃,40分でもよい)
100ml三角フラスコ
    ├ 水を加えて H₂SO₄ 濃度を3%とする(蒸留水 56ml 添加)
    ├ 還流4時間,冷却
濾 過
    ├─────────────┐
  残 渣         濾液および洗液
                (全炭水化物)
```

図 5.3.1　全炭水化物の抽出と硫酸分解

分解液(濾液および洗液)中の硫酸根を除くには,次に示すように $BaCO_3$ で中和するとよい.

[*1]:植物体の木部組織を強固にし,植物体を支持している物質で,ヒドロキシフェニルプロパン単位(C_6-C_3)を基本単位として重合した高分子物質.

（2） ペクチン質の硫酸による加水分解[2]

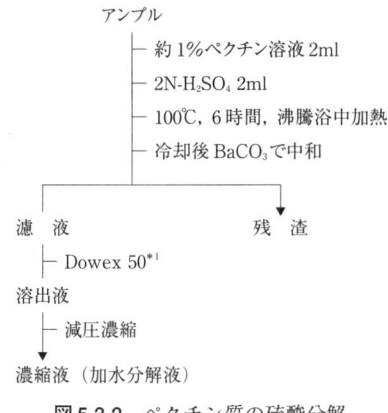

アンプル
├── 約1%ペクチン溶液 2ml
├── 2N-H₂SO₄ 2ml
├── 100℃，6時間，沸騰浴中加熱
└── 冷却後 BaCO₃ で中和

濾液　　　　　　　　残渣
├── Dowex 50[*1]
溶出液
└── 減圧濃縮
濃縮液（加水分解液）

図 5.3.2　ペクチン質の硫酸分解

*1：ダウエックス；強陽イオン交換体（陽イオン交換樹脂）の商品名．

（3） 細胞壁多糖類の硫酸分解[3]

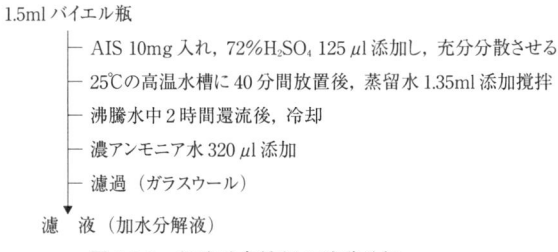

1.5ml バイエル瓶
├── AIS 10mg 入れ，72%H₂SO₄ 125μl 添加し，充分分散させる
├── 25℃の高温水槽に40分間放置後，蒸留水1.35ml 添加攪拌
├── 沸騰水中2時間還流後，冷却
├── 濃アンモニア水 320μl 添加
└── 濾過（ガラスウール）

濾液（加水分解液）

図 5.3.3　細胞壁多糖類の硫酸分解

［2］加水分解とイオン交換処理

　多糖類の構成糖を分析するには，まず，加水分解して単糖にする必要がある．加水分解の方法としては，酸による方法と酵素による方法がある．

A．酸加水分解法

　酸（硫酸，塩酸，トリフルオロ酢酸，トリクロロ酢酸）で加水分解して単糖とするか，塩化水素-メタノール中でメタノリシス[*2] を行い，単糖のメチルグリコシドとする．分解の条件は多糖類の種類ごとに異なるので，それぞれ最適分解条件を設定しなくてはならない．細胞壁の構成糖分析の前処理としてよく用いられるトリフルオロ酢酸および硫酸による加水分解法および，中性糖と酸性糖のイオン交換樹脂による分離について述べる．

*2：メタノールを用いて行うアルコール溶媒分解反応．無水塩化水素のメタノール溶液中で多糖を処理すると，単糖メチルグリコシドになる．

（1）トリフルオロ酢酸分解法

試料 10mg
├ 5ml 容丸底アンプル
├ 2N トリフルオロ酢酸 1.0ml を入れ分散し，減圧密封
├ 121℃，2時間加熱
├ 減圧蒸留（トリフルオロ酢酸の除去）

分解物

図 5.3.4　細胞壁多糖類のトリフルオロ酢酸分解

分解物は適宜蒸留水で希釈したのち，図5.3.6に示すようにイオン交換樹脂により，極性を利用して，酸性糖と中性糖に分離する．

（2）硫酸分解法

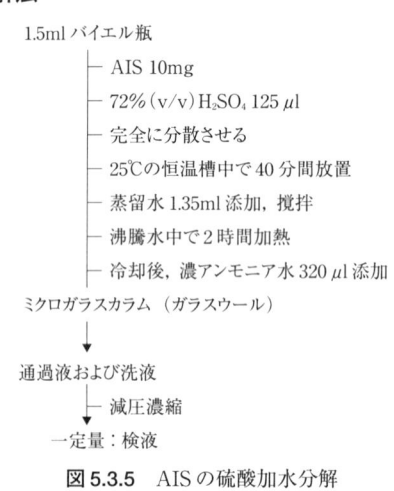

1.5ml バイエル瓶
├ AIS 10mg
├ 72%(v/v) H_2SO_4 125 μl
├ 完全に分散させる
├ 25℃の恒温槽中で40分間放置
├ 蒸留水 1.35ml 添加，撹拌
├ 沸騰水中で2時間加熱
├ 冷却後，濃アンモニア水 320 μl 添加

ミクロガラスカラム（ガラスウール）
↓
通過液および洗液
├ 減圧濃縮
一定量：検液

図 5.3.5　AIS の硫酸加水分解

（3）分解液のイオン交換樹脂による分離

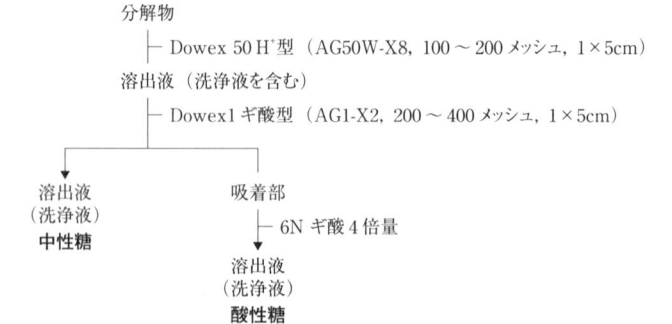

分解物
├ Dowex 50 H^+型（AG50W-X8, 100～200 メッシュ，1×5cm）
溶出液（洗浄液を含む）
├ Dowex1 ギ酸型（AG1-X2, 200～400 メッシュ，1×5cm）

溶出液（洗浄液）　　吸着部
中性糖　　　　　├ 6N ギ酸 4 倍量
　　　　　　　　　溶出液（洗浄液）
　　　　　　　　　酸性糖

図 5.3.6　イオン交換樹脂による中性糖と酸性糖の分離

[註]
イオン交換樹脂は粒子の細かい（100～200メッシュ）交換樹脂を用い，類似の性質をもつものであれば，いずれのメーカーの樹脂でもよい．Dowex 1 ギ酸型（AG50-X8）の代わりに AmberliteCG4B（CH_3COO^-型）を用いてもよい．ただし，この場合には，溶出を4N酢酸とする．陽イオン交換樹脂として，Amberlite CG 120（H^+型）を用いてもよい．

B．酵素分解法

細胞壁には，酸性多糖であるペクチン質，中性糖からなるセル

ロースやヘミセルロースなどの多糖類が存在しているので，ペクチナーゼとかヘミセルラーゼのような特定の酵素1種類では分解することができない．現在，細胞多糖類の分解にはドリセラーゼ（Driselase，協和発酵工業）がよく用いられている．しかし，この酵素は多くの夾雑物が存在しているので，あらかじめ除去しておく必要がある．

（1）ドリセラーゼの精製

1）酵　　素

Driselase（*Irpex lacteus*起源の協和発酵工業製）を用いる．

2）粗酵素の自己消化

酵素粉末5.0gを0.05M 酢酸緩衝液（pH 5.0）100mlに懸濁し，35℃，48時間振とう処理をする．処理後，遠心分離（10 000rpm，4℃，10分）して，上澄を0.45μmのDismic（ADVAMTEC）で濾過する．この濾液を5％ドリセラーゼ溶液とする．

3）ゲルクロマトグラフィー

上記溶液から下記のようにクロマトグラフィーによって，酵素タンパク質と糖質を分離する．

① 充　填　剤

TSK-gelトヨパールHW-40F（東ソー）を0.05M酢酸緩衝液（pH 5.0）に懸濁して200mlのゲルを調製し，下記のカラムに少しずつ加えて均一なゲルカラムを作製する．

② カラム：直径2.6cm×長さ40cm

③ 装　　置

カラムの下部のチューブをフローセルを通してフラクションコレクターに接続する．

フローセルを通過するときの紫外部吸収（280nm）を記録計で記録する．

④ 操　　作

まずカラムの排除容量（V_0）をブルーデキストラン（BD）2 000（0.3％水溶液）を用いて求める．すなわち，上記のゲルを詰めたカラムの緩衝液がほぼなくなるまで排出し，BD液1mlをゲルの上部が乱れないように静かに添加する．分画は，2mlずつとする．BDが溶出し始めた最初の画分が排除容量である．緩衝液で充分水洗した後，ほぼカラム上部の液がなくなったとき，5％ドリセラーゼ溶液20mlを少しずつ加え再び液が上部にほぼなくなるようにする．次いで上記緩衝液を流して，溶出

を開始する．この場合は溶出画分は5.0mlとする．
⑤　酵素タンパク質の分取

①～④のゲルクロマトグラフの条件で糖質を含まない酵素タンパク質の画分はフラクションNo.が13～17で25mlであった．

（2）ドリセラーゼの加水分解

［反応液］

①	基質ペクチン酸液	0.1ml
②	1％グリセロール（内部標準物）	0.1ml
③	5.0％ドリセラーゼ	0.5ml
④	0.05M酢酸緩衝液（pH 5.0）	0.3ml
	計	1.0ml

35℃，1～2日間反応させる．

（3）酸性糖・中性糖の分離

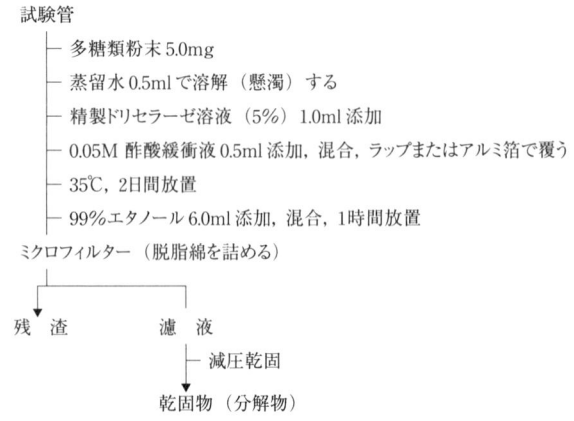

```
試験管
  ├─ 多糖類粉末 5.0mg
  ├─ 蒸留水 0.5mlで溶解（懸濁）する
  ├─ 精製ドリセラーゼ溶液（5％）1.0ml添加
  ├─ 0.05M 酢酸緩衝液 0.5ml添加，混合，ラップまたはアルミ箔で覆う
  ├─ 35℃，2日間放置
  └─ 99％エタノール 6.0ml添加，混合，1時間放置
ミクロフィルター（脱脂綿を詰める）
      │
  ┌───┴───┐
 残渣    濾液
           │
           ├─ 減圧乾固
           └─ 乾固物（分解物）
```

図5.3.7　細胞壁多糖類のドリセラーゼによる分解

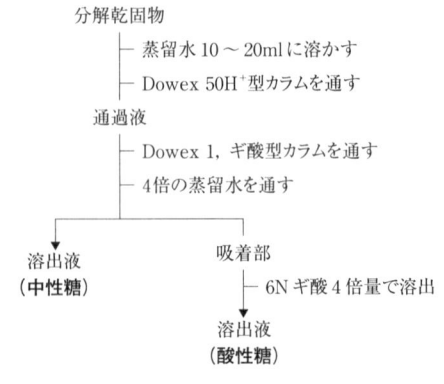

```
分解乾固物
   ├─ 蒸留水 10～20mlに溶かす
   └─ Dowex 50H⁺型カラムを通す
通過液
   ├─ Dowex 1，ギ酸型カラムを通す
   └─ 4倍の蒸留水を通す
       ┌───┴───┐
     溶出液    吸着部
    （中性糖）    └─ 6Nギ酸4倍量で溶出
                  溶出液
                 （酸性糖）
```

図5.3.8　ドリセラーゼによる加水分解から中性糖と酸性糖の分離

[3] 中性糖の誘導体とガスクロマトグラフィー（GLC）

（1）中性糖の加水分解

多糖類の構成糖を分析するには，まず，加水分解して単糖にする必要がある．加水分解の方法としては，酸による方法と酵素による方法がある．ここでは，酸加水分解法について行う．

酸（硫酸，塩酸，トリフルオロ酢酸＝TFA，トリクロロ酢酸）で加水分解して単糖とするか，塩化水素-メタノール中でメタノリシスを行い，単糖のメチルグリコシドとする．分解の条件は多糖類の種類ごとに異なるので，それぞれ最適分解条件を設定しなくてはならない．細胞壁の構成糖分析の前処理としてよく用いられるトリフルオロ酢酸による加水分解法を示す．

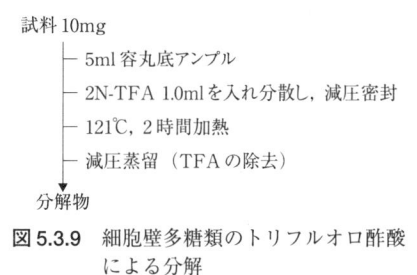

```
試料10mg
  ├ 5ml容丸底アンプル
  ├ 2N-TFA 1.0mlを入れ分散し，減圧密封
  ├ 121℃, 2時間加熱
  └ 減圧蒸留（TFAの除去）
↓
分解物
```

図 5.3.9 細胞壁多糖類のトリフルオロ酢酸による分解

[註]
① TFAは試料が均一に分散するようにする．"だま"になってはいけない．
② 加熱はアルミブロックによる加熱が便利である．
③ 分解物は適宜蒸留水で希釈し，その一部について定量したのち(2)に示すように中性糖の誘導体にしてGLC分析する．

（2）中性糖の誘導体とGLC

最も一般的な揮発性誘導体は，a）遊離糖のTMS（トリメチルシリル）誘導体，b）糖アルコールのアセチル誘導体ならびにTFA誘導体である．a）は1種類の糖であっても数種類のアノマー[*1]の混合物となるのでクロマトグラムが複雑になる．b）では1位の炭素をアルコールに変えるために個々の糖1種類に1個のピークしか現れない．揮発性誘導体としては，アセチル誘導体，TFA誘導体がGLC用としてはよい．

*1：単糖が環状構造をとるとき，カルボニル炭素原子が新たに不斉炭素原子となるために生ずる二つのジアステレオマー（鏡像異性体以外の立体異性体）をアノマーといい，α-アノマー，β-アノマーと区別して呼ばれる．

1）糖アルコールアセチル誘導体の調製

〈試　薬〉

① 1Mアンモニア水：濃アンモニア水（28%）12.5gを蒸留水で希釈して，100mlとする．
② myo-イノシトール（1.0mg/ml）液：myo-イノシトール 10.0mgを蒸留水に溶かして10mlとする．
③ $NaBH_4$液（水素化ホウ素ナトリウム＝sodium borohydride）：$NaBH_4$ 10mg/1Mアンモニア水1ml（1%液）を調製する．
④ 酸性メタノール：メタノール：酢酸＝9：1
⑤ 1-メチルイミダゾール

[註]
① 単糖類を含む試料での操作に先立って,標準糖液で誘導体を調製して,検量線を作成しておく.
② 糖アルコールのアセチル誘導体はクロロホルムに溶かし,0℃に保存すると数か月間安定である.
③ 各糖は0.25～2.5 μl がGLCには適量である.

⑥ 標準液:ラムノース,フコース,アラビノース,キシロース,マンノース,ガラクトース,グルコースの計7種類の糖を,それぞれ20.0mgずつと *myo*-イノシトール 20mgを精秤し,少量の蒸留水に溶かしてからメスフラスコで20mlに定容とする(各1mg/mlの糖液).
⑦ クロロホルム:特級試薬

〈操 作〉

単糖類200 μl(糖として0.2mg前後)
├─ *myo*-イノシトール(113.mg/ml)20 μl
├─ $NaBH_4$液 500 μl
├─ 室温60分
├─ 氷酢酸滴下,泡の消失するまで
├─ 酸性メタノール0.5ml添加,蒸発乾固2回
└─ メタノール0.25ml添加,蒸発乾固3回
糖アルコール(乾固)
├─ 1-メチルイミダゾール250 μl加え,直ちに無水酢酸200 μl
├─ 混合,40℃,20分間放置
├─ 蒸留水4ml添加(小型ネジ瓶に移す),振とう
├─ クロロホルム400 μl添加,充分振とう
├─ 水層を除き,クロロホルム層を数回水洗する
└─ 2～3mlの蒸留水を入れる
クロロホルム層1 μlをGLC

図 5.3.10 単糖類の糖アルコールアセチル誘導体の調製

(3)ガスクロマトグラフィー

1)測定装置

ガスクロマトグラフ GLサイエンス GL-390型

2)カ ラ ム

① カラムの性質

J&W社のシリカキャピラリーカラム:内径0.25mm,長さ30m,フィルム厚み0.25 μm,DB-225

[構成] カラム内最外層 ポリアミド
〃 中 層 溶融シリカ
〃 内 層 固定相:(ポリシロキサン,ポリエチレングリコールおよび固体吸着剤を基材としたシリコーン)

温度限界 40～220℃(プログラム240℃)

② 設定温度

210℃(定温)

③ キャリヤーガス

N₂（カラム流量）1.4ml/min，カラム流量＋メイクアップ＝30ml/min

④ 燃焼ガス

水素＋空気

⑤ 検出器

FID

⑥ 設定温度

検出器および注入口温度：250℃

⑦ 試料

クロロホルム溶液1μl

3）標準物質の結果例（糖の種類と保持時間）

表 5.3.1 単糖類標準物質のガスクロマトグラムの保持時間と定量（例）

保持時間(分)	糖	面積	重量(mg/ml)	係数
10.983	ラムノース	4 519	1.004	0.863
11.520	フコース	5 123	1.002	0.760
14.070	アラビノース	5 258	0.998	0.738
17.343	キシロース	4 886	1.002	0.797
31.890	マンノース	3 799	0.998	1.021
34.810	ガラクトース	3 932	1.000	0.988
38.216	グルコース	4 103	0.998	0.966
41.336	イノシトール	3 894	1.002	1.000

4）ガスクロマトグラム例

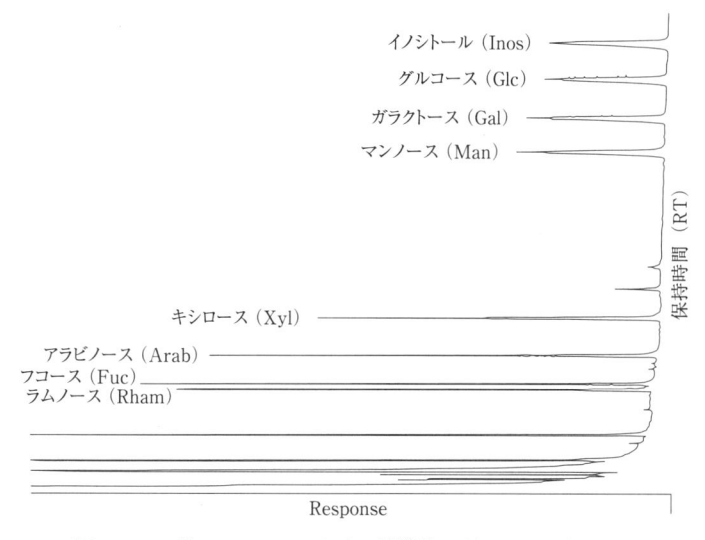

図 5.3.11 糖アルコールアセチル誘導体のガスクロマトグラム

[参 考]

表 5.3.2 糖アルコールアセチル誘導体の
GLC 相対保持時間（分）[4]

糖	3%ECNSS-M 190℃	2%EGSS-X 199℃
ラムノース	0.411	0.221
フコース	0.457	0.235
アラビノース	0.722	0.297
リボース	0.642	0.272
キシロース	1.000	0.370
マンノース	1.887	0.840
ガラクトース	2.185	0.930
グルコース	2.530	1.000

表 5.3.3 数種植物細胞壁の中性糖構成比 [3),5),6),7)]

試料	ウロン酸含量	中性糖（構成%）						
		Gal	Man	Glc	Ara	Xyl	Rham	Fuc
キュウリ果肉(mg/g FW)	1.67	1.67	0.33	3.1	0.37	0.49	0.09	0.035
アズキ細胞壁(%)	(22)	22.4	7.1	0.9	24.5	37.5	4.9	2.7
米　糠　(%)	—	5.7	1.6	42.5	23.6	26.8	—	—
胚　芽　(%)	—	7.8	2.9	37.0	30.7	21.7	—	—

表 5.3.4 全食物繊維から1%シュウ酸アンモニウム3時間で得たペクチン質[8]

品 目	GA* (%)	ペクチン質中mol%				
		Ara	Rham	Gal	Glc	Xyl
リンゴ	31.6	73.2	ND	17.8	1.7	8.5
キュウリ	33.3	29.4	ND	60.6	3.4	6.5
セロリ	31.9	66.4	4.0	28.9	2.2	ND
グレープフルーツ	34.9	76.5	3.9	17.4	3.3	ND
ダイコン	25.7	50.0	7.0	33.9	9.2	ND

＊ガラクツロン酸

文　献

1) 中野潤三編：リグニンの化学, p. 50, 520, ユニ出版 (1990)
2) 澤山　茂, 内村佳子, 川端晶子：家政誌, **35**, 242 (1984)
3) McFeeters, R. F. and Lovdal, J. A.: *J. Food Sci.*, **52**, 996 (1987)
4) 日本生化学会編：生化学実験講座　4, 糖質の化学（下）, p. 332, 東京化学同人 (1976)
5) 塩田芳之, 松浦　康, 畑中千歳：日食工誌, **29**, 712 (1982)
6) Shibuya, N.: *J. Chromatogr.*, **208**, 96 (1985)
7) Garleb, K. A. Bourquin, L. D. and Fahey, G. C.: *J. Food Sci.*, **56**, 423 (1991)

4. 糖の分離・精製法

[1] グルコース (glucose)

デンプン，セルロースまたショ糖を加水分解して，グルコースを含む溶液を調製し，これを精製して結晶化する．

(1) デンプンの分解によるグルコースの分離・精製

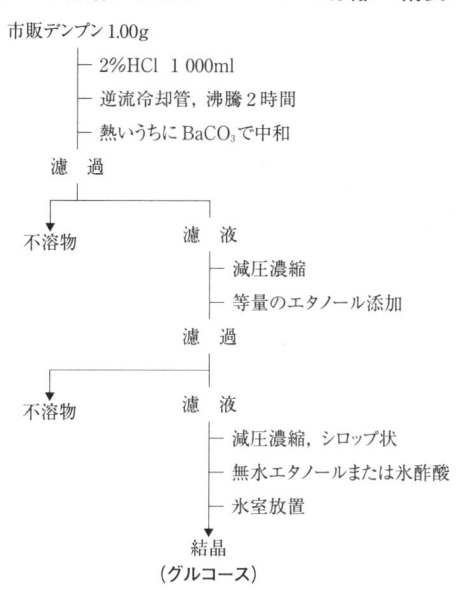

```
市販デンプン 1.00 g
    ├─ 2%HCl 1 000 ml
    ├─ 逆流冷却管，沸騰 2 時間
    ├─ 熱いうちに BaCO₃ で中和
  濾過
  ├──────┐
不溶物   濾液
         ├─ 減圧濃縮
         ├─ 等量のエタノール添加
       濾過
       ├──────┐
     不溶物   濾液
              ├─ 減圧濃縮，シロップ状
              ├─ 無水エタノールまたは氷酢酸
              ├─ 氷室放置
             結晶
           (グルコース)
```

図 5.4.1　デンプンからグルコースの調製

(2) ショ糖の加水分解物からグルコースの分離・精製

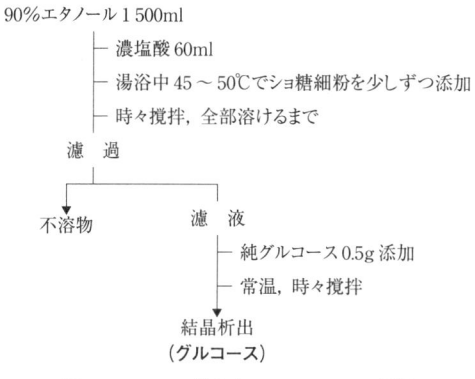

```
90%エタノール 1 500 ml
    ├─ 濃塩酸 60 ml
    ├─ 湯浴中 45～50℃でショ糖細粉を少しずつ添加
    ├─ 時々攪拌，全部溶けるまで
  濾過
  ├──────┐
不溶物   濾液
         ├─ 純グルコース 0.5 g 添加
         ├─ 常温，時々攪拌
        結晶析出
       (グルコース)
```

図 5.4.2　ショ糖からグルコースの調製

(3) グルコースの精製

普通のグルコースは α-D-グルコースで，これは一水和物と無水物の二つの型が存在する．一水和物は 50℃以下で安定で，無

水物は50℃以上で安定（濃水溶液を50℃以上で濃縮析出させるか，エタノールまたはメタノールから結晶させる）である．

β-D-グルコースはピリジンから結晶させるか，熱酢酸に溶かし結晶させたのち，低温で水とアルコールから再結晶させる．

D-グルコースの一水和物は融点(mp) = 85℃で，1gは水1mlに溶け，59mlのアルコールに溶ける（25℃）．

α型；mp = 146℃（70％以上のアルコールから再結晶）
比旋光度 $[\alpha]_D$ = + 111.2°

β型；mp = 148～150℃（ピリジンまたは氷酢酸から再結晶）
比旋光度 $[\alpha]_D$ = + 17.5°

両者平衡状態で $[\alpha]_D$ = + 52.5°

1）局方ブドウ糖（無水）

精製グルコースの飽和水溶液をエタノールまたはメタノールに注ぎ，徐々に冷却して飽和状態にし，無水のブドウ糖（グルコース）を析出させ，遠心分離して低温乾燥する．

2）水 和 物

熱水に溶かし，活性炭を加え濾過する．この濾液を減圧濃縮し，薄いシロップ状としたのち，蒸発皿にとり，湯浴上で時々撹拌しつつ，静かに温め，蒸発させてシロップ状にして放冷する．これを濾集して，デシケーター中で乾燥させる．

[実施例] **Hudson Dale の方法**[1]

500gのグルコースを2 500mlの冷水に溶解後，活性炭20～30gを加え，2～3分間撹拌する．その後，97℃に温め，2～3滴の硫酸を加え，弱酸性とする．これをアスベスト層を通して濾過し，濾液を減圧濃縮して糖濃度を70～75％する．これに同量の氷酢酸とD-グルコースの結晶片を加え，撹拌すると温いうちに結晶し始め，一夜のうちに全部結晶し終える．濾過後，氷酢酸，95％エタノール，最後に無水エタノールで洗浄し，減圧下で50～70℃で乾燥する．収量300～350g（α-とβ-グルコースの混合物）．

3）無水グルコース[2]

粉末グルコースに5倍量の水を加えて溶かし，リン酸1滴で微酸性とした後，活性炭で脱色してから，濾過する．減圧濃縮して，あめ状にする．これに，同容量の氷酢酸を加え，種結晶を入れて放置すると，結晶を生ずる．結晶を吸引濾過し，エタノールで洗浄してから乾燥し，さらにもう1回95％エタノールで再結晶を行うと無水グルコースが得られる．このグルコースは，α-D-グル

コースである．一般に D-グルコースを真空で加熱すると，無水物を生ずる．無水グルコースの性質は次のとおりである．

① mp = 146℃
② 溶解度（表5.4.1）

表5.4.1 無水グルコースの溶解度

溶 剤	溶解度	溶 剤	溶解度
水　20〜25℃	82.0%	アセトン	0.13g/100ml
ピリジン	7.6%	エーテル	不　溶
無水エタノール	0.25g/100ml	石油エーテル	不　溶
メタノール	0.50g/100ml	液体アンモニア	45g/100ml

［2］フルクトース（D-fructose）

（1）ショ糖よりフルクトースの調製[3]

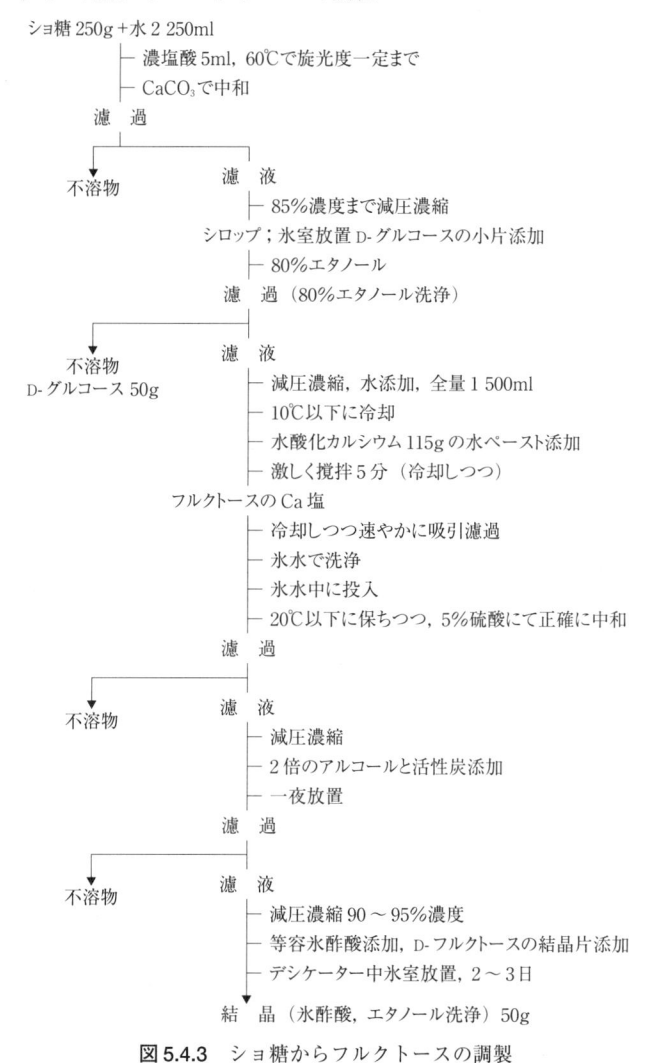

```
ショ糖250g＋水2 250ml
    ├ 濃塩酸5ml, 60℃で旋光度一定まで
    ├ CaCO₃で中和
   濾 過
  ┌──┴──┐
不溶物   濾 液
        ├ 85%濃度まで減圧濃縮
        シロップ；氷室放置 D-グルコースの小片添加
        ├ 80%エタノール
       濾 過（80%エタノール洗浄）
      ┌──┴──┐
   不溶物      濾 液
   D-グルコース 50g   ├ 減圧濃縮，水添加，全量1 500ml
                ├ 10℃以下に冷却
                ├ 水酸化カルシウム 115g の水ペースト添加
                ├ 激しく撹拌5分（冷却しつつ）
               フルクトースのCa塩
                ├ 冷却しつつ速やかに吸引濾過
                ├ 氷水で洗浄
                ├ 氷水中に投入
                ├ 20℃以下に保ちつつ，5%硫酸にて正確に中和
               濾 過
            ┌──┴──┐
         不溶物     濾 液
                  ├ 減圧濃縮
                  ├ 2倍のアルコールと活性炭添加
                  ├ 一夜放置
                 濾 過
              ┌──┴──┐
           不溶物     濾 液
                    ├ 減圧濃縮 90〜95%濃度
                    ├ 等容氷酢酸添加, D-フルクトースの結晶片添加
                    ├ デシケーター中氷室放置, 2〜3日
                   結 晶（氷酢酸, エタノール洗浄）50g
```

図5.4.3　ショ糖からフルクトースの調製

(2) フルクトースの精製法

1) 水溶液から無水フルクトース

フルクトース 100 g を 100 ml の水に溶かし，活性炭 1 g を加え，濾過後，40～45℃で減圧濃縮し，濃度 90％のシロップとする．40℃に保持して，結晶の種（結晶核）を入れ，時々撹拌しつつ，20～30 時間この温度に保つ．生じた結晶を遠心分離して集め，硫酸存在下の真空乾燥器で乾燥する．無水フルクトース 40 g を得る．

灰分 0.007％，mp = 104℃，$[\alpha]_D = -94.4°$

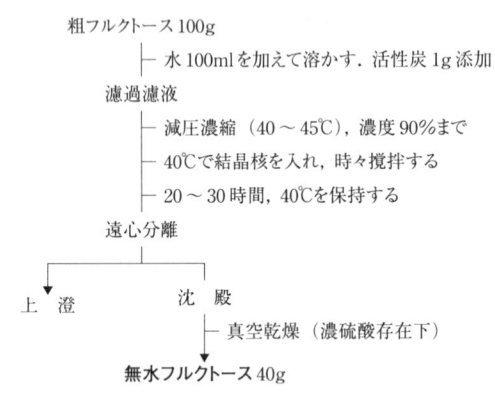

```
粗フルクトース 100 g
    ├ 水 100 ml を加えて溶かす．活性炭 1 g 添加
濾過濾液
    ├ 減圧濃縮（40～45℃），濃度 90％まで
    ├ 40℃で結晶核を入れ，時々撹拌する
    ├ 20～30 時間，40℃を保持する
遠心分離
    ├── 上澄
    └── 沈殿
            ├ 真空乾燥（濃硫酸存在下）
        無水フルクトース 40 g
```

図 5.4.4 水溶液から無水フルクトースの調製

2) エタノールによる精製法

フルクトース 400 g を 75％エタノール 200 ml と共に沸騰浴上に逆流冷却器を付け，加熱溶解し，これに無水エタノール 300 ml と少量の活性炭を加え，2～3 分煮沸してから，ブフナー漏斗で濾別する．濾液に D-フルクトースの結晶片を加え，室温に放置する．

収量 70～80％，mp = 95～100℃，$[\alpha]_D = -92.0℃$

```
D-フルクトース 400 g
    ├ 75％エタノール 200 ml，沸騰
    ├ 逆流冷却器付還流
    ├ 無水エタノール 300 ml，活性炭少量添加，2～3 分加熱
ブフナー漏斗で濾過
    ├── 濾液
    │     ├ 核を接種
    │     ├ 室温放置
    │   D-フルクトース
    │   （収率 75～80％）
    └── 残渣
```

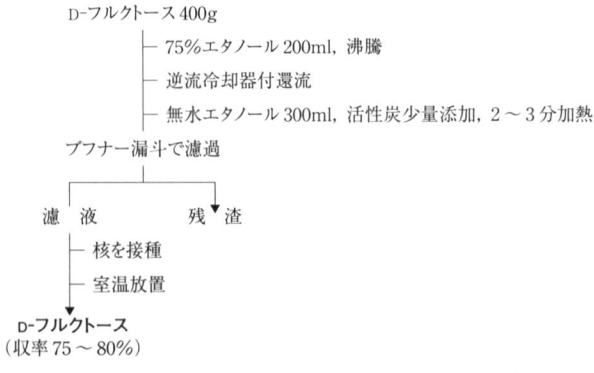

図 5.4.5 エタノールによるフルクトースの精製法

3）酢酸による精製法

```
フルクトース液
  ├─ 減圧濃縮
  ├─ 2倍量のアルコールと活性炭を加え，一夜放置
 濾　過
  ├─ 減圧濃縮 90〜95％濃度
  ├─ 等容の酢酸添加，フルクトースの結晶片を入れ，冷蔵
 結　晶
  ├─ 氷酢酸，アルコールで洗浄
  ├─ デシケーター内で乾燥
 ↓
フルクトース
```

図 5.4.6 酢酸によるフルクトースの精製法

（3）性　質

mp = 104℃，$[\alpha]_D^{20} = -132.2 \rightarrow -92.4$（4％水溶液）

酵母により発酵する．

1）誘　導　体

α-メチルフェニルオサゾン；mp = 160〜161℃（定量も可能）

o-ニトロフェニルヒドラゾン；mp = 162℃

p-ニトロフェニルヒドラゾン；mp = 180〜181℃

フェニルオサゾン；mp = 210℃

2）呈　色　反　応

① セリワノフ（Seliwanoff）試薬

0.5g のレソルシノールを 100ml の塩酸（1：2）に溶かしたもの．これを 2〜3 滴試料 5ml に加え，煮沸すると赤色を呈する（必ずしも信頼できない）．

② スカトール反応

スカトールを加え，塩酸と共に温める．フルクトースに選択的に反応し赤紫色になる．従来，定量法にも用いられた．糖 5〜10mg を再結晶スカトール 10mg と混ぜ，10ml の濃塩酸を加え，40℃，30 分間反応させる．フルクトースは赤紫色に呈色する．

文　献

1) Hudson, C. S. H. and Dale, J. K.：*J. Amer. Chem. Soc.*, **39**, 322（1917）
2) 武居三吉：炭水化物化学，p.139-146，朝倉書店（1941）
3) 荒木長次：化学実験学，第2部，p.155，河出書房（1942）

第6章 有機酸

　有機酸は分子中にカルボキシル基をもつ有機化合物の総称である．植物体には遊離の形で存在する遊離酸と，主としてカリウムやカルシウムなどのカオチンと結合している結合酸があり，食味上酸味に影響するのは前者である．果実や野菜に含まれる有機酸は多数存在するが，構成比の多い主要な有機酸はクエン酸，リンゴ酸，酒石酸など数種に過ぎない場合が多い．

1．滴定法による遊離酸の定量

　人間の舌で感じる酸味はpHと遊離している酸の量（濃度）による．遊離している酸はアルカリ滴定により，滴定数から存在する酸の換算係数を乗じて求めることができる．

（1）試　　薬
① 0.1N-NaOH：試薬特級NaOHを用いて0.1N-NaOHを調製したのち，検定して力価を求めておく．
② 指示薬（フェノールフタレイン）：フェノールフタレイン100mgをエタノール50mlに溶かす．

（2）試料の調製
　果実や野菜の搾汁を直接用いるか，水またはメタノール，あるいは70％エタノールを用いて抽出し，抽出液を元の試料量に戻して（濃縮）供する．
　全酸を求めるときは，陽イオン交換樹脂を用いて結合酸を遊離酸にして供する．

（3）測　　定

```
50ml三角フラスコ
    ├─ 試料液1〜5ml
    ├─ フェノールフタレイン数滴
    ├─ 0.1N-NaOHで滴定*1
滴定数
```

図6.1.1　遊離酸の滴定操作

＊1：着色している試料の場合には，滴定しない液を対照として滴定時に比較する．ブドウやイチゴのようにアントシアニン色素を含む場合には指示薬は不要である．

(4) 計　　算

滴定数にそれぞれの酸の換算係数（表6.4.1参照）を乗じて求める．

例えば，ある果実の搾汁2mlをフェノールフタレインを指示薬として滴定したところ，0.1-NNaOH（力価$F = 1.02$）の消費量が2.62mlであった．この果実の主要酸はクエン酸である場合の果実中の酸含量は次のようになる．0.1N-NaOH 1mlに対するクエン酸の換算係数は6.40（mg）であるから，果汁2mlの酸は

$$2.62 \times 1.02 \times 6.40 = 17.1 \text{mg}$$

である．

したがって17.1mg/2mlから17.1/2 000 × 100 = 0.855％となる．

2．滴定法によるシュウ酸の定量

(1) 試　　薬

① 0.25N-HCl
② BCG：ブロモクレゾールグリーン1gをエタノールに溶かし，水で100mlとする．
③ 5％$CaCl_2$：無水塩化カルシウム225gを水に溶かし500mlとする．
④ 0.5N-NaOH
⑤ 20％H_2SO_4：硫酸1容に水4容を加えて冷却する．
⑥ 0.1N-$KMnO_4$：過マンガン酸カリウムの約3.2gを水1000mlに溶かし，60〜70℃に約2時間保ってから不純物をガラスフィルターで濾過する．
0.1N シュウ酸ナトリウムで検定して力価を決める．

[シュウ酸について]

Oxalic acid（ethanedioic acid）$C_2H_2O_4$，分子量 90.04

多くの植物体に存在し，特にカタバミ，スイバなどに多く，細胞液中にカリウムまたはカルシウムの塩として存在している．

二水塩として結晶し，毒性がある．mp = 101〜102℃，0.1M液のpHは1.3である．1gは7mlの水に溶け，熱水2mlに溶ける．100℃で注意深く加熱すると脱水されて，無水となる．LD_{50} = 9.5ml/kg（経口ラット，5％液）

分析試薬，染料，漂白剤，皮鞣し，ペイント，セルロイド，金属洗浄剤，メタノールの純化グリセリンの脱色，セラミック，色素，製紙工業，ゴム工業，デンプンからブドウ糖製造，有機化学における縮合剤など多方面の用途がある．

（2）操　作

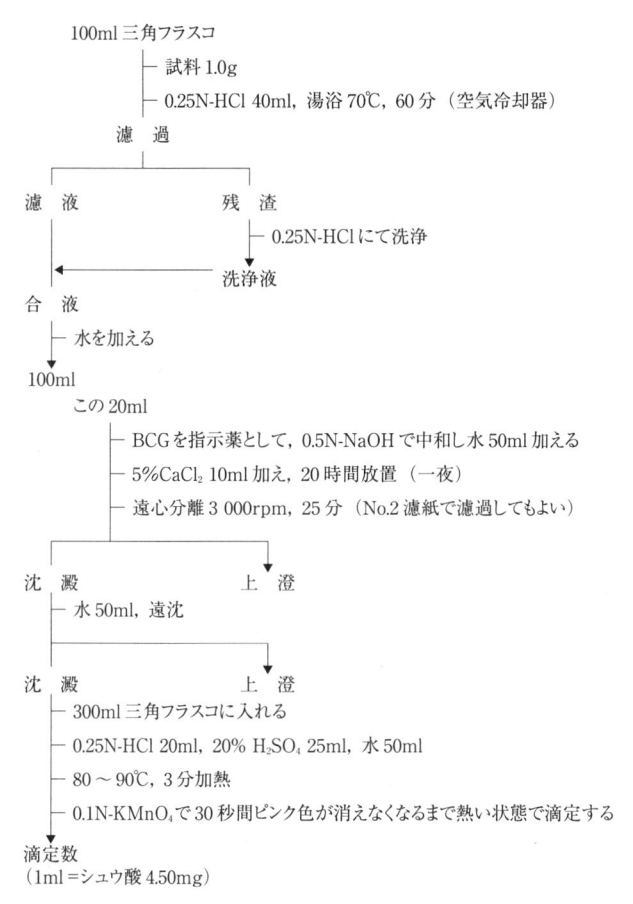

```
100ml 三角フラスコ
   ├─ 試料 1.0g
   ├─ 0.25N-HCl 40ml, 湯浴 70℃, 60分（空気冷却器）
  濾　過
  ┌────┴────┐
 濾　液    残　渣
           ├─ 0.25N-HCl にて洗浄
    ←─────洗浄液
  合　液
   ├─ 水を加える
100ml
   この 20ml
   ├─ BCG を指示薬として, 0.5N-NaOH で中和し水 50ml 加える
   ├─ 5%CaCl₂ 10ml 加え, 20時間放置（一夜）
   ├─ 遠心分離 3 000rpm, 25分（No.2 濾紙で濾過してもよい）
  ┌────┴────┐
 沈　澱    上　澄
   ├─ 水 50ml, 遠沈
  ┌────┴────┐
 沈　澱    上　澄
   ├─ 300ml 三角フラスコに入れる
   ├─ 0.25N-HCl 20ml, 20% H₂SO₄ 25ml, 水 50ml
   ├─ 80～90℃, 3分加熱
   ├─ 0.1N-KMnO₄ で30秒間ピンク色が消えなくなるまで熱い状態で滴定する
 滴定数
 （1ml＝シュウ酸 4.50mg）
```

図 6.2.1 シュウ酸の抽出・定量操作

（3）測 定 例

表 6.2.1 数種果実・野菜のシュウ酸含量

品　目	シュウ酸 (mg/100g)	品　目	シュウ酸 (mg/100g)
ダイコン	100	ホウレンソウ（葉身）	692
サツマイモ	45	〃　　　（葉柄）	72
ハクサイ	71	イチゴ	28
キャベツ	139	ブドウ	25
ニンジン	33	温州ミカン	7.4

文　献

1) 長谷川千鶴：家政誌, **7**, 1（1956）
2) 草間　他：栄養学雑誌, **21**, 2（1963）
3) 飯盛キヨ：家政誌, **16**, 5（1965）
4) 芦田　淳：栄養化学概論, p.256, 養賢堂（1958）
5) 山下市二 他：農化, **48**, 151（1974）

3. 有機酸の抽出・分離とクロマト分析

［1］抽出・分離

（1）抽　　出

*1：酵素失活のために行う．蒸気中で30秒～1分程度でもよい．
*2：野菜中の有機酸は遊離型が少ないので，有機溶媒に溶けにくく，水抽出の方が無難である．穀類や果実類のようにデンプンやペクチン質を多く含む試料では，熱70％エタノールにすべきであろう．

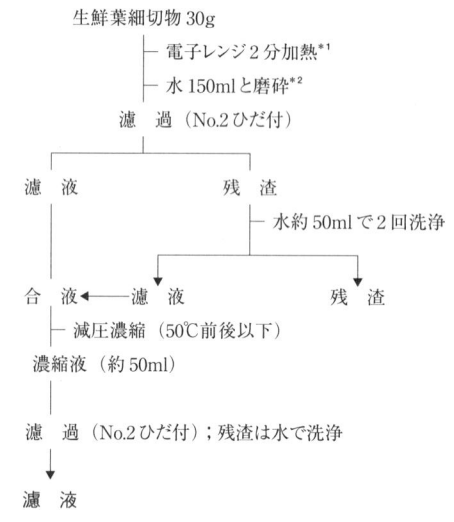

```
生鮮葉細切物 30g
 ├ 電子レンジ2分加熱*1
 ├ 水150mlと磨砕*2
濾 過（No.2ひだ付）
 ├─────────┐
濾液        残渣
             ├ 水約50mlで2回洗浄
合液 ◀─ 濾液    残渣
 ├ 減圧濃縮（50℃前後以下）
濃縮液（約50ml）
 ├ 濾過（No.2ひだ付）；残渣は水で洗浄
濾液
```

図 6.3.1　有機酸の抽出操作

（2）イオン交換樹脂による分離

*3：Cl型の樹脂に1～2M-CH_3COONaを樹脂の3～5倍量流して，酢酸型とし，蒸留水で充分洗浄する．
*4：濃縮乾固時の温度は70～80℃程度でもよく，酢酸を完全に除くこと．
*5：含まれる各有機酸は1mg/ml前後の濃度が望ましい．

```
上記抽出濾液
 ├ Amberlite CG 4B または Dowex 50（$CH_3COO^-$型）*3
 ├ 水洗浄
 ├─────────┐
通過液        吸着部
（洗浄液）     ├ 1M-$CH_3COOH$で溶出
             溶出液
              ├ 減圧乾固*4
              ├ 蒸留水で一定量にする*5
              ├ 分子ふるい（0.45μm）を通す
             通過液（検液）
```

図 6.3.2　遊離型有機酸の調製

［2］高速液体クロマトグラフィー（HPLC）

（1）試薬の調製

① 移動相（過塩素酸液 pH 2）

　70％過塩素酸を0.43mlとり，純水で1000mlとする．

② 発色液（0.0002M-BTB＝ブロモチモールブルー）

BTB 125mgをエタノール10mlに溶かす．別に，$Na_2HPO_4 \cdot 12H_2O$ 5.3gを約500mlの純水に溶かし，両液を合わせて，純水で1000mlとする．

なお，①，②の試薬とも分子ふるい（0.45μm）で処理後，使用する．

（2）標準有機酸溶液

各有機酸の含量が，1mg/mlとなるように調製する．例えば，クエン酸（結晶水1分子を含む）54.2mg，リンゴ酸 50mg，酒石酸 50mg，コハク酸 50mgを合わせて，少量の水に溶かし，全量を50mlとすると，それぞれの酸は1mg/mlとなる．

（3）クロマトグラフィー例

1）測定条件
① 分離カラム：SHODEX IONPAK C-811
② カラム温度：60℃（TU-100）
③ 検出器：UVIDEC-100-Ⅵ
④ 検出波長：445nm　検出感度：0.16 attenuation
⑤ 移動相速度：0.1ml/min
⑥ 反応液流速：0.1ml/min
⑦ コントローラー：TRIROTER-Ⅵ

2）標準試料の測定

移動相と発色液をセットしてから，スタンバイし，標準試料10μlを注入して保持時間とピーク面積などを測定し，クロマトグラムにデータを登録する．

3）未知試料の測定

分離した有機酸試料溶液10μlを注入して，クロマトグラムプロセッサーにより処理して，各有機酸含量と構成比率を計算させる．

[3] 有機酸のフェナシル誘導体

（1）フェナシルエステルの調製

臭化フェナシル（phenacyl bromide：分子量199.1, mp 48〜50℃）はカルボン酸と反応して，結晶性のフェナシルエステルを生成する．

$$C_6H_5CO\text{-}CH_2Br + RCOOH \longrightarrow RCOO\text{-}CH_2CO\text{-}C_6H_5 + HBr$$

1）誘導体の調製法

試料0.2〜0.5gのNa塩または試料をNaOHで中和した水溶液5mlに，試薬の計算量をアルコール5mlに溶かして加え，還流冷却器を付け，水浴上で加熱する．加熱時間は，一塩基酸1時間，二塩基酸2時間，三塩基酸3時間とする．

反応物は冷却後濾別し，希アルコール5mlずつで2回洗浄し，次いで水5mlずつで2回洗い，アルコールまたは希アルコールから再結晶する．

2）実 施 例

酸の試料を0.1N-NaOHで中和した中和量が2.0mlであったとすると，

$$RCOOH + NaOH \longrightarrow RCOONa + H_2O$$

から，1N-NaOH 1 000mlが1Mであるから，0.2mM当量となる．したがって，

$$臭化フェナシル = 199.1mg \times 0.1 = 19.9mg$$

が計算量となる．

（2）p-ブロモフェナシルエステルの調製

p-bromophenacyl bromide（分子量278.0, mp 106〜108℃）も上記同様に操作して，誘導体が得られる．この誘導体の方が分子量が大きく，微量の有機酸の定性に適する．

文 献
1) 有機化学研究会編：有機化学実験書，p.300，広川書店（1963）
2) 山口一孝：植物成分分析法，上巻，p.122，南江堂（1959）

4．有機酸換算係数

動植物体に含まれる有機酸のアルカリ滴定による換算係数を表6.4.1に示した．

表 6.4.1 植物体に存在する有機酸の種類とアルカリ滴定による換算係数

名　称	英　名	分子量	分子式	COOH	係　数*	存　在
アジピン酸	Adipic acid	146.14	$C_6H_{10}O_4$	2	7.31	ビート
アスコルビン酸	Ascorbic acid	176.12	$C_6H_8O_6$	2	8.81	植物体
γ-アミノ酪酸	γ-aminobutyric acid	103.12	$C_4H_9O_2N$	1	10.31	
オキサロ酢酸	Oxaloacetic acid	132.07	$C_4H_4O_5$	2	6.50	植物体
ガラクツロン酸	Galacturonic acid	194.14	$C_6H_{10}O_7$	1	19.41	細胞壁
ギ酸	Formic acid	46.03	CH_2O_2	1	4.60	植物体
キナ酸	Quinic acid	192.17	$C_7H_{12}O_6$	1	19.22	山菜
クエン酸	Citric acid	192.12	$C_6H_8O_7$	3	6.40	植物体
グルタル酸	Glutaric acid	132.11	$C_5H_8O_4$	2	6.61	ビート
α-ケトグルタル酸	α-ketoglutaric acid	146.10	$C_4H_6O_5$	2	7.30	植物体
コハク酸	Succinic acid	118.09	$C_4H_6O_4$	2	5.91	植物体
酢酸	Acetic acid	60.05	$C_2H_4O_2$	1	6.01	植物体
シキミ酸	Shikimic acid	174.15	$C_7H_{10}O_5$	1	17.42	ワラビ
cis-アコニット酸	cis-aconitic acid	174.11	$C_6H_6O_6$	3	5.80	
シュウ酸	Oxalic acid	90.04	$C_2H_2O_4$	2	4.51	植物体
酒石酸	Tartaric acid	150.09	$C_4H_6O_6$	2	7.50	ブドウ
乳酸	Lactic acid	90.08	$C_3H_6O_3$	1	9.01	
ピルビン酸	Pyruvic acid	90.08	$C_3H_6O_3$	1	9.01	植物体
ピログルタミン酸	Pyroglutamic acid	129.11	$C_5H_7O_3N$	1	12.91	糖蜜
フマル酸	Fumaric acid	116.07	$C_4H_4O_4$	2	5.80	
プロピオン酸	Propionic acid	74.08	$C_3H_6O_2$	1	7.41	乳製品
ホモゲンチジン酸	Homogentisic acid	168.14	$C_8H_8O_4$	1	16.81	タケノコ
マロン酸	Malonic acid	104.06	$C_3H_4O_4$	2	5.20	かんきつ
酪酸	Butyric acid	88.10	$C_4H_8O_2$	1	8.81	乳製品
リンゴ酸	Malic acid	134.09	$C_4H_6O_5$	2	6.71	植物体

＊ 0.1N-NaOH 1ml に相当する有機酸の mg 数．

第7章　アスコルビン酸の定量

　アスコルビン酸は抗壊血病因子としてのビタミンCの化学名である．生理効果のあるのは還元型 L-アスコルビン酸で，酸化されると酸化型（デヒドロアスコルビン酸）に変化して，生理効力を失う．アスコルビン酸は緑黄色野菜やかんきつ類に多く含まれる．酸化防止効果があるので食品加工では変色防止に利用される．また，植物の生理に異常をきたすと，還元型アスコルビン酸が急激に減少する場合がある（例；低温障害）．

1．ヒドラジン(2,4-ジニトロフェニルヒドラジン；DNP)法

(1) 原　　理
　アスコルビン酸（還元型）は，酸化されると，デヒドロアスコルビン酸を経て，ジケトグロン酸になる．本定量法における2,4-DNPはジケトグロン酸に作用して赤色のオサゾン（フェニルオサゾン）を作る．したがって，そのままの試料を用いて2,4-DNPを反応させると酸化型のアスコルビン酸のみを，一方，試料中のアスコルビン酸をインドフェノールで酸化させてから2,4-DNPを反応させると，総アスコルビン酸を定量することができる．両者の測定値の差から，還元型アスコルビン酸を求めることができる．
　2,4-DNPは糖類ともオサゾンを形成するが，ある程度希釈すると全く影響がなく，また，吸光特性も異なるので問題はない．多くの食品，とくに生鮮食品では，ジケトグロン酸の含量はごく僅かであるために，分別定量を行うと，かえって測定誤差を大きくする．エリソルビン酸（L-アスコルビン酸の異性体）も本法でアスコルビン酸と同様に定量されるので，エリソルビン酸を添加した試料では，ペーパークロマトグラフィーで分離定量しておく必要がある．

(2) 試　　薬
① 20％メタリン酸
　棒状の特級HPO_3を用いて作る．樹脂状物は濾過して除き，冷蔵庫内に保存する．
② 10％メタリン酸，5％メタリン酸

①をそれぞれ2倍，4倍に希釈して作る．
③　4％チオ尿素，10％メタリン酸
10％メタリン酸に4％になるようにチオ尿素を溶かす．
④　2％チオ尿素，5％メタリン酸
③を2倍に希釈する．
⑤　2％DNP液
2,4-ジニトロフェニルヒドラジン2.0gを濃硫酸25mlに溶かし，水75mlの中に徐々に加えてから水冷し，冷暗所に保存する．2週間以内に使用する．
⑥　85％硫酸
⑦　0.2％インドフェノール
2,6-ジクロロフェノールインドフェノールの0.2％水溶液．冷暗所に保存する．
⑧　海　砂

（3）試料の調製

　酸化型アスコルビン酸の定量に際しては，還元型が酸化するのを抑える必要があり，チオ尿素とメタリン酸の併用が望ましい．希釈の最終濃度は，0.1〜3mg/100gとなるようにする．また最初の試料はアスコルビン酸含量の高い場合でも試料量を少なくすると誤差が大きくなるので，10〜20g程度は取るようにする．総アスコルビン酸の場合には，検液が5％メタリン酸，2％チオ尿素となるようにする．

```
[酸化型アスコルビン酸]                    [総アスコルビン酸]
乳鉢（φ10cm）                           乳鉢（φ10cm）
  ├─ 試料 a g                             ├─ 試料 a g
  ├─ ┌ 4％チオ尿素 ┐                      │
  │  └ 10％メタリン酸 ┘ a ml              ├─ 10g メタリン酸 a ml
  ├─ 海砂                                  ├─ 海砂
  ├─ 磨砕*1                                ├─ 磨砕*1
濾過（No.2）または遠心分離              濾過（No.2）または遠心分離
  ↓                                        ↓
濾液（または上澄）                       濾液（または上澄）
さらに希釈するときは2％チオ尿素，       さらに希釈するときは
5％メタリン酸を用いる                    5％メタリン酸を用いる
```

*1：正確には，磨砕後一定量にすべきであるが，ここでは試料1gを1mlとみなし，磨砕後は浸出液中に均一に分布するものとする．

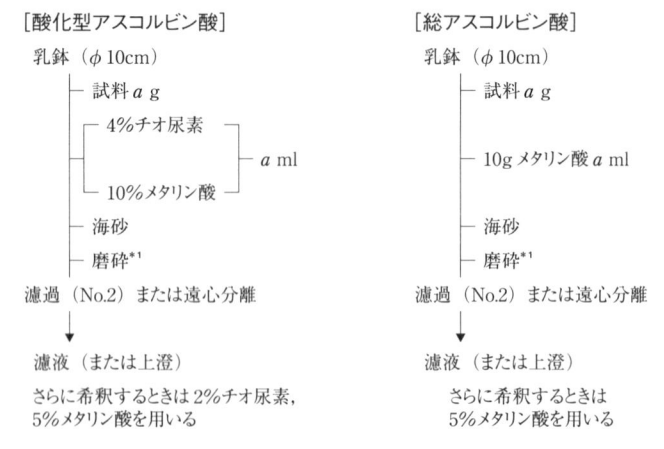

図7.1.1　アスコルビン酸定量試料の調製

（4）定量操作

　直径18〜20mmの試験管を1検体当たり4本用意する．すなわち，酸化型のブランクと検体，総アスコルビン酸のブランクと検体の計4本である．

[酸化型アスコルビン酸]

「検　体」試験管　　「ブランク」試験管
- 検液2ml　　　　　　同左
- 4%チオ尿素 *1 ⎫
  　　　　　　　⎬ 2ml　同左
- 10%メタリン酸　⎭
- 2%DNP 1ml
- 37℃, 3時間　　　　同左
- 氷冷しつつ
  85%硫酸5ml *3　　　同左
  　　　　　　　　　　2%DNP 1ml
- 室温30分 *4　　　　同左

↓
530nm　　　　　　　530nm

[総アスコルビン酸]

「検　体」試験管　　「ブランク」試験管
- 検液2ml　　　　　　同左
- インドフェノール液1〜2滴 *2　同左
- 4%チオ尿素 *1 ⎫
  　　　　　　　⎬ 2ml　同左
- 10%メタリン酸　⎭
- 2%DNP 1ml
- 37℃, 3時間
- 氷冷しつつ
  85%硫酸5ml
  　　　　　　　　　　2%DNP 1ml
- 室温30分

↓
530nm　　　　　　　530nm

*1：総アスコルビン酸抽出液もチオ尿素の入ったメタリン酸を用いる．

*2：紅色の消えなくなるまで加える．4滴以上では還元型アスコルビン酸濃度が高すぎる．

*3：果汁やシロップのように糖を多く含む試料では，50℃以上に検液の温度が上がると有機物の影響が出てくる．注意しないと80℃以上に上がる．

*4：放置期間中に検液の温度を室温にし，糖類による呈色を減少させる．

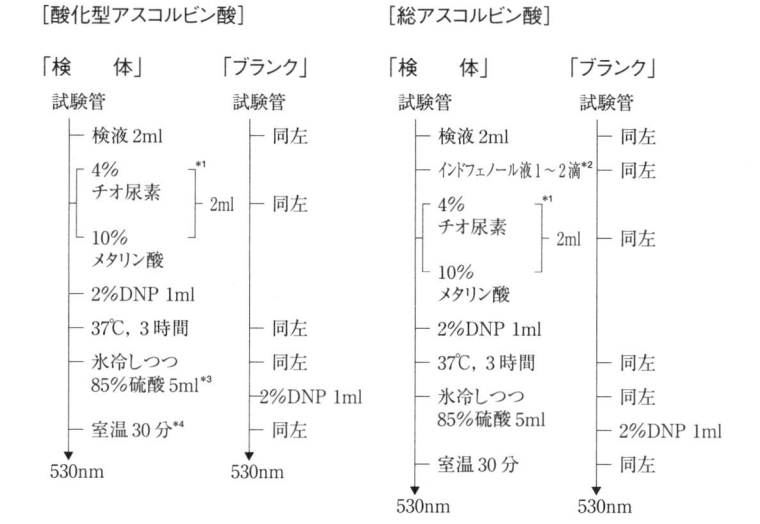

図7.1.2　2,4-DNP法（DNP法）によるアスコルビン酸の定量法

（5）計　算

定量の範囲；0.1〜4.0mg/100g（吸光度0.25〜0.79）

① mg/100gとして求める場合（一例）

$$y_1 = 5.43 \times (a-b) \times c$$

　　y_1：試料中のmg/100g
　　a：検液の吸光度　　b：ブランクの吸光度
　　c：希釈倍数

② μgとして求める場合（一例）

$$y_2 = 108.7 \times (a-b)$$

　　y_2：検液（2ml）中のμg
　　a：検液の吸光度　　b：ブランクの吸光度

（6）実 施 例

1）かんきつ類の果肉

温州ミカンの果肉20gに10％メタリン酸20mlを加え，海砂と共に磨砕し，遠心分離後，その上澄を抽出液とする（浮遊物のあるときは，定性濾紙で濾過する）．酸化型アスコルビン酸には，この抽出液の2mlを用い，総アスコルビン酸には，この抽出液2mlを5％メタリン酸で25mlに希釈した液を検液とした．

① 酸化型アスコルビン酸：希釈倍数20→40　　2倍

　　mg/100g =（検液とブランクとの吸光度差）× 5.43 × 2
　　　　　　 = 吸光度 × 10.86

② 総アスコルビン酸：希釈倍数 20→40→2→25　2×12.5＝25倍

$$\text{mg/100g} = （検液とブランクとの吸光度差）\times 5.43 \times 25$$
$$= 吸光度 \times 135.8$$

2）天然果汁

濃縮果汁やアスコルビン酸強化果汁の場合には，適宜希釈する．

① 酸化型アスコルビン酸：試料10gを4％チオ尿素，10％メタリン酸で20ml容量のメスフラスコに洗い込み，この2mlを検液とする．

$$希釈倍数 10→20　2倍$$
$$\text{mg/100g} = （検液とブランクとの吸光度差）\times 5.43 \times 2$$
$$= 吸光度 \times 10.86$$

② 総アスコルビン酸：試料2gに5％メタリン酸を加えて50mlとし，この2mlを検液とする．

$$希釈倍数 2→50　25倍$$
$$\text{mg/100g} = （検液とブランクとの吸光度差）\times 5.43 \times 25$$
$$= 吸光度 \times 135.8$$

2．インドフェノール法

（1）原　　理

還元型アスコルビン酸は還元力が強く，酸性溶液中で2,6-ジクロロフェノールインドフェノールを還元して無色にする．したがって，一定量のインドフェノール液を未知濃度のアスコルビン酸液で滴定して，アスコルビン酸量を定量することができる．

（2）試　　薬

① 5％メタリン酸液

特級棒状 HPO_3 5gを水に溶かし100mlとする．

② 2％メタリン酸液

①液40mlに水を加えて100mlとする．

③ 6％ヨウ化カリウム（KI）液

ヨウ化カリウム0.6gを水10mlに溶かす．その都度調製する．

④ 可溶性デンプン液

可溶性デンプン1.0gを熱水に溶かし，冷却後100mlとしたのち，食塩25gを加えて溶かす．

⑤ 0.001N ヨウ素酸カリウム（KIO_3）液

原液として0.1N-KIO₃液（0.357g/100ml）を作っておき，使用時に，その1mlを水で100mlとする．

⑥ アスコルビン酸液

結晶4mgを2％メタリン酸液に溶かし100mlとする．冷蔵庫内に保存する．アスコルビン酸濃度はヨウ素酸カリウムで次のようにして検定する．

〈検　定〉

```
三角フラスコ（50ml）
    ├ アスコルビン酸液 5.0ml
    ├ KI液 0.5ml
    ├ 可溶性デンプン液 5～6滴
    ├ 0.001N-KIO₃液で滴定
    ↓
0.001N ヨウ素酸カリウム 1ml＝アスコルビン酸 0.088mg
```

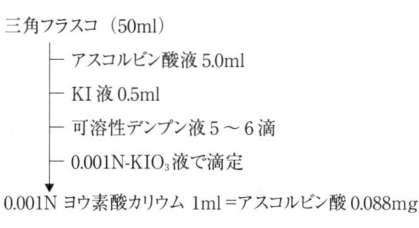

図 7.2.1　アスコルビン酸濃度測定法

⑦ インドフェノール液

2,6-ジクロロフェノールインドフェノールのナトリウム塩約5mgをとり，温湯約15mlに溶かす．濾過して，水で50mlとする．この液は上記のアスコルビン酸液で次のようにして検定する．

〈検　定〉

```
三角フラスコ（50ml）
    ├ インドフェノール液 5.0ml
    ├ 検定アスコルビン酸液で紅色が消えるまで滴定
    ↓
滴定数からインドフェノール5.0mlに相当するアスコルビン酸量（$a$ mg）を求める
```

図 7.2.2　インドフェノール 5.0ml に対応するアスコルビン酸量の求め方

(3) 抽　　出

乳鉢に試料5g，5％メタリン酸液20mlと少量の海砂を加えて，よくすり潰す．これに水を25ml加えて混合し，数分間放置したのち，濾過し，この濾液を定量に用いる．

(4) 定　　量

```
三角フラスコ（50ml）
    ├ インドフェノール液 5ml
    ├ KI液 0.5ml
    ├ デンプン液 5～10滴
    ↓
アスコルビン酸抽出液で滴定
```

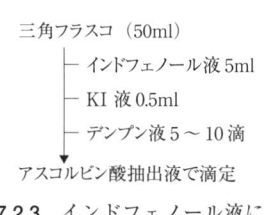

図 7.2.3　インドフェノール液による
　　　　　アスコルビン酸の測定操作

（5）計　　算
1）前　　提
　試料5gに5％メタリン酸液20mlを加え，磨砕したのち，蒸留水を加えて全量を50mlとし，濾過した．この濾液を用いて，インドフェノール5.0mlに対して滴定したところ，b mlであった．

2）計　　算
　検液での滴定数b ml中には，a mgのアスコルビン酸（インドフェノール液5.0mlに相当する量）が含まれているので，試料5g中には$a \times (50/b)$ mgのアスコルビン酸が含まれることになる．したがって，試料100g中には$a \times (50/b) \times 20 = a/b \times 1\,000$ mgのアスコルビン酸が含まれることになる．

3．α, α'-ジピリジル法
（1）原　　理
　還元型アスコルビン酸は，リン酸酸性下でFe^{+3}をFe^{+2}に還元する．このFe^{+3}はα, α'-ジピリジル（DP）と反応して橙赤色を呈し，この色を525nmで測定して定量する．

　酸化型は，ジチオトレイトール（クリーランド試薬）を用いて酸化型を還元型としたのち，全アスコルビン酸を定量し，別に求めた還元型を減じて求める．ここでは，還元型のみを記す．

　食品では，野菜類，果実類，魚介類ではほぼDNP法に匹適する特異性があるが，キノコ類，紅茶，醤油など一部の加工食品では共存物質が特異性を妨害するので適用に問題がある．

（2）測定範囲
　最終検液のアスコルビン酸が2～20μg/mlの範囲になるように，試料を調製する．

（3）試薬の調製
① アスコルビン酸標準液

　アスコルビン酸100mgを精密に秤量し，冷却した5％トリクロロ酢酸に溶かし100mlとする．この原液（1mg/ml）を1mlとり，5％トリクロロ酢酸で100mlとして10μg/ml液を調製して用いる．

② トリクロロ酢酸（TCA）液

　特級トリクロロ酢酸を水に溶かして，5および10％液とする．

③ リ ン 酸

85%リン酸を水に溶かして42.5%液とする．

④ α,α'-ジピリジル(DP)液

特級 α,α'-ジピリジル4gをエタノール100mlに溶かす．

⑤ 塩化第二鉄液

$FeCl_3 \cdot 6H_2O$（特級）を水に溶かして10%液とする．

⑥ 発 色 試 薬

85%リン酸2容（10ml）に，DP液2容（10ml）を冷却しながら加える．これに，塩化第二鉄溶液1容（5ml）を冷却しながら，徐々に加える．淡黄色を呈するが赤みを帯びたら，作り替える．

（4）分析試料の調製

生鮮試料を細切後，同量の10%TCA液を加え，乳鉢で磨砕し，5%TCA液で薄めて，5～10 μg/mlのアスコルビン酸を含む液を調製する．濁りのある場合は，分子ふるい（25 μm）を通す．

（5）定　　量

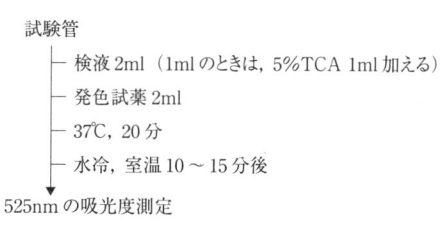

```
試験管
├ 検液 2ml（1mlのときは，5%TCA 1ml 加える）
├ 発色試薬 2ml
├ 37℃，20分
├ 水冷，室温 10～15分後
↓
525nmの吸光度測定
```

図 7.3.1 α,α'-ジピリジル法によるアスコルビン酸の定量操作

（6）実 施 例

サヤエンドウのすじ（ストリング）を除き，細切したのち，5.0gを秤量し，10%TCA液5mlと海砂と共に乳鉢で磨砕した．磨砕物に5%TCA液30ml加えて撹拌後，定性濾紙で濾過した．濾液1mlに5%TCA液19mlを加えて20倍に希釈し，希釈液2mlを検液として定量した．525nmにおける吸光度は0.145（対照との差）であった．

標準アスコルビン酸で求めた検量線から，アスコルビン酸 $(\mu g) = 42.0 \times$（吸光度の差）であったので，次のように計算される．

表 7.3.1 検量線から計算したアスコルビン酸量

検液中(μg)	μg／濾液1 ml	μg／試料5 g	アスコルビン酸（mg/100g）
6.09	60.9	2436	48.7

（7）**本方法の検討結果**

1）**実施例からの計算式**

アスコルビン酸 $10\,\mu g$ の吸光度は $0.218 - 0.243$（差）で，$40\,\mu g$ までほぼ直線関係となる．供試液のアスコルビン酸量を $Y\,(\mu g)$，吸光度を X とすると，次式となる．

$$Y = (41.2 \sim 43.5)\,X$$

2）**測定条件の検討**

試薬について

① 発色剤のなかで，$FeCl_3$ の純度が発色に大きい影響を与える．古い試薬を用いるとブランクの値が高くなる．対照は吸光度が 0.05 以下でなくてはならない．

② 発色剤調製は 85％H_3PO_4 を氷冷し，これに DP 液を徐々に加え，最後に $FeCl_3$ 液を加える．

③ 発色試薬は室温で数日間は安定である．

第8章　フェノール物質・ポリフェノール

　水酸基（ヒドロキシル基）を分子内にもつ芳香族化合物をフェノール物質と総称するが，水酸基が同一分子内に2個以上存在する場合にポリフェノールと呼んでいる．食品の色素や褐変に関係のあるカテキン，クロロゲン酸などもポリフェノールで，これらは自らも酸化されやすいので酸化防止作用をもっている．

1．フェノール物質の定性・定量

（1）試料の調製

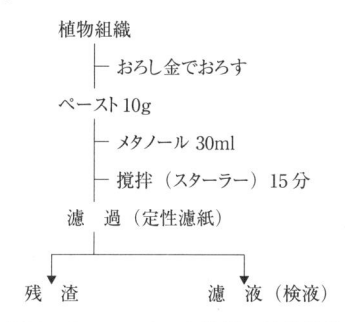

```
          植物組織
            ├─ おろし金でおろす
          ペースト 10g
            ├─ メタノール 30ml
            ├─ 撹拌（スターラー）15分
          濾　過（定性濾紙）
         ↓         ↓
       残　渣    濾　液（検液）
```

図 8.1.1　フェノール物質の抽出操作

（2）定　　量（Folin-Denis 法）

　フォリン-デニス（Folin-Denis）法は，タンパク質中のチロシンの定量法として見出されたものだが，ポリフェノールにも適用されるようになった．現在でも，アメリカ公定分析化学者協会（Association of Official Analytical Chemists：AOAC）の飲料水中のタンニン定量にも採用されている．本法はフェノール性水酸基がアルカリ側で示す還元力によってモリブデン酸が還元されて生じる青色（725〜760nm）を比色定量する．この方法は微量（0.01〜0.1mg/ml）のポリフェノールの定量に適しているので広く採用されている．

　1）試　　薬

　① Folin-Denis 試薬

　　タングステン酸ナトリウム（$Na_2WO_4・2H_2O$）25g，リンモリブデン酸（$24MoO_3・P_2O_5・nH_2O$）5.0g，リン酸（H_3PO_4）12.5ml

を，水188mlと共に2時間還流煮沸し，冷却後水で1 000mlとする．
② 炭酸ナトリウム液
　炭酸ナトリウム（Na_2CO_3）を水に溶かして，10%液とする．
③ 標準物質
　D(+)-カテキンを用いる．カテキン50mgをメタノールに溶かし水で50mlとする．
　この10倍希釈液を標準液とし1ml（0.1mg相当）を用いる．この760nmにおける吸光度は0.45～0.46前後である．

2）定量法

検液 5ml（希釈液 a ml + 蒸留水 (5−a) ml）
├─ Folin-Denis 試薬 5ml
├─ 3分後 10%Na_2CO_3 5ml
├─ 室温放置 1時間
760nmの吸光度測定

図8.1.2　フェノール物質のフォリン-デニス法による定量操作

[註] 炭酸ナトリウム添加後白色の沈殿が生じる場合が多い．濾過または遠心分離して沈殿物を除いてから吸光度を測定する．なお，660nmにおける吸光度を測定して濁度を消去する方法はこの場合適用できない．760と660nmの吸光度の差はほとんどない．炭酸ナトリウム添加後，直ちに振とうすると沈殿が生じにくく，逆に分光光度計のセルの温度が反応液よりも低いと沈殿が生じやすいので注意する必要がある．

(3) 分離・定性

1）抽出・分離

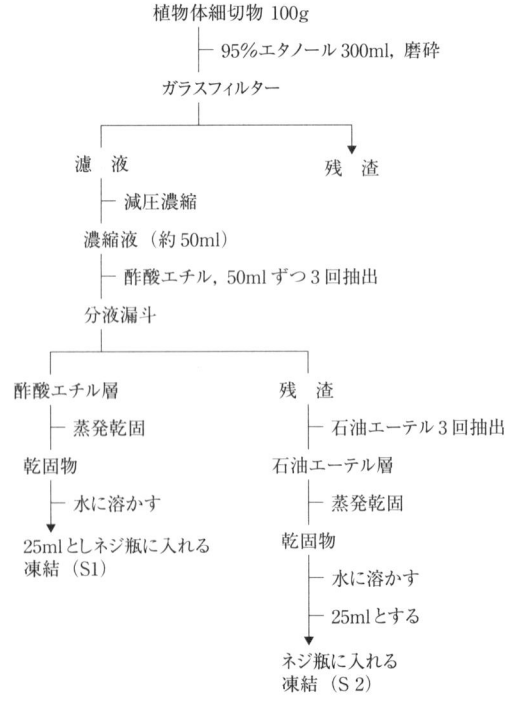

植物体細切物 100g
├─ 95%エタノール 300ml, 磨砕
ガラスフィルター
├─ 濾液
│ ├─ 減圧濃縮
│ 濃縮液（約50ml）
│ ├─ 酢酸エチル, 50mlずつ3回抽出
│ 分液漏斗
│ ├─ 酢酸エチル層
│ │ ├─ 蒸発乾固
│ │ 乾固物
│ │ ├─ 水に溶かす
│ │ 25mlとしネジ瓶に入れる　凍結（S1）
│ └─ 残渣
│   ├─ 石油エーテル3回抽出
│   石油エーテル層
│   ├─ 蒸発乾固
│   乾固物
│   ├─ 水に溶かす
│   ├─ 25mlとする
│   ネジ瓶に入れる　凍結（S2）
└─ 残渣

図8.1.3　フェノール物質の抽出・分離操作

2) 分　　離

a）ペーパークロマトグラフィー（PPC）

① 展開溶媒

　1-ブタノール：酢酸：水＝5：1：4

② R_f 値*1

*1：R_f（rate of flow）：移動率．
R_f＝（溶質の移動距離）/（原点と溶媒先端の距離）

表8.1.1　フェノール物質のペーパークロマトグラムのR_f値

物　質	R_f値	物　質	R_f値
チロシン	0.20〜0.25	コーヒー酸	0.90〜0.93
クロロゲン酸	0.67〜0.70	ピロカテキン	0.96〜0.98
D-カテキン	0.77〜0.80	タンニン酸	0.97〜0.99

b）薄層クロマトグラフィー（TLC）

① 薄　　層：シリカゲルG
② 展開溶媒：a）ベンゼン：ジオキサン：酢酸＝90：25：4
　　　　　　b）ベンゼン：メタノール：酢酸＝45：8：4
③ 発 色 剤：a）Folin-Denis試薬：水：95％エタノール＝
　　　　　　　　1：1：2
　　　　　　b）アンモニア水にかざす．
④ R_f値

表8.1.2　フェノール物質の薄層クロマトグラムのR_f値

物　質	R_f値 溶媒①	R_f値 溶媒②	物　質	R_f値 溶媒①	R_f値 溶媒②
ピロガロール	0.32	0.45	クマリン酸	0.49	0.52
バニリン	0.70	0.64	バニリン酸	0.54	0.61
没食子酸	0.18	0.23	フェルラ酸	0.50	0.50

2．タンニンの分別定量[1]

（1）試料の調製

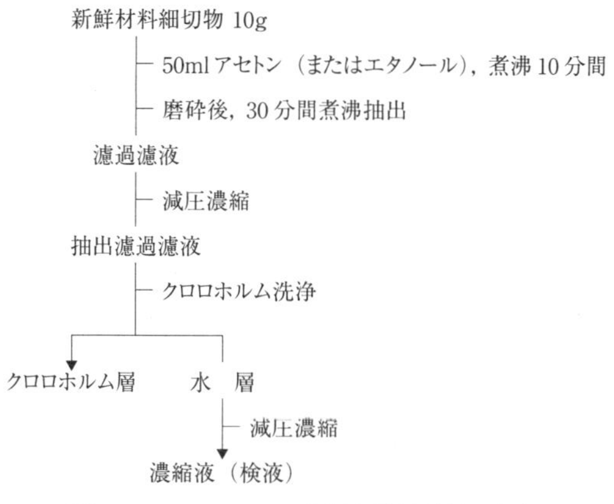

```
　　　　　　　　新鮮材料細切物 10g
　　　　　　　　　├─ 50mlアセトン（またはエタノール），煮沸10分間
　　　　　　　　　├─ 磨砕後，30分間煮沸抽出
　　　　　濾過濾液
　　　　　　　　　├─ 減圧濃縮
　　　　　抽出濾過濾液
　　　　　　　　　├─ クロロホルム洗浄
　　　┌─────┴─────┐
　クロロホルム層　　水　層
　　　　　　　　　　　├─ 減圧濃縮
　　　　　　　　　濃縮液（検液）
```

図8.2.1　タンニンの分別定量用試料の調製

（2）分別定量

1）フラバノール型タンニン（バニリン-硫酸法，原報の1/2スケール）[2]

〈試 薬〉

① バニリン-硫酸溶液

バニリン1gを70％(v/v)硫酸100mlに溶かす．3日ごとに新調する．

② 標準溶液

D-カテキンの0.1～0.5mg/ml溶液

〈操 作〉

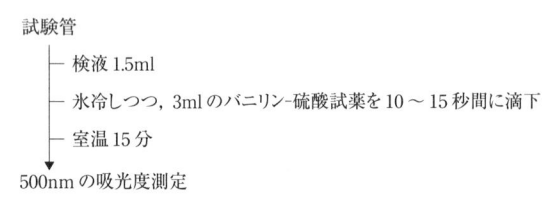

```
試験管
  ├ 検液 1.5ml
  ├ 氷冷しつつ，3mlのバニリン-硫酸試薬を10～15秒間に滴下
  ├ 室温15分
500nmの吸光度測定
```

図8.2.2 タンニンの定量操作

対照には検液として水を用いたもの，および検液に70％硫酸を加えたものの2種類を用いる．

2）クロロゲン酸（ジアゾ法，原報の1/2スケール）[3]

フェノール性物質を亜硝酸ナトリウムと酢酸でニトロソ化すると黄色～赤色を呈する．これにアルカリを加えるとすべて赤色となる．この反応はo-ジフェノールに顕著な反応である．

〈試 薬〉

① 1％亜硝酸ナトリウム
② 0.15N 酢酸
③ 1N 炭酸ナトリウム
④ 標準液クロロゲン酸の0.02～0.1mg/ml液を調製する．

〈操 作〉

```
試験管
  ├ 検液 2.5ml
  ├ 1％亜硝酸ナトリウム液 1.0ml，0.15N 酢酸 1.0ml 混合
  ├ 5分後 1N 炭酸ナトリウム液 0.5ml 添加
530nmの吸光度測定
対照には1％亜硝酸ナトリウム液の代わりに水を用いる．
```

図8.2.3 クロロゲン酸の定量操作

〈検量例〉

$$y = 14.9\,x$$

ここに，yは検液中のmg/100mlクロロゲン酸，xは吸光度．

3）ロイコアントシアン[4]

プロアントシアニジンとも呼ばれ，塩酸酸性溶液で加熱するとアントシアニジンを生じる．

〈試　薬〉

① 塩酸酸性ブタノール

濃塩酸5mlに1-ブタノールを加え，100mlとする．

〈操　作〉

```
試験管
  ├─ 検液 0.5ml
  ├─ 塩酸酸性ブタノール 5ml
  ├─ 沸騰浴中3分後，密栓し27分間加熱
  ├─ ただちに冷却
  ▼
550nmの吸光度測定
```

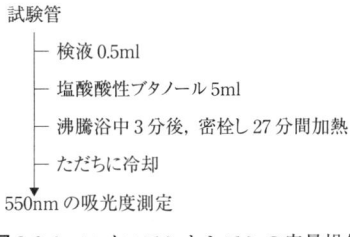

図 8.2.4　ロイコアントシアンの定量操作

〈検量例〉

シアニジンを用いた検量線から

$$y = 12.8\,x$$

ここに，yは検液中のmg/100mlシアニジン，xは吸光度．

4）会合型タンニン（原報の1/2スケール）[5]

〈試　薬〉

① Folin試薬

タングステン酸ナトリウム25g，リンモリブデン酸5g，リン酸12.5mlに水188mlを加えて2時間還流煮沸し，冷却後，水を加えて，1 000mlとする．

② 10％炭酸ナトリウム液

③ D-カテキン液

0.01～0.1mg/mlのD-カテキン溶液を調製する．

④ ゼラチン液

ゼラチン25gを飽和食塩水に溶かし，全量を1 000mlとする．

⑤ 酸性食塩水
飽和食塩水975mlに濃硫酸25mlを加えたもの

〈操作〉
① 全ポリフェノール

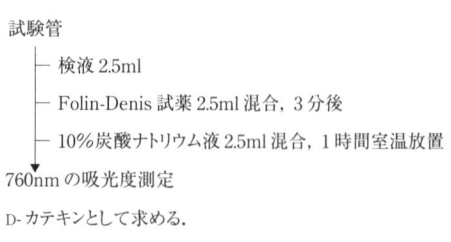

```
                    試験管
                    ├── 検液 2.5ml
                    ├── Folin-Denis 試薬 2.5ml 混合, 3分後
                    ├── 10%炭酸ナトリウム液 2.5ml 混合, 1時間室温放置
                    ▼
            760nm の吸光度測定
            D-カテキンとして求める.
```

図 8.2.5 全ポリフェノールの定量操作

② 遊離ポリフェノール

前処理として,検液10mlにゼラチン液5mlと酸性食塩水5mlおよびカオリン*1 1gを加え,数分間振とうしたのち,濾過する.この濾液を定量に用いる.定量は全ポリフェノールの場合と同様に操作する.D-カテキンとして求めた値を4倍して,遊離ポリフェノールとする.その理由は,前処理で検液が2倍に希釈されている上に,遊離ポリフェノールのうちカテキンの約40%がゼラチンで除去されるためである.

リンゴ未熟果の分析例を**表 8.2.1**に示す

*1:カオリナイト($Al_2Si_2O_5(OH)_4$)などを含む粘土の一種.白陶土ともいう.

表 8.2.1 リンゴ未熟果中の全ポリフェノール含量と遊離ポリフェノールの組成

全ポリフェノール (mg/100g)	遊離ポリフェノール (構成%)			
	カテキン	ロイコアントシアン	クロロゲン	タンニン
421	52	13	21	89

文 献
1) 中村敏郎,木村 進,加藤博道編著:食品の変色とその化学, p. 84-87, 光琳 (1967)
2) Sondheimer, E. J. : *J. Amer. Chem. Soc.*, **75**, 1507 (1953)
3) 中村敏郎,鵜飼暢雄:日食工誌, **10**, 211 (1963)
4) Hills, W. E. : *J. Sci. Food Agric.*, **10**, 135 (1959)
5) 中村敏郎:日食工誌, **9**, 313 (1962)

3．カキタンニンの定量および渋味判定法

（1）渋味の判定方法（プリント法）

1）判定濾紙の作製

9～12cmの濾紙を5％塩化第二鉄（$FeCl_3$）水溶液に浸して，暗所で乾燥したものを用いる．50℃前後の送風乾燥機で乾かすと良い．古くなると濾紙が脆くなるので数か月ごとに作り替える．

2）判 定 法

カキ果実を切断し，直ちに判定濾紙に押し付け，濾紙上に現れた黒色から渋味の程度を判定する．完全に脱渋されたものは黒色がほとんど現れない．

色差計による数量化が考えられる．

（2）定　　　量

1）紫外吸収法

カキタンニンは紫外領域に特異吸収をもつ縮合タンニンである[1]．この紫外吸収のうち吸収極大波長である277nmの吸光度と渋味との関係をGazitとAdato[2]が検討している．

その報告の一部を変更して次のように操作する．

〈操　作〉

カキ果実を剥皮し，おろし金ですりおろす．このペースト5gにメタノール20mlを加え，よくかき混ぜる．濾紙で濾過した濾液を水で100倍（脱渋後は1～10倍）に希釈して*1，277nmの吸光度を測定する．

［脱渋前］5g＋メタノール20ml→濾液1mlに水を加えて100mlとする；500倍

［脱渋後］5g＋メタノール20ml→濾液1mlに水を加えて10mlとする；50倍

① 表　示　法[2]

脱渋の有無にかかわらず500倍希釈液（果肉として2mg/ml）の277nmにおける吸光度をそのまま表示する．渋味との関係は次のとおりである．

*1：濾過が極めて遅いので測定時の希釈率まで薄めて濾過した方が良い場合が多い．

表8.3.1　カキ抽出液（2mg/ml）の277nmにおける吸光度と渋味との関係

吸光度の範囲	吸光度の平均値	渋　味
0.7 ～1.2	0.97	非常に渋い
0.5 ～0.7	0.56	中程度に渋い
0.12～0.44	0.27	わずかに渋い
0 ～0.12	0.05	全く渋味がない

② カテキン含量と紫外吸光度との関係

試料として西条柿を用いた.

表8.3.2 カキ抽出液の紫外吸収とカテキン含量との関係

渋 味	D-カテキン(mg/g)*	吸光度(果肉当たり)	換算係数*
非常に渋い	12.2	304	4.01×10^{-2}
わずかに渋い	1.25	23.5	5.32×10^{-2}
ほとんどない	0.87	6.0	14.5×10^{-2}
全くない	0.36	1.5	24.0×10^{-2}

* 標準物質としてD(+)-カテキンを用いた.

2) フォリン・デニス (Folin-Denis) 法

試薬および定量操作は前述のフェノール物質と同じであるが, 試料の調製法と結果の求め方は以下のようにする.

〈試 料〉

紫外吸収測定の場合に準じるが希釈率を変える.

[脱渋前] カキ果肉5g + メタノール20ml→濾液1mlを水で50mlとする. 250倍

[脱渋後] カキ果肉5g + メタノール20ml→濾液5mlに水で5mlとする. 10倍

〈結 果〉

検液中のポリフェノールmg (Y) は吸光度 (X) から次の計算式で求めることができる.

$$Y = (0.218 \sim 0.222)X \quad (平均係数;0.220)$$

文 献

1) Bate-Smith, E. C. and Swain, T. : *Chem Ind.*, **1953**, 377.
2) Gazit, S. and Adato, I. : *J. Food Sci.*, **37**, 815 (1972)

4. リグニンの定量

[1] 硫酸法 (Klasonのリグニンの定量法)[1,2]

最も一般的な方法で, 各国で標準法として採用されている.

試料はあらかじめ95％エタノールで4時間抽出して, タンニンなどの可溶物を除いておく.

```
試　料
　├ エタノール：ベンゼン＝1：1で脱脂，6時間抽出
前処理粉末（40メッシュのふるいを通す）
1gをビーカー（100ml）に入れる
　├ 72%硫酸15ml，撹拌20℃，4時間放置
1 000mlフラスコ
　├ 水を加え，硫酸濃度を3%とする（蒸留水を560ml加える）
　├ 還流4時間，冷却
濾過・水洗
　├ 乾燥
秤　量（灰分を差し引いてリグニンとする）
```

図 8.4.1　硫酸法によるリグニンの定量操作

[２] AOAC法[3]

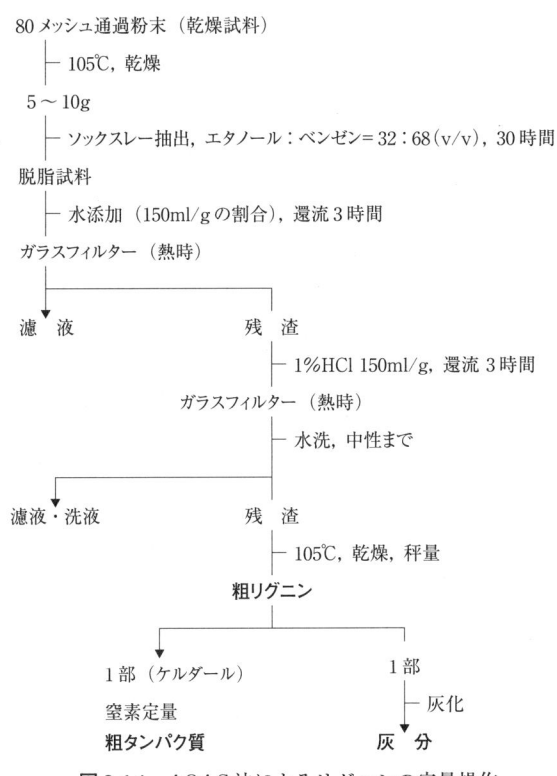

```
80メッシュ通過粉末（乾燥試料）
　├ 105℃，乾燥
5～10g
　├ ソックスレー抽出，エタノール：ベンゼン＝32：68(v/v)，30時間
脱脂試料
　├ 水添加（150ml/gの割合），還流3時間
ガラスフィルター（熱時）
├────────┐
濾液　　　残渣
　　　　　├ 1%HCl 150ml/g，還流3時間
　　　　ガラスフィルター（熱時）
　　　　　├ 水洗，中性まで
├────────┐
濾液・洗液　　残渣
　　　　　├ 105℃，乾燥，秤量
　　　　**粗リグニン**
　　　┌──┴──┐
　1部（ケルダール）　1部
　　　│　　　　├ 灰化
　窒素定量
　**粗タンパク質**　　**灰　分**
```

図 8.4.1　AOAC法によるリグニンの定量操作

リグニンの量は次の計算によって求める．

　　　リグニン＝粗リグニン－灰分－粗タンパク質

文 献

1) 右田伸彦：木材化学基礎編 p133, 産業図書（1956）
2) 右田伸彦：パルプおよび製紙工業実験法 p124-134（1943）
3) Horwiz, W. ed.: Official Methods of Analysis of A.O.A.C., 12th Ed., p.138, Association of Official Analytical Chemists（1975）

第9章　アルカロイド

　天然に存在する窒素を含む塩基性物質を総称してアルカロイドと呼んでいる．一般に有機酸と結合して存在し，著しい生理作用（鎮痛，麻酔，殺虫など）をもつものが多く，また，異味（苦味，渋味など）がある場合も少なくない．

1．グリコアルカロイド（アルカロイド配糖体）の抽出・分離・TLC

（ソラニン = solanine，チャコニン = chaconine など）

（1）抽　出　法
1）小机らの方法[1]

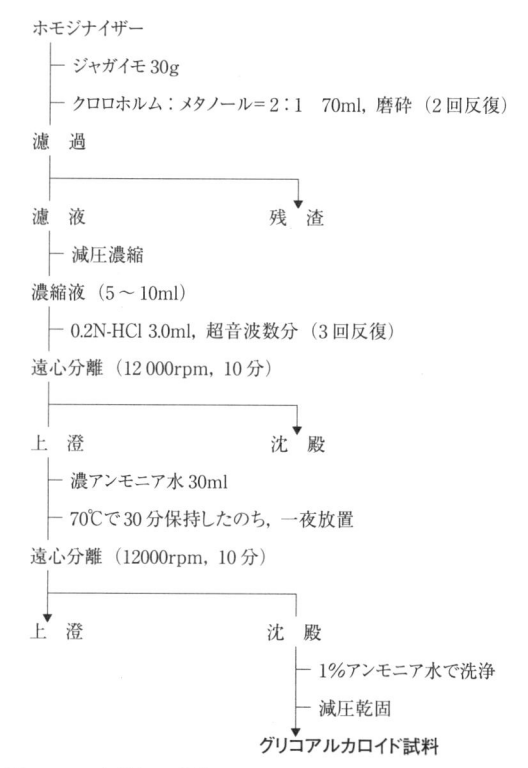

```
ホモジナイザー
  ├ ジャガイモ 30g
  ├ クロロホルム：メタノール＝2：1　70ml, 磨砕（2回反復）
濾過
  ├────────────────┐
濾液　　　　　　　　　　残渣
  ├ 減圧濃縮
濃縮液（5〜10ml）
  ├ 0.2N-HCl 3.0ml, 超音波数分（3回反復）
遠心分離（12 000rpm, 10分）
  ├────────────────┐
上澄　　　　　　　　　　沈殿
  ├ 濃アンモニア水 30ml
  ├ 70℃で30分保持したのち，一夜放置
遠心分離（12000rpm, 10分）
  ├────────────────┐
上澄　　　　　　　　　　沈殿
                          ├ 1％アンモニア水で洗浄
                          ├ 減圧乾固
                        グリコアルカロイド試料
```

図 9.1.1　小机らの方法によるグリコアルカロイドの調製

２）Friedman らの方法[2]

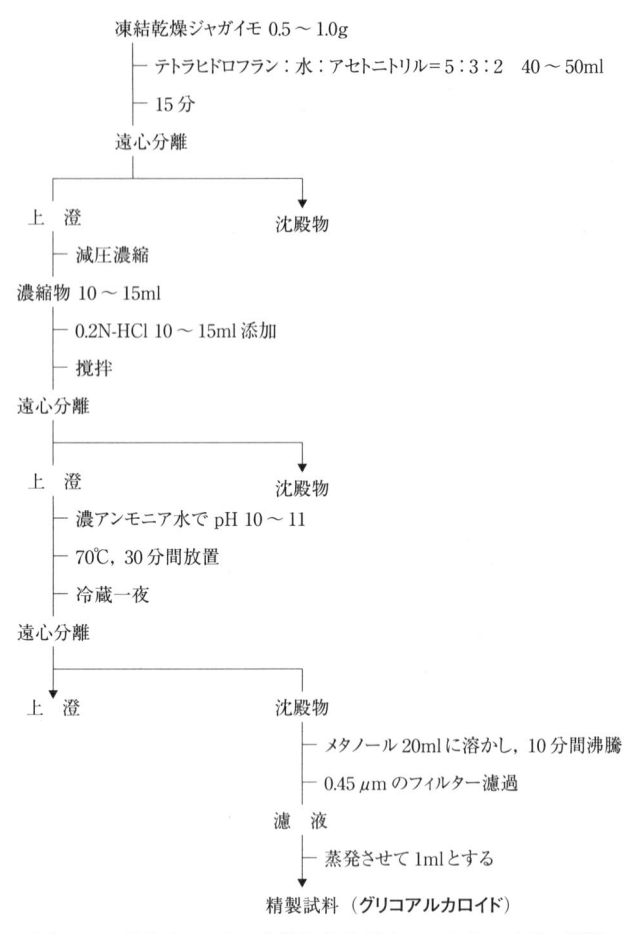

```
凍結乾燥ジャガイモ 0.5～1.0g
   ├ テトラヒドロフラン：水：アセトニトリル＝5：3：2  40～50ml
   ├ 15分
遠心分離
   ├─────────────┐
  上澄          沈殿物
   ├ 減圧濃縮
濃縮物 10～15ml
   ├ 0.2N-HCl 10～15ml 添加
   ├ 撹拌
遠心分離
   ├─────────────┐
  上澄          沈殿物
   ├ 濃アンモニア水で pH 10～11
   ├ 70℃, 30分間放置
   ├ 冷蔵一夜
遠心分離
   ├─────────────┐
  上澄          沈殿物
                 ├ メタノール 20ml に溶かし, 10分間沸騰
                 ├ 0.45μm のフィルター濾過
                濾液
                 ├ 蒸発させて 1ml とする
              精製試料（グリコアルカロイド）
```

図 9.1.2　Friedman らの方法によるグリコアルカロイドの調製

3）Bushway らの方法[3]

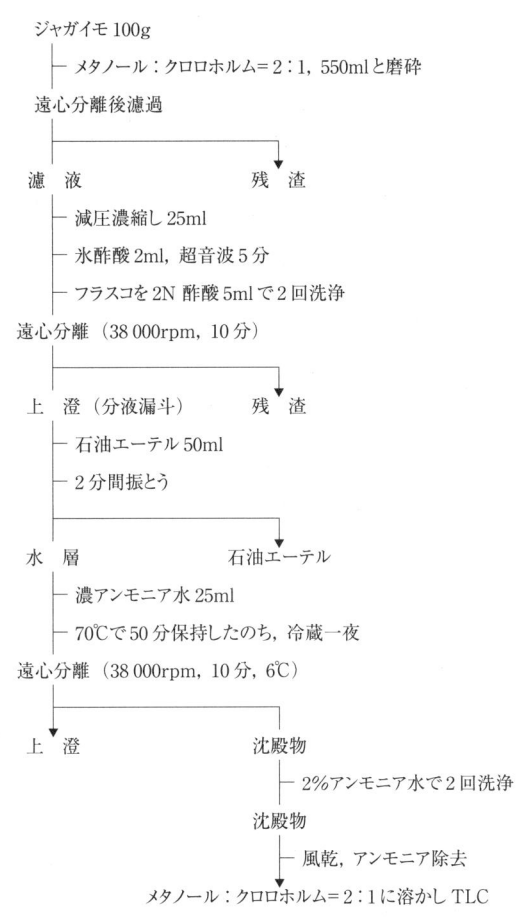

```
ジャガイモ 100g
   ├─ メタノール：クロロホルム＝2：1，550ml と磨砕
遠心分離後濾過
   ┌──────────┬──────────┐
  濾 液              残 渣
   ├─ 減圧濃縮し 25ml
   ├─ 氷酢酸 2ml，超音波 5 分
   ├─ フラスコを 2N 酢酸 5ml で 2 回洗浄
遠心分離（38 000rpm，10 分）
   ┌──────────┬──────────┐
 上 澄（分液漏斗）    残 渣
   ├─ 石油エーテル 50ml
   ├─ 2 分間振とう
   ┌──────────┬──────────┐
  水 層              石油エーテル
   ├─ 濃アンモニア水 25ml
   ├─ 70℃で 50 分保持したのち，冷蔵一夜
遠心分離（38 000rpm，10 分，6℃）
   ┌──────────┬──────────┐
  上 澄              沈殿物
                      ├─ 2％アンモニア水で 2 回洗浄
                     沈殿物
                      ├─ 風乾，アンモニア除去
                     メタノール：クロロホルム＝2：1 に溶かし TLC
```

図 9.1.3 Bushway らの方法による TLC 用グリコアルカロイドの調製

（2）薄層クロマトグラフィー（TLC）

表 9.1.1 グリコアルカロイドの薄層クロマトグラフィー実施例

項 目	小机ら[1]	Friedmanら[2]	Bushwayら[3]
プレート	SilicaGel-G	SilicaGel（Merk）	Whatman HP-KF
溶 媒	クロロホルム：メタノール：2％アンモニア（70：30：5）	クロロホルム：メタノール：アンモニア（2：2：1）の下層	メタノール：クロロホルム：1％アンモニア（100：100：50）
発色剤	50％硫酸	1％ anilinonaphthalene-1-sulfate を噴霧	不記載
検 出	120℃，10 分	UV チャンバー内で見る	
R_f			
α-ソラニン	0.45	0.22	0.20
β-ソラニン	―	―	―
α-チャコニン	0.65	0.28	0.30
β-チャコニン	―	―	0.48

（3）ソラニンの抽出・定量

1）Spiessらの方法[4]

〈試　薬〉

① 5％酢酸：酢酸25mlを入れたフラスコに水を入れ，500mlとする．
② 濃アンモニア水
③ 濃硫酸
④ 1％硫酸：濃硫酸5.65mlを水で1000mlとする．
⑤ 1％ホルムアルデヒド：34％ホルムアルデヒド2mlに水66mlを加える．
⑥ 標準物質：5％酢酸にソラニンを次のように溶かす．
　　　50, 100, 200, 300, 400, 500 μl/ml

〈抽出例；トマト〉

トマト50gに5％酢酸を加え，2分間磨砕したのち，全容を100mlとする．5 000rpmで30分間遠心分離し，その上澄を用いる．

〈定　量〉

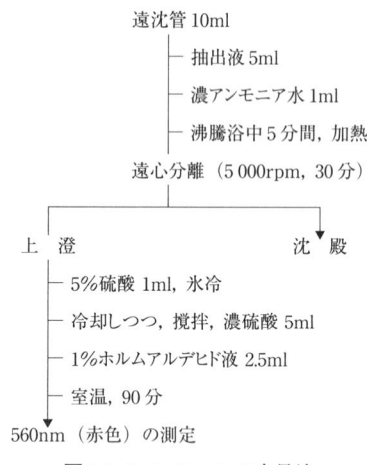

```
遠沈管 10ml
   ├─ 抽出液 5ml
   ├─ 濃アンモニア水 1ml
   ├─ 沸騰浴中5分間，加熱
遠心分離（5 000rpm, 30分）
   ├─────────────┐
  上澄           沈殿
   ├─ 5％硫酸 1ml，氷冷
   ├─ 冷却しつつ，撹拌，濃硫酸 5ml
   ├─ 1％ホルムアルデヒド液 2.5ml
   ├─ 室温，90分
560nm（赤色）の測定
```

図9.1.4　ソラニンの定量法

2）Cadleらの方法[5]

〈試　薬〉

① 5％酢酸
② 85％リン酸
③ ホルムアルデヒド試薬：p-ホルムアルデヒド0.2gを水に溶かし，85％リン酸で100mlとする．
④ 標準溶液：α-ソラニン

〈抽出例；ジャガイモ〉

　ジャガイモ20gをメタノール：クロロホルム＝2：1（0.8％硫酸ナトリウムで分離）の抽出溶剤で抽出した．すなわち，ブレンダーで5分間磨砕したのち，濾過し，残渣をさらに新しい抽出溶剤で磨砕抽出した．これらの2回の濾液を合わせて抽出液とした．抽出溶剤と水との分離が困難なため，溶媒に0.8％となるように硫酸ナトリウムを加えた．

〈全グリコアルカロイドの定量〉

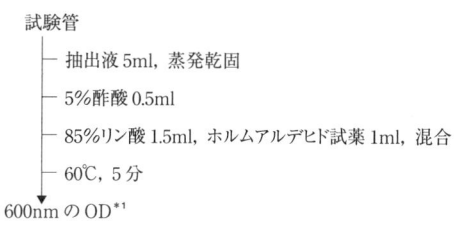

```
試験管
 ├─ 抽出液 5ml, 蒸発乾固
 ├─ 5％酢酸 0.5ml
 ├─ 85％リン酸 1.5ml, ホルムアルデヒド試薬 1ml, 混合
 ├─ 60℃, 5分
600nmのOD*1
```

図 9.1.5　全アルカロイドの定量法

*1：OD (optical density)；光学密度ともいうが吸光度が常用される．試料に入射する光の強さをI_0，透過した光の強さをIとするとき，$A = \log_{10}(I_0/I)$で定義される量．

文　献

1) 小机信行, 水野　進：日食工誌, **33**, 232 (1986)
2) Friedman, M. and Dao, L. : *J. Agric. Food Chem.*, **40**, 419 (1992)
3) Bushway, R. J. and Ponnampalam, R. : *J. Agric. Food Chem.*, **29**, 814 (1981)
4) Spiess, A. : *Lebensmittelindustrie*, **28**, 449 (1981)
5) Cadle, L. S., Stelzig, D. A., Harper, K. L. and Young, R. J. : *J. Agric. Food Chem.*, **26**, 1453 (1978)

第10章　植物色素の定量

　植物体に含まれる色素には，水溶性色素と脂溶性色素がある．前者には植物界に広く存在するフラボノイド系色素や，赤，紫，青などを示すアントシアニン系色素があり，後者には黄色，橙色，赤色を示すカロテノイド系色素や緑色を示すポルフィリン系色素（クロロフィル）がある．

1．アントシアニン

（1）原　　理
　アントシアン系色素が酸性溶液中で特異的に510～540nm付近に吸収極大波長をもつことを利用して，その濃度を測定することができる．しかし，金属イオン，カロテノイドや酸化したポリフェノールとか褐変物質などが共存している場合には吸収極大波長がずれたり，妨害を受ける．また，アントシアン系色素の種類により，性質が異なる．天然試料中のアントシアン系色素は，単一ではないので，画一的な定量法を採用するには無理がある．ここでは，同一試料での比較を行う場合の定量法について述べる．

（2）試　　薬[1),2)]
① 　1％塩酸酸性メタノール（アントシアニン用）
　無水メタノールに濃塩酸を1％となるように加えた溶液．
② 　塩酸酸性ブタノール（ロイコアントシアン用）
　1-ブタノール50mlに6N-HCl 2mlを加えた溶液．

（3）操　　作

［アントシアニン］

試料磨砕物 5.0g
　├─ 塩酸酸性メタノール 10ml
　├─ 撹拌
　└─ No.5 C 定量濾紙濾過
濾液の 530, 500nm の OD 測定

［ロイコアントシアン］

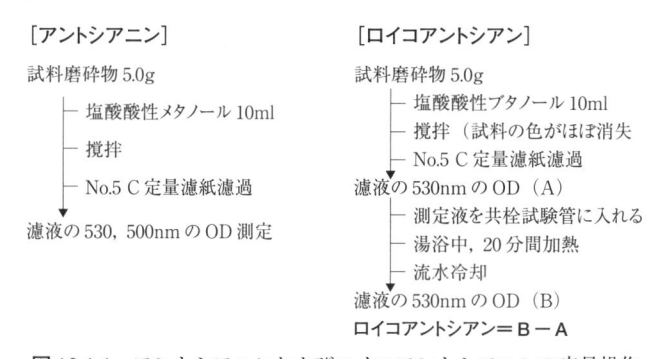

試料磨砕物 5.0g
　├─ 塩酸酸性ブタノール 10ml
　├─ 撹拌（試料の色がほぼ消失
　└─ No.5 C 定量濾紙濾過
濾液の530nm の OD（A）
　├─ 測定液を共栓試験管に入れる
　├─ 湯浴中，20分間加熱
　└─ 流水冷却
濾液の530nm の OD（B）
ロイコアントシアン＝B－A

図10.1.1　アントシアニンおよびロイコアントシアンの定量操作

(4) 計　算

アントシアニンの一種であるクリサンテミンを黒ダイズから単離し，検量線を求めた結果から次の計算式を得た[1]．

計算式：クリサンテミン mg/100g＝吸光度×係数

(3)の方法では3倍に希釈しているので表10.1.1の係数に3を乗じる．

表10.1.1　クリサンテミンのpHおよび溶媒の違いによる吸収極大波長

溶　媒	pH	波　長(nm)		溶　媒	波　長(nm)	
		500	530		500	530
クエン酸緩衝液	1.0	2.22	3.31	1%HCl/メタノール	3.08	1.52
	2.0	2.52	3.60	HCl/ブタノール	3.57	2.33
	3.0	6.72	9.15			
	3.5	9.78	14.8			

文　献
1) 真部孝明，久保　進，児玉雅信，別所康守：日食工誌，**12**，472（1965）
2) Luh, B. S., Leonard, S. J. and Patel, D. S.：*Food Technol.*，**14**，53（1960）

2．フラバノン[*1]

(1) ナリンギンの比色定量（Davis変法）

ナリンギンがアルカリ性ジエチレングリコール中で黄色の比較的安定な着色物を生成することを利用したものである．

1) 試料調製

試料の一定量をとり，水と共にホモジナイズし，あらかじめ秤量した300ml容量程度の容器に移し，一定量とする．これを，100℃，30分加熱し，放冷後一定量として濾過し，この一定量をとって適当倍数に希釈した溶液を試料液として発色させる．

2) 試　薬

ジエチレングリコール10部に1N-NaOH水溶液1部を加えたもの[*2]

3) 方　法

試薬5mlに試料溶液0.5mlを加え，40℃，30分加温後420nmでの吸光度を測定する．試料溶液の代わりに水を加えて同様に操作して得たブランクの値を差し引き，補正吸光度とする[*3]．

---

*1：フラバノン（Flavanon）；フラボンの還元生成物で，主なものにかんきつ類などに含まれるナリンギンやヘスペリジンがある．

*2：ジエチレングリコールの不純なものはアルカリと加熱しただけで着色する場合があるから使用前にあらかじめ検定試験をして用いる．

*3：発色は比較的安定である．発色時の温度は40±2℃程度であれば充分である．

4）計 算 法

試料中のナリンギン（μg）= 115.5 × 補正吸光度

5）実 施 例

夏ミカンによる実施例を**表10.2.1**に示す．

表10.2.1 夏ミカンの試料採取量と希釈倍数

夏ミカン	試料採取量（g）	希釈倍数（倍）
果　肉	25	10～ 20
果　皮	25	100～120
葉	5	100～120

（2）ヘスペリジンの定量

原理はナリンギンと同様で，試薬も同一のものを用いる．

1）試料調製

① 普通および早生温州ミカン果汁：セライト（またはハイフロスパーセル；濾過助剤）の適量を混合後，No.2濾紙でブフナー漏斗を用いて吸引濾過した透明果汁をそのまま試料液とする．

② 果　皮：細切した果皮10gを，0.1N-NaOHの50％エタノール溶液20mlと共にホモジナイズしたのち，密閉して2時間室温に放置してヘスペリジンを抽出する．これを遠心分離（3 000～4 000rpm）して上澄液1mlをとり20mlメスフラスコでメスアップし，これを試料溶液とする．

2）方　　法

前記ナリンギンの試薬10mlに試料溶液0.2mlを加え，30℃，30分加熱したのち420nmでの吸光度を測定する．水によるブランクとの差を求めヘスペリジンの吸光度とする．

3）計 算 法

0.2ml試料中のヘスペリジン（mg％）= 852.9 × 吸光度

3．クロロフィル[1), 2)]

（1）総　　論

一般に，緑色をした植物体組織にはクロロフィルaとbが含まれている．食品中の両クロロフィルを同時に定量するには，有機

溶媒で抽出した後，それぞれに特有の波長における吸光度を測定する方法が便利である．また，クロロフィル関連物質を含めて，定性・同定方法としては，薄層クロマトグラフィーが簡便である．なお，クロロフィルは植物体に含まれる酵素で分解され，クロロフィリド，エチルクロロフィリド，メチルクロロフィリドなどを生じる．そのため，分析操作中に分解が起こらないように，酵素を失活させる必要がある．また，クロロフィルは光により分解されやすいのでできるだけ暗所で行うのが望ましい．

(2) 定　　量

1) 試薬など

アセトン，エチルエーテル，無水硫酸ナトリウム，炭酸カルシウム，石英砂．

2) 操作法

① 抽　　出

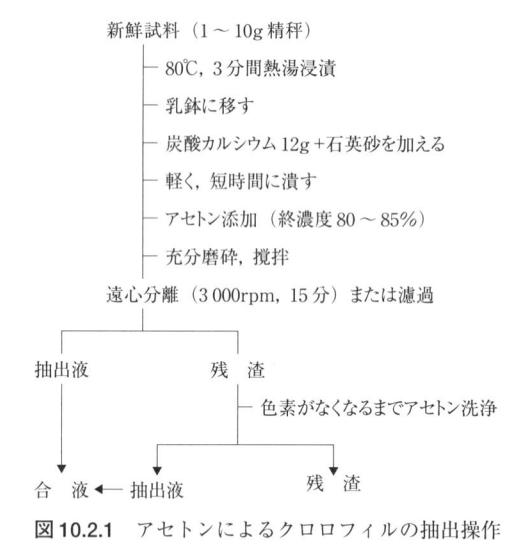

```
新鮮試料（1～10g精秤）
  ├─ 80℃，3分間熱湯浸漬
  ├─ 乳鉢に移す
  ├─ 炭酸カルシウム12g＋石英砂を加える
  ├─ 軽く，短時間に潰す
  ├─ アセトン添加（終濃度80～85%）
  ├─ 充分磨砕，攪拌
遠心分離（3 000rpm，15分）または濾過
  ├──────────┐
抽出液      残　渣
              ├─ 色素がなくなるまでアセトン洗浄
              │
   合 液 ← 抽出液       残　渣
```

図10.2.1　アセトンによるクロロフィルの抽出操作

② 分　　離

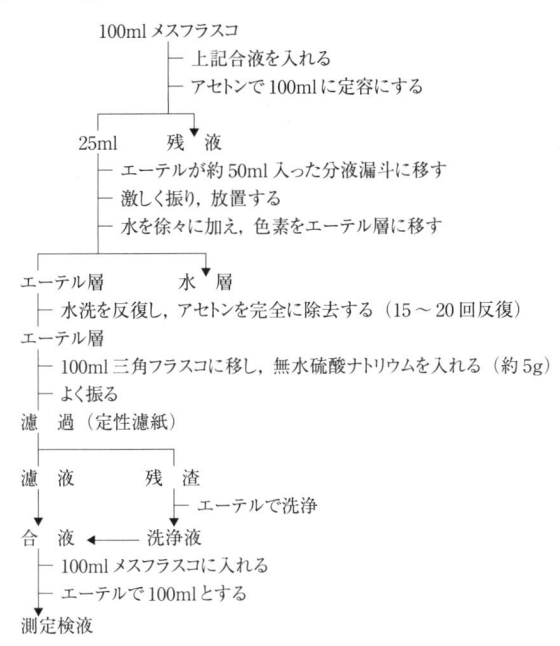

```
100mlメスフラスコ
    ├─ 上記合液を入れる
    ├─ アセトンで100mlに定容にする
25ml　残　液
    ├─ エーテルが約50ml入った分液漏斗に移す
    ├─ 激しく振り，放置する
    ├─ 水を徐々に加え，色素をエーテル層に移す
エーテル層　水　層
    ├─ 水洗を反復し，アセトンを完全に除去する（15～20回反復）
エーテル層
    ├─ 100ml三角フラスコに移し，無水硫酸ナトリウムを入れる（約5g）
    ├─ よく振る
濾　過（定性濾紙）
濾　液　残　渣
              ├─ エーテルで洗浄
合　液 ←─── 洗浄液
    ├─ 100mlメスフラスコに入れる
    ├─ エーテルで100mlとする
測定検液
```

図10.2.2　クロロフィルの分離操作

③ 定　　量

660nmと642.5nmの吸光度を測定する．なお，溶液の濃度が濃すぎる場合には，エーテルで希釈して測定する．

3）計　　算

次式に基づいて計算し，含量を算出する．E_{660} は660nmの波長における吸光度を表す．得られた値はエーテル抽出液1 000ml当たりの含量である．

$$総クロロフィル（mg/1\,000ml）= 7.12E_{660} + 16.8E_{642.5}$$
$$クロロフィル\,a\,（mg/1\,000ml）= 9.93E_{660} - 0.777E_{642.5}$$
$$クロロフィル\,b\,（mg/1\,000ml）= 16.7E_{642.5} - 2.81E_{660}$$

表示はmg/100g（生試料）で表すことが多い．

（3）定　　性（薄層クロマトグラフィー）

① 実験試料溶液

クロロフィル定量検液を暗所で1/5～1/20に濃縮し，無水硫酸ナトリウムで完全に脱水する．

② 薄　　層

シリカゲルG（5％ギプス含有）

③ 展開溶媒

トルエン：1-プロパノール：エチルエーテル＝92：6.5：1

④ 操　作

展開槽に溶媒を入れ，約1時間放置し，槽内に溶媒の蒸気が平衡になるようにする．この槽に，試料を塗布した薄層板を入れ，原点より約15cm展開する．暗所で乾燥し，R_f値を求め，クロロフィルに相当するスポットをかきとり，エーテルで抽出して，吸光度曲線を自記分光光度計で求め，同定する．

文　献
1) 小原哲二郎 他：食品分析ハンドブック，p. 366-368，建帛社（1977）
2) 青山政太郎：医学と生物学，**17**，212（1950）

4．カロテノイド[1)-3)]

アセトン，メタノール，石油エーテル，ベンゼンなどで色素を抽出し，クロマト法，リン酸法，水酸化バリウム法などによってカロテンを分離し比色定量する．

(1) 試料の調製
1) 他の色素が共存する場合
a．水酸化バリウム法

抽出はクロロフィルの場合に準ずる．

[註]
① 飽和水酸化バリウムの代わりに $Ba(OH)_2$，$Ba(OH)_2・8H_2O$ を用いてもよいが，炭酸塩を含まないものであること．
② 蒸発乾固の際，濃縮が進むにつれて液が濁るが，これは水分があるためで，その場合はメタノールを追加して水分を除くこと．
③ 操作は日光を避け，できる限り抽出液は空気と遮断する．窒素気流中で行う．

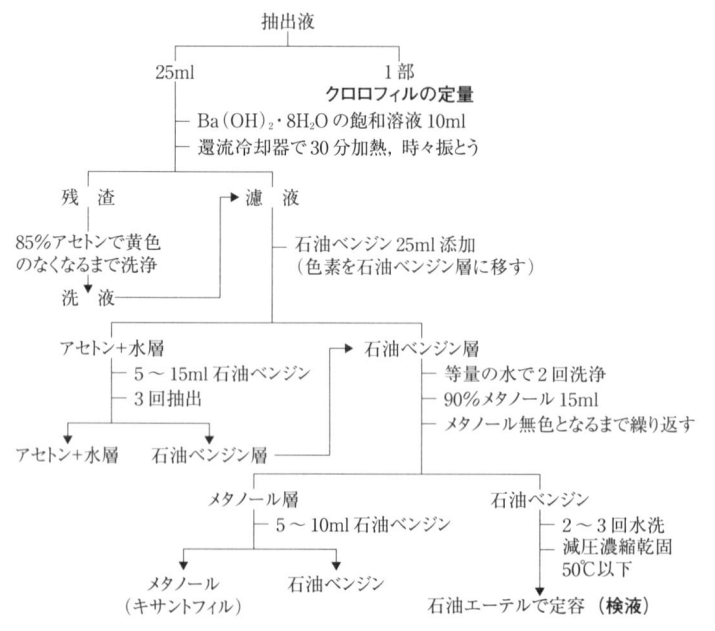

```
抽出液
├─ 25ml ──────────── 1部
│                    クロロフィルの定量
│  Ba(OH)₂·8H₂O の飽和溶液 10ml
│  還流冷却器で30分加熱，時々振とう
├─ 残渣              └─ 濾液
│  85%アセトンで黄色      石油ベンジン 25ml 添加
│  のなくなるまで洗浄     (色素を石油ベンジン層に移す)
│  洗液
├─ アセトン+水層         石油ベンジン層
│  5～15ml 石油ベンジン   等量の水で2回洗浄
│  3回抽出               90%メタノール 15ml
│                        メタノール無色となるまで繰り返す
├─ アセトン+水層 石油ベンジン層
│                メタノール層         石油ベンジン
│                5～10ml石油ベンジン  2～3回水洗
│                                    減圧濃縮乾固
│                                    50℃以下
│                メタノール 石油ベンジン
│                (キサントフィル)    石油エーテルで定容（検液）
```

図10.4.1 水酸化バリウム法によるカロテノイドの抽出操作

b．クロマト法（AOAC法）
① 抽 出 操 作

〈乾物試料の場合〉

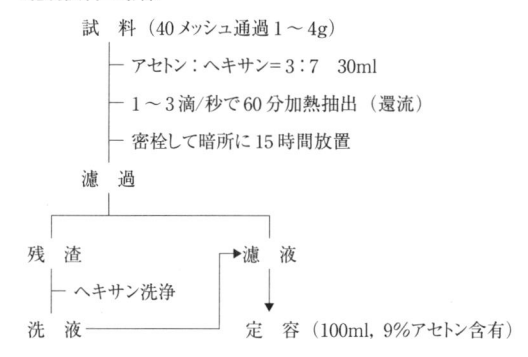

試　料（40メッシュ通過1～4g）
├ アセトン：ヘキサン＝3：7　30ml
├ 1～3滴/秒で60分加熱抽出（還流）
├ 密栓して暗所に15時間放置
濾 過
├─────────────┬────────
残 渣　　　　　　　　　　濾 液
├ ヘキサン洗浄　　　　　　　↓
洗 液─────────→定 容（100ml，9％アセトン含有）

〈新鮮物の場合〉

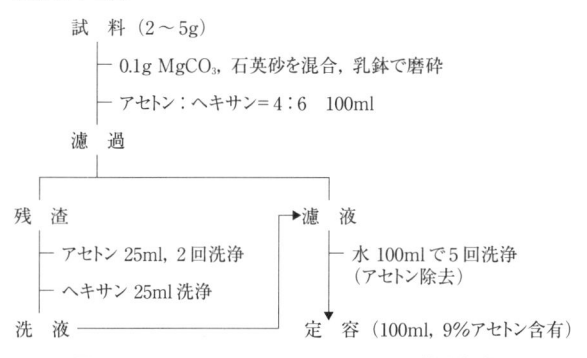

試　料（2～5g）
├ 0.1g MgCO₃，石英砂を混合，乳鉢で磨砕
├ アセトン：ヘキサン＝4：6　100ml
濾 過
├─────────────┬────────
残 渣　　　　　　　　　　濾 液
├ アセトン25ml，2回洗浄　　├ 水100mlで5回洗浄
├ ヘキサン25ml洗浄　　　　　　（アセトン除去）
洗 液─────────→定 容（100ml，9％アセトン含有）

図10.4.2　クロマト用カロテノイドの抽出操作

② 色素の分離

　ガラス管（22×175mm）に活性炭酸マグネシウム（沈降性炭酸マグネシウムを150℃，数時間加熱したもの）とケイソウ土の1：1混合物を溶媒と共に流し込み150mmの層とし，さらに下から吸引して約100mmの層とし，その上に無水炭酸ナトリウムで10mmの層を作る．

　このカラムに抽出液を注ぎ込んだ後，アセトン：ヘキサン（1：9）の混合液50ml（必要であればそれ以上）で展開すると，カロテンの黄色層は溶出する．キサントフィル，カロテンの酸化生成物，クロロフィルは帯状になってカラムにとどまる．溶出したカロテン部分を集め減圧下に濃縮定容とする．

　さらに，その一定量をとり減圧乾固したのち，石油エーテルで溶解し定容として，検液とする．

2）カロテノイド系色素のみの場合

試　料（1～2g）
├─ 石英砂を加え乳鉢で磨砕
├─ メタノール5mlで浸出濾過（G3）さらにメタノール3mlで2回浸出濾過
├─ ベンゼン3mlずつ3回浸出（残渣の着色がなくなるまで繰り返す）
├─ 浸出液を減圧濃縮（油状となる）
├─ ベンゼン5ml添加
├─ 5%KOH 5ml添加，一夜放置
├─ 小型分液漏斗に移し残渣をベンゼン3mlで2回抽出し最後に水10mlで洗い分液漏斗に合わせる
├─ 水層除去
└─ 60%メタノールで2回洗浄

メタノール層　　　　ベンゼン層
├─ ベンゼン3mlで浸出　　├─ 水20mlで2回洗浄
│　　　　　　　　　　　├─ 減圧下濃縮乾固
メタノール層　ベンゼン層　├─ 石油エーテルに溶解
　　　　　　　　　　　　定容（検液）

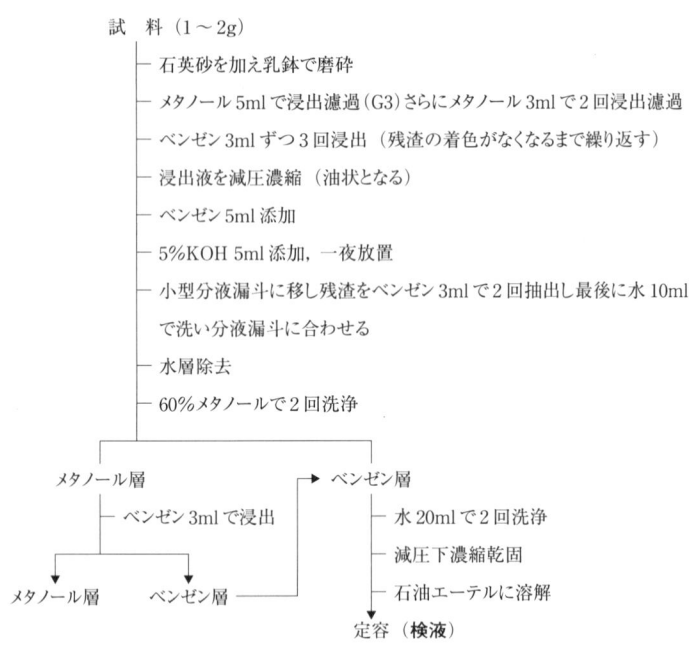

図10.4.3　カロテノイド色素のみの場合のクロマト用試料の抽出・分離操作

（2）定　量

前述の検液について450nmの吸光度を測定し β-カロテンの検量線から次式によって求める．なお，E は吸光度を示す．

$$\mu g\% = \frac{b \times r \times 3.637E}{ac} \times 100$$

475nmの時　　$\mu g\% = \dfrac{b \times r \times 4.12}{ac} \times 100$

430nmの時　　$\mu g\% = \dfrac{b \times r \times 5.022}{ac} \times 100$

ここに，a：試料(g)，b：抽出液(ml)，c：抽出液からの分取ml，r：分離定容にしたml

文　献

1) 青山政太郎：医学と生物学, **17**, 212（1950）
2) Petering, H. G. : *Ind. Eng. Chem.* **12**, 148（1940）
3) Horwitz, W., Senzel, A. and Reinolds, H., ed. : Official Method of Analysis of A.O.A.C, 12th Ed., p. 819-820, Association of Official Analytical Chemists（1955）

第11章 酵　　素

　酵素は生活細胞によって作り出され，化学反応を触媒するタンパク質で，細胞組織から分離してもその作用を失わない．すべての生命体に含まれるが，それぞれ基質特異性があり，至適温度，pHや共存する塩濃度などが異なる．生体での物質代謝に関係し，分離された酵素は医薬用，工業用や食品加工にも利用される．

1. 酵素材料の取扱い法[1)]

(1) アセトンパウダーの調製

　ここでは，植物起源の酵素材料の保存面からアセトンパウダーの調製法について述べる．

　天然物を酵素材料とする場合には，脂質（第3章参照）が共存していることが多く，これらの成分をあらかじめ除去しておく必要がある．脂質をよく溶かす溶媒としては，アルコール，アセトン，ベンゼン，クロロホルム，エーテルなどがある．しかし，有機溶媒はタンパク質を凝固させる性質があるので，タンパク質である酵素は有機溶媒によって失活しやすい．したがって，酵素は有機溶媒に不安定であるから，アセトンパウダーを作る場合にはできるだけ低温に保ち酵素が失活しないように注意する．

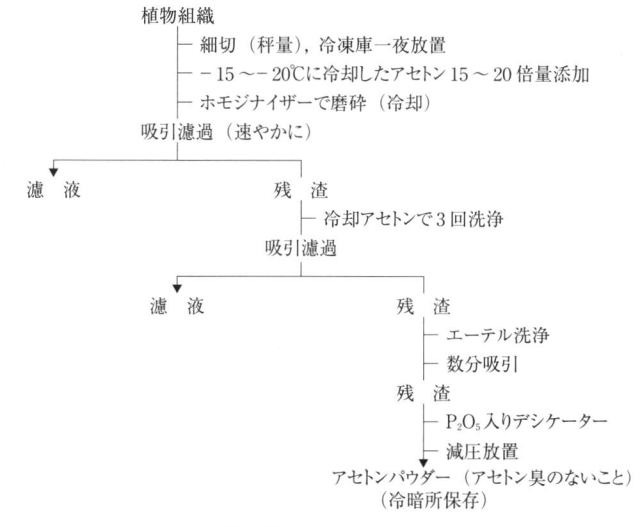

```
植物組織
  ├─ 細切（秤量），冷凍庫一夜放置
  ├─ －15～－20℃に冷却したアセトン15～20倍量添加
  ├─ ホモジナイザーで磨砕（冷却）
吸引濾過（速やかに）
  ├─────────────┐
濾液              残渣
                  ├─ 冷却アセトンで3回洗浄
                  吸引濾過
                  ├─────────────┐
                  濾液          残渣
                                ├─ エーテル洗浄
                                ├─ 数分吸引
                                残渣
                                ├─ $P_2O_5$入りデシケーター
                                ├─ 減圧放置
                                アセトンパウダー（アセトン臭のないこと）
                                （冷暗所保存）
```

図11.1.1　植物組織からアセトンパウダーの調製

文　献
1) 日本化学会編：実験化学講座 24, 生物化学Ⅱ, p. 17, 丸善 (1958)

(2) ドリセラーゼ (Driselase) の精製

　市販の酵素剤ドリセラーゼ（協和発酵工業）には，種々の酵素が混在し，かつ，多量の糖質が混入しているので，多糖類の分解剤として用いる場合には，あらかじめ共存する可溶性糖質を除去しておく必要がある．さらに，この酵素剤は，ペクチナーゼ，セルラーゼ，ヘミセルラーゼなどを含んでいるので，一般の透析膜は分解されるために使用できない．そこで，共存する低分子量の物質を次のようにして除去する．

　ドリセラーゼ5.0gを，0.05M 酢酸緩衝液 (pH 5.0) 100mlに溶かし，35℃で2日間インキュベートしたのち，不溶物を遠心分離 (10 000rpm，4℃，10分) して除去する．その上澄を限外濾過（分子分割，10 000分子量）により，0.05M 酢酸緩衝液 (pH 5.0) を交換 (6回) しながら，脱塩，濃縮する．濃縮液を，上記緩衝液で100mlに定容とし，5％ドリセラーゼ液として用いる（クロマトグラフィーによる分離方法は第12章4. 脱塩を参照のこと）．

2． α-アミラーゼ

[1] AOAC法[*1]

*1：Official Methods of Analysis of the Association of Official Analytical Chemistsを一部変更したものである．

　測定方法には，還元力，デンプン液の粘度変化，ヨウ素呈色反応などがある．ここではAOAC法について述べる．

(1) 試　　薬
① 可溶性デンプン液

　還元物質0.75％以下，水分10〜12％の可溶性デンプンを用いて，2％液を作る．

　この液はそのままで，pH 4.5〜5.5でなくてはならない．

② β-アミラーゼ

　α-アミラーゼを含まないもの．

③ 基質緩衝液

　可溶性デンプン10gを水に懸濁し，熱水に注いで溶かす．1〜2分撈拌して透明液となってから，冷却し，緩衝液25ml加えたのち，少量の水にβ-アミラーゼ250mgを溶かした液を加え，水で500mlとし，トルエンで飽和させる．使用前20℃に保ち，18〜72時間の間に使用する．

④ 緩　衝　液

酢酸120ml，無水酢酸ナトリウム164gを水に溶かし，1 000mlとする．

⑤ ヨウ素原液

ヨウ素結晶5.50gとヨウ化カリウム（KI）11.0gを水に溶かし，水で250mlとする．褐色瓶に入れて保存する．

⑥ ヨウ素希釈液

20gのKIを水に溶かし，ヨウ素原液2mlを加え，水で500mlとする．この液5mlを入れた試験管を多数用意する．

⑦ 食　塩　液

NaCl 5gを水に溶かして，1 000mlとする．厳密に作製する必要はない．

(2) 測　　　定（例；麦芽）

1) 酵素液（麦芽抽出液）

細砕麦芽25gに0.5％NaCl 500mlを加え，振とうしてから20℃で2.5時間置く．20分ごとに時々振とうする．これを濾過し，濾液20mlを0.5％NaClで100mlに希釈する．

2) 反　　　応

50ml三角フラスコに，基質液20mlと0.5％NaCl 5mlを入れ，20℃とする．これに，麦芽抽出液を5ml加え，10分後，この反応液1mlをヨウ素が5ml入った試験管に入れ振とうし，標準色と比較する．

適当な間隔で反応液1mlを上記同様反応させる．終点に近づいたら，正確に1mlをとり，30秒ごとに標準色と比較する．反応時間は10〜30分となるように酵素液量を変える．全量はいずれも30mlとする．

3) 計　　　算

デキストリン化に必要な時間をt（分），使用酵素液5mlに含まれる麦芽量をwgとする．α-アミラーゼによるデキストリン活性単位をDUとする．

α-アミラーゼの単位は「β-アミラーゼが過剰に存在する場合，20℃で，1時間当たり1gの可溶性デンプンをデキストリンとするα-アミラーゼの量」と定義する．

$$20℃ \quad DU(\text{as-is basis})^{*1} = 24/(w \times t)$$
$$20℃ \quad DU(\text{dry basis})^{*1} = DU(\text{as-is}) \times 100/(100 - M)$$

*1：as-is basisは元の試料当たり，dry basisは乾物当たりの意味である．

ここに，M は試料水分%，24は使用したデンプン0.4g（20mg/ml × 20 = 400mg）に1時間（60分）を乗じた値である．

（3）実 施 例

基質緩衝液20ml（デンプン0.4g）に酵素液（麦芽として10mg/ml）5ml（麦芽0.05gに相当）と緩衝液5mlを加え，20℃で反応させ，20分で標準色となったとすると，$w = 0.05$，$t = 20$（分），

$$20℃ \quad DU(\text{as-is}) = 24/(0.05 \times 20) = 24$$

となる．

［2］ヨウ素法（吸光度測定法）

（1）試薬の調製

1）酵素溶液の調製（例；モチオオムギ）

モチオオムギの表層を重量比で20%除いた歩留り80%程度の穀粒を，超遠心粉砕器で粉砕し，100メッシュ通過粉末を得る．

上記穀粉2.0gに0.01N酢酸緩衝液（pH 5.0）20mlを加え，30分間振とうする．振とう後，定性濾紙（No.2）で濾過し，濾液を酢酸緩衝液で5倍に希釈して用いる．この抽出液は透明である．この場合，濾液1ml中には2g/22ml = 1g/11mlの穀粉量で，この5倍希釈であるから希釈液1ml中には1 000mg/55ml = 18.18mg/ml，すなわち穀粉18.2mgを含む．この溶液は測定の当日調製する．

2）基 質 溶 液

可溶性デンプン2.0gを10ml程度の蒸留水の入った50ml容量のビーカーに入れてガラス棒で撹拌する．別に約80mlの蒸留水を200mlのビーカーに入れて沸騰させておく．沸騰水中に，デンプンの白濁液をデンプンが沈殿しないように混ぜながら少しずつガラス棒を伝わらせて加える．透明に溶ける．全部入れ終わったら流水で冷却し，蒸留水で全体を100mlとする．

上記デンプン液50mlに1M-$CaCl_2$ 1ml，0.1N 酢酸緩衝液4mlを加え，蒸留水で100mlとする．これを基質溶液とする．

③ ヨウ素溶液

ヨウ素の結晶500mgとKI 5.0gを蒸留水に溶かし，蒸留水で100mlとする．これをヨウ素原液とし，褐色瓶に入れて保存する．

次に，ヨウ素原液1mlに蒸留水を加えて100mlとする．これをヨウ素溶液とする．

（2）測　定

1回の測定に，18mm試験管を3本用意する．

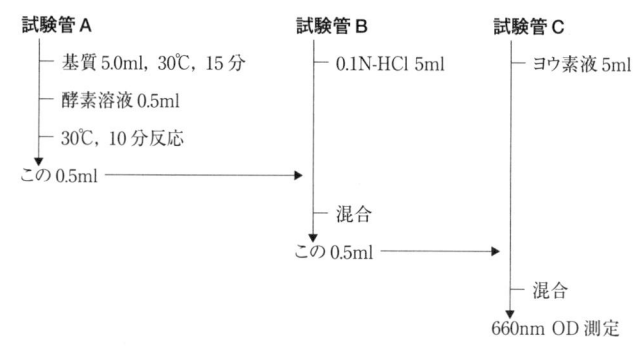

```
試験管A                    試験管B           試験管C
├ 基質 5.0ml, 30℃, 15分   ├ 0.1N-HCl 5ml   ├ ヨウ素液 5ml
├ 酵素溶液 0.5ml
├ 30℃, 10分反応
この0.5ml ────────────→
                          ├ 混合
                          この0.5ml ──────→
                                            ├ 混合
                                            660nm OD測定
```

図11.2.1 ヨウ素法によるα-アミラーゼの測定操作

（3）力価の計算

$$\text{力価} = n \times \frac{D - D'}{D}$$

D：酵素の代わりに蒸留水を加えた場合の吸光度
D'：酵素反応液の吸光度
n：酵素の希釈率（この場合には，$n = 110/2 = 55$倍である）

［別法］

外挿法によって，完全分解時間をグラフ上から推定する．完全分解時間で可溶性デンプン50mg（1％デンプン液5ml）を完全分解する．モチムギ2g/22mlの5倍希釈液の0.5mlはモチムギ穀粉9.1mgに相当する．

AOAC法によって，DUは次のように求められる．

モチオオムギ穀粉9.1mg（＝0.0091g）が上記の時間内に50mgのデンプンを分解するので

$$30℃\quad DU = (0.05 \times 60)/0.0091 \times 時間(min) = 330/t(min)$$

表11.2.1 ヨウ素法によるα-アミラーゼ（モチオオムギ穀粉）の測定例

区　分	一　般　法				AOAC法	
	OD 660nm	差	$(D-D')/D$	力価	完全分解30℃（分）	DU
対　照(基質)	0.913	—	—	—	—	—
検　液　1	0.547	0.366	0.401	22.1	25.0	13.2
検　液　2	0.626	0.287	0.314	17.3	31.6	10.4

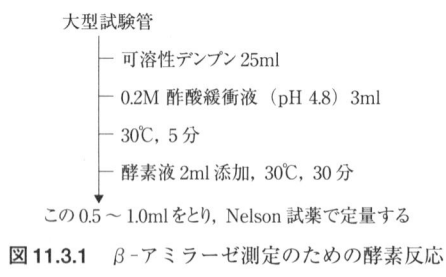

3．β-アミラーゼの測定

（1）試　　薬
1）基　質
可溶性デンプンを沸騰水に溶かし，0.6％濃度とする（1.2g/200ml）．

2）Nelson試薬
① Na_2CO_3 25g，酒石酸ナトリウムカリウム25g，$NaHCO_3$ 20g，Na_2SO_4 200gを800mlの水に溶かし，全量を1000mlにする．
② $CuSO_4 \cdot 5H_2O$ 30gを4滴の濃硫酸を加えた水200mlに入れて溶かす．
③ モリブデン酸アンモニウム25gを，あらかじめ21mlの濃硫酸を加えた水450mlに入れて溶かす．25mlの水に3gのヒ酸水素二ナトリウム（$Na_2HAsO_4 \cdot 7H_2O$）を溶かしたものを前記水溶液に絶えず撹拌しつつ加え，全量を500mlとする．これを55℃，30分温める．
④ ②の試薬1.0mlを①の試薬25mlに加える．
⑤ 標準液にはマルトースを用いる．1mg/mlの2倍希釈液を原液とする．

3）緩　衝　液
0.2M酢酸緩衝液（pH 4.8）

（2）測　　定
1）酵 素 反 応

```
大型試験管
├─ 可溶性デンプン 25ml
├─ 0.2M 酢酸緩衝液（pH 4.8）3ml
├─ 30℃，5分
├─ 酵素液2ml添加，30℃，30分
この0.5～1.0mlをとり，Nelson試薬で定量する
```

図11.3.1　β-アミラーゼ測定のための酵素反応

2）マルトースの定量（Nelson法）

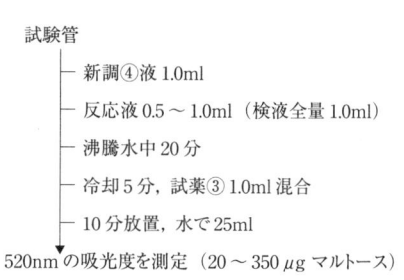

```
試験管
 ├─ 新調④液 1.0ml
 ├─ 反応液 0.5～1.0ml（検液全量 1.0ml）
 ├─ 沸騰水中 20分
 ├─ 冷却5分，試薬③ 1.0ml混合
 ├─ 10分放置，水で25ml
 ↓
520nmの吸光度を測定（20～350μg マルトース）
```

図11.3.2 酵素反応液中のマルトース定量操作

（3）計 算

β-アミラーゼ1単位は，反応液1ml当たり，1分間に1 μmol のマルトースを遊離する量である．今，反応液1mlに400 μg のマルトースが30分間に生成したとすると，β-アミラーゼ単位は $\{400\,\mu g/(30)/342\} \times 30 = 1.16$ で，新しい国際単位に換算すると，$1.16/60 \times 10^{-6} = 1.9 \times 10^{-8}$ katal [*1] となる．

[*1]：カタール（katal, kat）は，酵素活性の単位で，1カタールとは「1秒間に1モルの基質を転換する活性量」をいう．

4．グルコアミラーゼ（glucoamylase）

α-アミラーゼが共存している場合のグルコアミラーゼは，次のように限界デキストリン（limit dextrin）を基質として測定する．

（1）試 薬

① 限界デキストリン

精製サツマイモデンプン1kgに水8 l を加え，加熱糊化する．これにタカジアスターゼ0.5gを加え，60℃，1時間作用後，1.4kg/cm² の圧力で1時間加熱する．50℃に冷却後，タカジアスターゼ2.5gを加え，pH 4.8，50℃でさらに1時間分解後，再び加圧蒸煮する．冷却後，圧搾酵母80gを加え，pH 4.8，30℃で48時間発酵させ，遠沈後濾過する．これを約30℃で0.5 l まで濃縮し，メタノールを4倍加えて，生じる沈殿物を少量の温水に溶かし，再びメタノールで沈殿させる．メタノールで2回洗浄後，エーテルで洗い，真空乾燥する．砕いて粉末とする．収量は約20％で，平均重合度は約12である．

② 0.1M 酢酸緩衝液（pH 4.6）

(2) 測　　　定

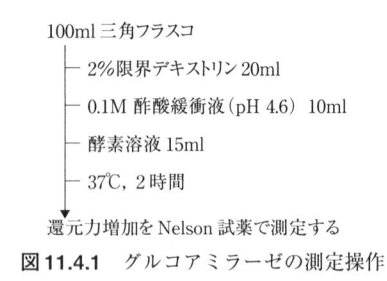

```
100ml 三角フラスコ
  ├─ 2%限界デキストリン 20ml
  ├─ 0.1M 酢酸緩衝液 (pH 4.6) 10ml
  ├─ 酵素溶液 15ml
  ↓ 37℃, 2 時間
還元力増加を Nelson 試薬で測定する
```

図 11.4.1 グルコアミラーゼの測定操作

(3) 計　　　算

反応液 5ml 当たりの還元力の増加をグルコースの mg 数で表す．

表 11.4.1 アミラーゼの対比表

項　目	α-アミラーゼ	β-アミラーゼ	グルコアミラーゼ
名　称	EC3.2.1.1 1,4-α-D-グルカン 4-グルカノヒドロラーゼ	EC3.2.1.2 1,4-α-D-グルカンマルヒドロラーゼ	EC3.2.1.3 1,4-α-D-グルカングルコヒドロラーゼ
作　用	α-1,4 グリコシド結合を無作為に切断	非還元性末端からα-1,4 結合をマルトース単位に切断	非還元性末端からグルコース単位にα-1,4, 1,6 結合を切断
生 成 物	デキストリン	マルトース	グルコース
金　属	分子内に Ca を含む		
作用 pH	5～6	4～6	
失　活	高等植物起源のもの pH 3.6 で急速に失活	オオムギのものは Ca^{2+} 存在下，70℃ で失活	

文　献

1) 二国二郎監修：澱粉科学ハンドブック，p265，朝倉書店（1977）
2) 三吉和重：醗工，**53**，306（1975）

5．プロテアーゼの測定

プロテアーゼはペプチド結合を加水分解する酵素で，プロテオース，ペプトン，ポリペプチド，合成ペプチドなどに作用して，アミノ基とカルボキシル基を遊離させる．ここでは，種々ある測定法のうち，基質タンパク質としてカゼインを用いる方法について述べる．

(1) 試　　　薬（カゼイン溶液）

カゼイン 1g を pH 7.6，0.1M リン酸緩衝液 100ml に懸濁し，沸騰水中で 15 分間加熱する．これを基質タンパク質溶液とする．

(2) 測　　定

沈殿管（15ml）に酵素液1mlをとり，これに基質溶液1mlを加え，35℃で20分間反応させ，5％トリクロロ酢酸3mlを加える．室温に1時間放置後濾過し，その上澄液の280nmにおける吸光度を測定する．ブランクはカゼイン液1mlにトリクロロ酢酸3mlを加えてから酵素液1mlを加えたものについて行う．

(3) 計　　算

この測定条件で，1分間に280nmの吸光度を1.00増加させる酵素活性を1単位とし，[TU]casと表す．

$$[TU]cas = \frac{OD(280nm)}{供試酵素（\mu g）\times 反応時間（分）}$$

なお，比活性は横軸に供試酵素のμg，縦軸に280nmにおける吸光度（20分後）をとり，最初の直線部分から上式に当てはめて求める．

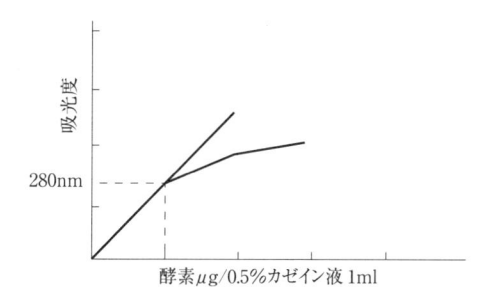

図 11.5.1　供試酵素の比活性度算出法

6．ペクチンエステラーゼ (Pectinesterase) 活性

ペクチンのメトキシル基に作用して，遊離のカルボキシル基とメタノールを生ずる酵素をペクチンエステラーゼ（PE）という．この活性測定には遊離したカルボキシル基（-COOH）を求める方法と放出したメタノールを定量する方法とがある．ここでは，遊離したカルボキシル基を滴定によって求め，酵素力を算出する方法について述べる．

(1) 試　　薬

① 1M 酢酸ナトリウム水溶液

無水酢酸ナトリウム82.0gを水に溶かして1 000mlとする．

② 1%ペクチン水溶液

精製ペクチン1gを正確に量り，蒸留水60～70mlを加えた後，よく撹拌し，pHメーターを用いて0.1～1N-NaOHでpH 7.0となるように，調節しながら溶かす．ほとんど溶けたら熱水に浸け，完全に溶けたらpH 7.5として，蒸留水で100mlとする．

③ 0.02N-NaOH

0.1N-NaOH溶液を水で5倍に薄める．

(2) 試料調製

生の試料をナイフ（包丁）で細切し，細切試料10.0gに少量の海砂を入れて，乳鉢でよくすり潰す．磨砕試料に1M 酢酸ナトリウム10mlを加えた後よく撹拌し，pHメーターを使って0.1～1N-NaOHでpHを7.5とし，全容を所定の量とする．冷蔵庫に1～2時間放置後ガーゼで搾り，搾汁を定性濾紙で濾過して，濾液を粗酵素液とする．

(3) 測　　定

① 反 応 液

1%ペクチン液 4ml，蒸留水 2ml，1% NaCl 1ml，粗酵素液 1ml

② 条　　件

　a) 温　度：30℃，50℃
　b) 滴　定：0.02N-NaOH
　c) 時　間：15分

③ 測 定 器

平沼産業の自動滴定装置COMTITE-900をpHスタットに設定して使用する．測定器の使用方法は取扱説明書を参照のこと．

④ 測　　定

pH 7.5を維持する間の時間と0.02N-NaOH滴定数が直線関係にある範囲を選択し，単位時間当たりのアルカリ消費量から，ペクチンエステラーゼ活性を算出する．

(4) 計　　算

活性の表示は，1分間当たり，試料の乾燥物1gが1 μeq（マイクロ当量）の酸を生成する活性を1単位とし，1PEuで表す．μeqで表してもよい．一般式は次のようになる．Fは0.02N-NaOHの力価

$$\text{PEu}(\mu\text{eq}) = 0.02\text{N-NaOH(ml)} \times F \times 20\ \mu\text{eq/ml}$$

$$\times \frac{1}{\text{試料(g)} \times \frac{100-\text{水分(\%)}}{100} \times \frac{\text{検液}}{\text{全量}}} \times \frac{1}{\text{測定時間(分)}}$$

（5）実 施 例

水分80％の組織10gに酢酸ナトリウム液10ml，蒸留水10mlを加えて磨砕し，全容を30mlとした．この濾液10mlを用いて，30℃でPE活性を測定し，時間と滴定数との関係が直線関係になってから10分後の0.02N-NaOHの滴定数が2.50mlであった場合，PEuは次のようになる．

① 酵素溶液10ml中の乾燥物量

$$10g \times \frac{100-80}{100} \times \frac{10}{30} = \frac{2}{3}g$$

② μeq：NaOH 40mgが1meqであるから，0.02N-NaOH 1ml中には0.80mg，したがって0.02N-NaOH 1mlは0.02meq（20μeq）である．滴定数2.5mlは2.5×20μeq＝50μeqとなる．

③ 活 性

$$PEu = 2.5ml \times 20\mu eq/ml \times \frac{1}{2/3} \times \frac{1}{10} = 75.0 \mu eq/g/min$$

（6）測 定 例

① 滴下ごとのデータ

表11.6.1 PE酵素反応におけるpH，アルカリ滴下量の経時変化

時　間(分)	測定pH	滴　下(ml)	Δml
00	7.53	0.000	0.000
02	7.51	0.200	0.200
03	7.50	0.399	0.199
04	7.52	0.602	0.203
⋮	⋮	⋮	⋮
14	7.52	1.800	0.203
15	7.53	1.999	0.199

＊ 05～14分までのpH，滴下量および1分間当たりの滴下差は同一であった．
＊＊ Δ：滴下量の差．

② 水　　分：96.3％

③ 活 性

5分後から14分後までの10分間についてみると，直線関係にあるので，次のように計算できる．

$$PEu = 1.795ml \times 20 \mu eq/ml \times \frac{1}{10 \times \frac{100-96.3}{100} \times \frac{10}{30}} \times \frac{1}{10} = 29.1 \mu eq/g/min$$

7．ポリガラクツロナーゼ(polygalacturonase) 活性の測定

(1) 原　　理

ペクチンが加水分解すると，粘度が低下し(エンド型PG)，かつ，生成したガラクツロン酸のために還元力が増加する（エキソ型PG）．したがって，ポリガラクツロナーゼ（PG）測定には，粘度測定と還元力測定の両者がある．

このようにPGにはエンド(endo)型とエキソ(exo)型の2種類が存在するが，エキソ型はペクチン質をほとんど可溶化させず[1]，植物組織の軟化にはあまり関与しないと考えられる．したがって，組織の軟化との関係からは比較的短時間にペクチンを低分子化するエンド型PGを測定するのが普通である．このエンド型PGはオストワルド粘度計で測定し，エキソ型PGは還元力の測定により求める．

(2) 試料調製

植物組織を包丁で細切し，乳鉢中でケイ砂とともに磨砕した後，同量の1.0M-NaClを加えてさらに磨砕する．全体の半量の0.2M酢酸緩衝液(pH 6.0)で洗いながら，ビーカーに移し，0.1N-NaOHでpH 6.0に調整する．室温で30分間放置した後，0.2M 酢酸でpH 5.0に再調整して全量を所定の量とする．これを濾過して，その濾液を粗酵素液とする．

(3) 実 施 例

細切組織5.0g + 1.0M-NaCl 5.0ml→ + 0.2M 酢酸緩衝液5.0ml + 0.1N-NaOHでpH 6.0に調整→室温30分間放置→0.2M 酢酸でpH 5.0に再調整し，全量を25mlとする．これを濾過して，濾液を粗酵素液とする．**植物組織の5倍希釈液**

一般的には搾汁または水抽出液を用いるが，検討の結果，上記の方法がよかった．

[1] 還元力測定法[2]

エキソ型PG (PMG) によって，生成した還元力を測定し酵素の力価を求める．糖化型であるので速やかな低分子化は起こらない．

(1) 試　薬

① 0.5％ペクチン酸のpH 4.0, 0.1M 酢酸緩衝液

② 0.1N ヨウ素溶液：ヨウ化カリウム20gにヨウ素12.7gを加え，水に溶かして全容を1000mlとする．
③ 1M-Na_2CO_3
④ 2M-H_2SO_4
⑤ 0.05N チオ硫酸ナトリウム：チオ硫酸ナトリウム1.25gにNa_2CO_3 10mgを加え，蒸留水で100mlとする．

（2）操　作

① 反　応　液

0.5％ペクチン酸溶液	49ml
酵素液	1ml

25℃，30分反応

② 測　定

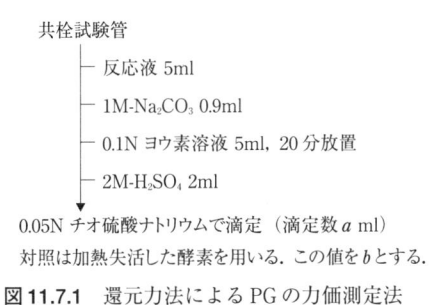

共栓試験管
　├─ 反応液 5ml
　├─ 1M-Na_2CO_3 0.9ml
　├─ 0.1N ヨウ素溶液 5ml，20分放置
　└─ 2M-H_2SO_4 2ml

0.05N チオ硫酸ナトリウムで滴定（滴定数 a ml）
対照は加熱失活した酵素を用いる．この値をbとする．

図11.7.1 還元力法によるPGの力価測定法

③ 計　算

$$\text{PGu}(g, ml, P\text{-Nmg}) = \frac{(b-a) \times F \times 0.513 \times 0.05}{30} \times \frac{1}{g}$$

ただし，ヨウ素1meqは0.513meqのアルドース[*1]に相当する．PGuは1分間に生成するアルドースのmeqを酵素の（g, ml, タンパク態Nのmg）単位で表す．Fは0.05N チオ硫酸ナトリウムの力価（factor）

[*1]：単糖のうち，アルデヒド基（−CHO）をもつものをアルドース，ケトン基（＝CO）をもつものをケトースという．

［2］粘度測定法[3), 4)]

エンド型PGにより低下した粘度から活性を求める．この酵素はペクチン分子を無作為に切断するので，急激な粘度低下が起こる．

（1）試　薬

〈基質溶液〉
0.5～1.0％ペクチンまたはペクチン酸溶液（pH 4.0酢酸緩衝液）

[0.5％の場合]

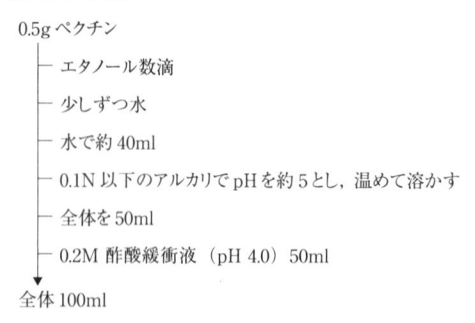

0.5g ペクチン
├─ エタノール数滴
├─ 少しずつ水
├─ 水で約 40ml
├─ 0.1N 以下のアルカリで pH を約 5 とし，温めて溶かす
├─ 全体を 50ml
├─ 0.2M 酢酸緩衝液（pH 4.0） 50ml
↓
全体 100ml

図 11.7.2 粘度法による PG 測定用基質溶液の調製

（2）反　　応

試験管
├─ 0.5％ペクチン溶液 9.0ml，40℃，10 分放置
├─ PG 粗酵素液 1.0ml
├─ 30 分間反応
↓
反応液（直ちに沸騰浴中に 2 分間浸け，酵素を失活させる）
オストワルド粘度計で落下時間を測定

図 11.7.3 粘度法による PG 測定のための酵素反応

（3）操　　作

オストワルド粘度計で一定温度（25℃）における粘度（秒数）を測定し，分解比を求める．粘度計の管内で反応させて，一定時間ごとに粘度を測定してもよい．

対照として，沸騰浴中で 5 分間加熱して失活させた PG 粗酵素液 1.0ml を基質 9.0ml に加えた液の粘度を測定する．

（4）計　　算

PG 活性は次式によって分解比を求め，depolygalacturonase unit（DPG unit）を算出する．ただし，粗酵素液 1ml 中の PG が 1 時間に分解比を 1/2（50％）に低下させる酵素活性を 10 DPG unit とする．

$$\text{分解比} = \frac{T - T_s}{T - T_w} \times 100$$

ここに，T：反応開始前の秒数，T_w；蒸留水の秒数，T_s：反応後の秒数

[参考]
粘度低下は主として反応の初期に起こり，これはエンド型（液化型）ポリガラクツロナーゼ（endo-PMG）に基づく．速やかにペクチンの低分子化を伴うので，果汁製造時の添加による搾汁の容易化と，搾汁率の向上とか果汁の清澄化によく利用される．

文　献

1) Pressey, R. and Avants, J. K.: *Plant Physiol.*, **15**, 1349（1976）
2) 日本化学会編：実験化学講座 23，生物化学 I，p. 415-416，丸善（1957）

3) 斉藤日向, 蓑多泰治, 丸茂博大：農化, **28**, 810 (1954)
4) Ben-Shalon, N., Levi, A. and Pint, R. : *J. Food Sci.*, **51**, 421 (1986)

8. アルコールデヒドロゲナーゼ活性の測定

酵素の概要

Alcoholdehydrogenase（EC 1.1.1.1 および 1.1.1.2）

アルコール + NADP^{+}*¹ → アルデヒド（ケトン）+ NADPH + H^{+}
(RCH$_2$OH) 　　　　　　　　　(RCHO) 　(RCO)

　植物のアルコールデヒドロゲナーゼは基質特異性が広いので，植物体の磨砕物に生じた種々のアルコールやアルデヒドのうち特定のものを選択的に還元したり，酸化したりすることはないとみられる．pHと[NADP^{+}]/[NADPH]比に応じた平衡関係が成立する．

*1：NADP（ニコチンアミドアデニンジヌクレオチドリン酸）の構造は，基本的にはNADと共通で，酸化型と還元型の変換様式も同一であるが，NADHが各種の基質の水素を酸化してエネルギーを得るのに対して，NADPHは合成反応の還元剤として働く．

[1] メチレンブルー法[1]

(1) 試　　薬
① M/10 エタノール
② リン酸緩衝液：M/15 リン酸緩衝液（pH 7.2）
③ セミカルバジド液：M/10
④ メチレンブルー液：M/5 000

(2) 酵素の抽出（渋ガキを例として）
　カキ50gに0.5％のゼラチン[2]を含むM/15 リン酸緩衝液50mlを加え，氷冷下で磨砕する．磨砕物を7 000rpm，15分間冷却遠心分離し，その上澄を粗酵素液とする．

(3) 活性測定法
　ツンベルグ管を用いる．

① 反応管：粗酵素液		1.0ml
M/15 リン酸緩衝液（pH 7.2）		1.0ml
M/10 エタノール		0.5ml
M/10 セミカルバジド		0.5ml
蒸留水		0.5ml
② 側　管：M/5 000 メチレンブルー		0.5ml
NAD画分（酵母抽出液）		0.5ml
計		4.5ml

2分間脱気後，20℃で反応を開始する．反応液の660nmの吸光度を測定して，活性を比較する．反応を40℃で実施している例もある．

（4）実 施 例

表11.8.1　カキのアルコールデヒドロゲナーゼ活性[1]

区　分		活性×10^{-3}	品　種	活性×10^{-3}
富有	果頂	1.33	平核無	2.85
	中央	1.36	西　条	3.65
	底	1.20	愛　宕	4.00
	芯	1.19	祇園坊	2.30

［2］Bruemmerの方法[3),4)]

（1）原　　理

エタノール-アセトアルデヒドの反応に伴うNAD→NADHの還元型の生成を340nmにおける吸光度の増加として測定する方法である．

（2）試料の調製

生試料を細切し，これに-20℃に冷却したアセトンを3～5倍量加えて低温下（4℃以下）で磨砕し，吸引濾過してアセトン可溶物質を除く．数回アセトン洗浄してから，減圧下でアセトンを除き，乾燥粉末（アセトンパウダー）を得る．これを，-20℃で保存し，適宜実験に供する．

アセトンパウダー1.0gに0.2Mリン酸緩衝液（pH 7.0）50mlを加え，0～3℃で2時間抽出した後，700×gで10分間，冷却遠心分離し，上澄液を粗酵素液とする．

なお，可溶性タンニンを多く含む試料（例；渋ガキ）では，0.05％メルカプトエタノール，0.02％Triton X-100および不溶性ポリビニルピロリドンを10％含む0.2Mリン酸緩衝液（pH 7.0）で抽出する[3)]．

（3）活性測定

① 反応液組成

エタノール	0.1ml
0.015M-NAD	0.3ml
0.2Mトリス緩衝液（pH 9.0）	4.5ml
蒸留水	3.6ml

② 反　　応

上記反応液を30℃で10分間保ったのち，粗酵素液1.0ml加え，正確に15分後の340nmにおける吸光度を測定する．

(4) 活性表示

活性の単位は，新鮮物10g当り，15分間で吸光度を0.01変化させる酵素量を1単位とする．渋ガキの例を**表11.8.2**に示す．

図11.8.2 平核無のデヒドロゲナーゼ活性[4]
(unit)

部　位	未脱渋	脱　渋
果　皮	5.8	8.0
果　肉	0.6	1.1
果　芯	4.5	4.6

この値は文献の図からの読取り値である．

文　献
1) 中村怜之輔：日食工誌，**20**，529-536（1973）
2) 中村敏郎：日食工誌，**15**，502（1968）
3) Bruemmer, J. H. and Roe, B.：*J. Agric. Food Chem.* **19**, 266-268（1971）
4) 荒木忠治，古田道夫，金子勝芳，明田川太七郎：園学雑，**44**，183-191（1975）

9．クロロフィラーゼの測定

(1) 粗酵素溶液の調製

① アセトンパウダー[1]

植物組織5.0gに冷アセトン50mlを加え，ウォーリング・ブレンダーで磨砕し，定性濾紙No.2で濾過する．残渣を少量の冷アセトン，エーテルで洗って，真空乾燥する．

② 粗酵素溶液

アセトンパウダー400mgに10mM リン酸緩衝液（pH 7.0）15mlを加え，5℃で1時間懸濁させて酵素を溶かす．混合物を濾布で濾し，15 000×g，15分間遠心分離する．上澄を粗酵素液として用いる．

(2) クロロフィルの調製[2]

ホウレンソウを用いて図**11.9.1**のようにして調製した．

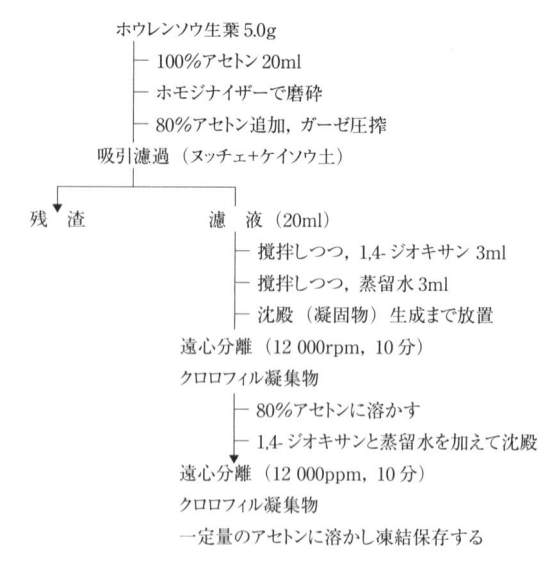

```
ホウレンソウ生薬 5.0g
  ├ 100％アセトン 20ml
  ├ ホモジナイザーで磨砕
  ├ 80％アセトン追加，ガーゼ圧搾
吸引濾過（ヌッチェ＋ケイソウ土）
  ↓
残渣    濾液（20ml）
          ├ 撹拌しつつ，1,4-ジオキサン 3ml
          ├ 撹拌しつつ，蒸留水 3ml
          ├ 沈殿（凝固物）生成まで放置
        遠心分離（12 000rpm, 10分）
        クロロフィル凝集物
          ├ 80％アセトンに溶かす
          ├ 1,4-ジオキサンと蒸留水を加えて沈殿
        遠心分離（12 000ppm, 10分）
        クロロフィル凝集物
        一定量のアセトンに溶かし凍結保存する
```

図 11.9.1　ホウレンソウからクロロフィルの調製

（3）酵素反応（クロロフィラーゼ）

1）反　応　液

① 基質（クロロフィル）：アセトン 1.2ml 中にクロロフィル約 800μg を含む溶液
② 酵素溶液：上記粗酵素液
③ 界面活性剤：2.64％ Triton X-100 水溶液
④ 緩衝液：100mM リン酸緩衝液（pH 7.0）

2）反　　　応

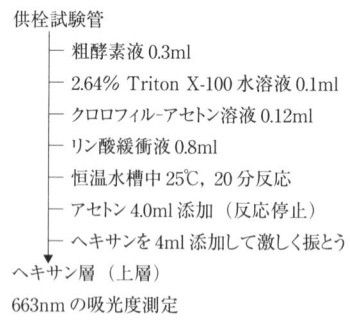

```
供栓試験管
  ├ 粗酵素液 0.3ml
  ├ 2.64％ Triton X-100 水溶液 0.1ml
  ├ クロロフィル-アセトン溶液 0.12ml
  ├ リン酸緩衝液 0.8ml
  ├ 恒温水槽中 25℃，20分反応
  ├ アセトン 4.0ml 添加（反応停止）
  ├ ヘキサンを 4ml 添加して激しく振とう
ヘキサン層（上層）
663nm の吸光度測定
```

図 11.9.2　クロロフィラーゼの測定操作

3）力　　　価

酵素活性 1 単位は 1 分間に吸光度を 0.01 変化させる量とする．

文　献

1) Yamauchi, N., Xia, X. and Hashinaga, F. : *J. Jap. Soc. Hort. Sci.*, **66**, 283-288（1997）
2) Yamauchi, N. and Hashinaga, F. : *J. Jap. Soc. Cold Preservation Food*, **18**（4），167（1992）

第12章 ペクチン

　植物細胞同士を結合し細胞間物質を構成している主要物質には，プロトペクチン，ペクチン（ペクチニン酸），ペクチン酸および，それらを構成しているガラクツロン酸があり，これらを総称して広義にはペクチン質（ペクチン）と呼んでいる．果実や野菜のテクスチャーに直接関係しているばかりでなく，ジャムやマーマレードなどの粘性はペクチンによっている．

1．AISの調製と全ペクチンの抽出方法

(1) AISの調製

　AIS（アルコール不溶性固形物＝alcohol insoluble solid）とは，エタノール（約70％）に溶けない固形物のことをいう．糖，アミノ酸，有機酸，脂肪とか色素などはエタノールに溶ける．AIS中には，主に高分子物質であるセルロース，ヘミセルロース，ペクチン，デンプンなどの多糖類やタンパク質，核酸などが含まれる．

　AISは，低分子物質や脂質などが除かれているために，変質を起こしにくいので，保存性に富む．

1）一般的なAISの調製

　目的により異なるが，生試料として50～100g程度を用いるのが一般である．いずれの場合にも，必ず供試量とAIS量を正確に測定し，収率を求める．

　なお，カロテノイド系色素を多量に含む場合にはエタノールでは完全には溶出しないのでアセトンを用いる．例えば，ニンジンの場合にはアセトンの濃度を高くして色素を除く．アセトンで不充分な場合には，ヘキサンを併用するのも有効である．

＊1：あらかじめ，濾紙で濾過して残渣を少なくしてからガラスフィルターに移す（70％エタノールを使って）方がよい場合もある．

＊2：最初は自然濾過し，吸引はできるだけ弱い状態で行うと，フィルターが目詰まりしにくいので，全体としての濾過時間は短い．

＊3：Molish反応のような糖の反応がなくなるまで，洗浄する．

Molish反応：試験管に検液を1ml程度とり，1-ナフトールの5％エタノール液を糖溶液に数滴加えた後，濃硫酸を試験管の壁をつたわせながら静かに加える．糖が存在していると，検液と濃硫酸との境界に赤紫色の環が現れる．

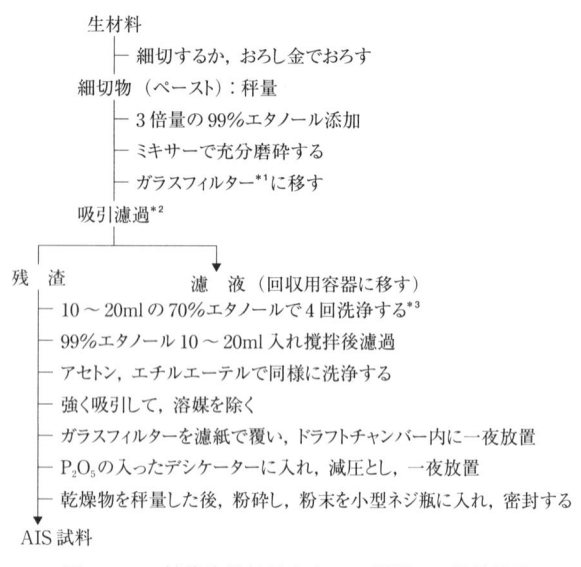

```
生材料
 ├ 細切するか，おろし金でおろす
細切物（ペースト）：秤量
 ├ 3倍量の99％エタノール添加
 ├ ミキサーで充分磨砕する
 ├ ガラスフィルター*1に移す
吸引濾過*2
 ↓
残　渣　　　　濾　液（回収用容器に移す）
 ├ 10～20mlの70％エタノールで4回洗浄する*3
 ├ 99％エタノール10～20ml入れ撹拌後濾過
 ├ アセトン，エチルエーテルで同様に洗浄する
 ├ 強く吸引して，溶媒を除く
 ├ ガラスフィルターを濾紙で覆い，ドラフトチャンバー内に一夜放置
 ├ P₂O₅の入ったデシケーターに入れ，減圧とし，一夜放置
 ├ 乾燥物を秤量した後，粉砕し，粉末を小型ネジ瓶に入れ，密封する
 ↓
AIS試料
```

図12.1.1 植物生鮮材料からAIS調製の一般的操作

2）酸性エタノール処理AIS

滴定法により，ペクチン含量を求める場合の試料調製である．

酸性エタノールは，95％エタノール750mlに水200mlと濃塩酸50mlを加えた溶液とする．

① 生試料からの調製

＊4：濾紙で濾過して残渣を少なくしてからガラスフィルターに移す方がよい場合もある．

＊5：最初は自然濾過し，吸引はできるだけ弱い状態で行う．

＊6：Molish反応のような糖の反応がなくなるまで，洗浄する．陰性になれば，塩素イオンの反応もなくなっている場合が多いが，硝酸銀で確認する．

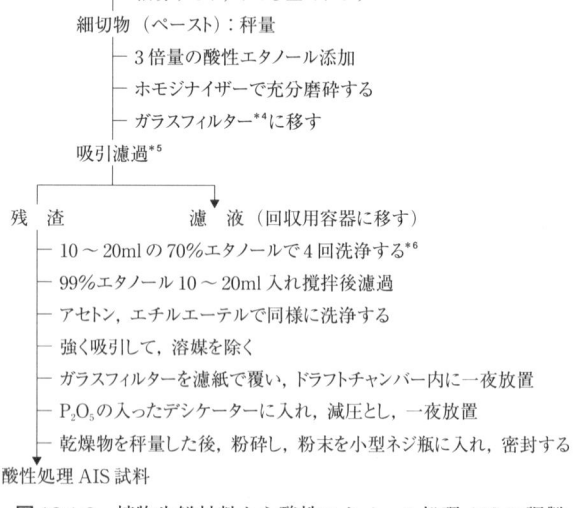

```
生材料
 ├ 細切するか，おろし金でおろす
細切物（ペースト）：秤量
 ├ 3倍量の酸性エタノール添加
 ├ ホモジナイザーで充分磨砕する
 ├ ガラスフィルター*4に移す
吸引濾過*5
 ↓
残　渣　　　　濾　液（回収用容器に移す）
 ├ 10～20mlの70％エタノールで4回洗浄する*6
 ├ 99％エタノール10～20ml入れ撹拌後濾過
 ├ アセトン，エチルエーテルで同様に洗浄する
 ├ 強く吸引して，溶媒を除く
 ├ ガラスフィルターを濾紙で覆い，ドラフトチャンバー内に一夜放置
 ├ P₂O₅の入ったデシケーターに入れ，減圧とし，一夜放置
 ├ 乾燥物を秤量した後，粉砕し，粉末を小型ネジ瓶に入れ，密封する
 ↓
酸性処理AIS試料
```

図12.1.2 植物生鮮材料から酸性エタノール処理AISの調製

② AISからの調製

```
AIS（測定に必要な量，一般に 100～500mg）
  ├─ 50～100ml 容量のビーカーに入れる
  ├─ 酸性エタノール 20～30ml 添加
  ├─ スターラーで 15 分間撹拌
  ├─ ガラスフィルターに移し，濾過する
  ├─ 10～20ml の 70%エタノールで数回洗浄する*1
  ↓
滴定法によるペクチン定量用試料*2
```

*1：塩素反応がなくなるまで洗浄する（硝酸銀溶液を用いる）．
*2：乾燥しないで直接滴定法で定量してよい．

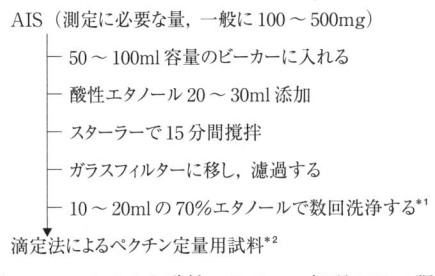

図12.1.3 AISから酸性エタノール処理AISの調製

（2）全ペクチンの抽出方法

1）塩酸抽出法[1]

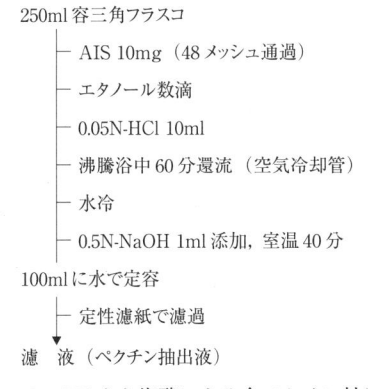

```
250ml 容三角フラスコ
    ├─ AIS 10mg（48 メッシュ通過）
    ├─ エタノール数滴
    ├─ 0.05N-HCl 10ml
    ├─ 沸騰浴中 60 分還流（空気冷却管）
    ├─ 水冷
    ├─ 0.5N-NaOH 1ml 添加，室温 40 分
100ml に水で定容
    ├─ 定性濾紙で濾過
    ↓
濾 液（ペクチン抽出液）
```

図12.1.4 AISから塩酸による全ペクチン抽出方法

2）酵 素 法[2]

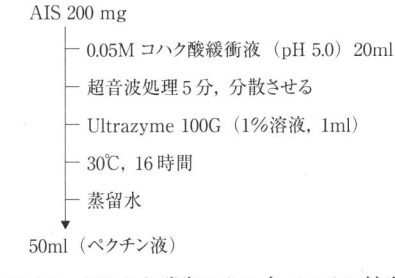

```
AIS 200 mg
    ├─ 0.05M コハク酸緩衝液（pH 5.0）20ml
    ├─ 超音波処理 5 分，分散させる
    ├─ Ultrazyme 100G（1%溶液，1ml）
    ├─ 30℃，16 時間
    ├─ 蒸留水
    ↓
50ml（ペクチン液）
```

図12.1.5 AISから酵素による全ペクチン抽出方法

3）ヘキサメタリン酸ナトリウム溶液による抽出[3]

ペクチンの性状をできるだけ損なわないで抽出する方法である．pH 3.5～4.0のヘキサメタリン酸ナトリウム水溶液を用いる．

```
新鮮物 300 g
  ├ 2%ヘキサメタリン酸ナトリウム 3 000 ml（1N-HClでpH 2.5）
  ├ 90℃, 3.5 時間抽出（抽出時 pH 3.5～4.0）
吸引濾過（ケイソウ土）
  ├─────────────┐
残渣            濾液
  ├ 熱水 500 ml   ├ 25℃以下に急冷
吸引濾過        ペクチン抽出液
  │
濾液
```

図 12.1.6 植物生鮮材料からヘキサメタリン酸ナトリウム溶液による全ペクチンの抽出方法

（3）粘度測定用ペクチン[4]

```
試料 6.0 g
  ├ 0.4%ヘキサメタリン酸ナトリウム（pH 3.5）300 ml
  ├ 30℃, 2時間, 絶えず撹拌（振とう）
濾過（ガラスフィルター）
  ├─────────────┐
濾液            残渣
                 ├ 上記同様操作
合液 ←────── 濾液
ペクチン溶液
  ├ Dowex 50（H⁺, 20/50 メッシュ）2.5×60 cm
  ├ Dowex 1（OH⁻, 20/50 メッシュ）2.5×60 cm
通過液
  ├ 減圧濃縮
  ├ 95%エタノール 5 倍量添加（最終 80%）, 一夜放置
遠心分離（2 000×g, 15 分）
  ├─────────────┐
上澄            沈殿物
                 ├ アセトン 200 ml で洗浄
                 ├ 減圧乾燥
                リン酸塩可溶ペクチン（PSP）*1
```

*1：このPSPを 0.4%ヘキサメタリン酸ナトリウム（pH 3.5）に加熱して溶かし，粘度測定に用いる．

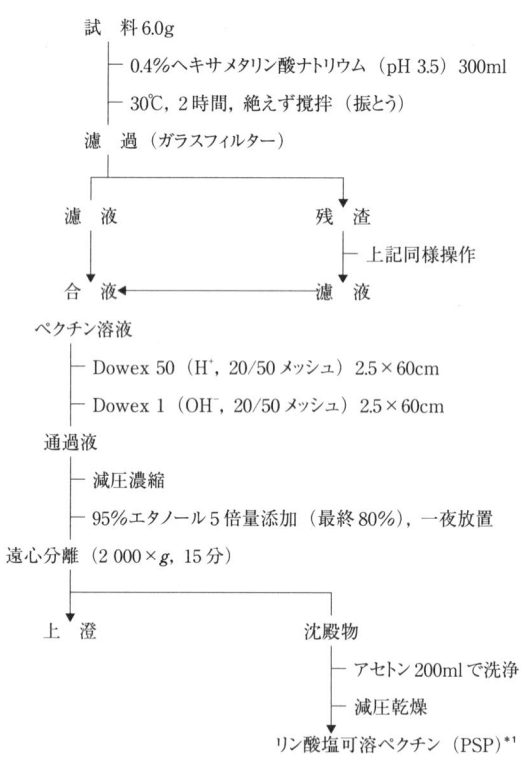

図 12.1.7 粘度測定用ペクチン溶液の調製

文　献

1) 三浦　洋，荻沼之孝，水田　昴，園学雑，**32**, 103（1963）
2) King, K. : *Food Chem*, **26**, 109（1987）
3) McCready, R. M. : *Methods in Food Analysis,* p. 565, Academic Press（1982）
4) Loh, J. and Breene, W. M. : *J. Texture Studies*, **13**, 381（1982）

2．溶解度の差によるペクチン質の分割

ペクチン質は溶解度により，水溶性，キレート可溶性，酸可溶性およびアルカリ可溶性の4画分に分割することができる．果実の軟化は不溶性画分が水溶性に移行するために起こることが知られている．したがって，植物組織の物性に関与しているペクチンは，主として水溶性画分である場合が多い．

（1）試　　料
AISまたは酸処理AIS：100～200mg

（2）試　　薬
① 0.8％ヘキサメタリン酸ナトリウム溶液：ヘキサメタリン酸ナトリウム8gを水に溶かして1000mlとする．ヘキサメタリン酸ナトリウムの8％水溶液を10倍に薄めると便利である．
② 0.1N-HCl
③ 0.2N-NaOH

（3）操　　作
[AIS 100mgからの例]

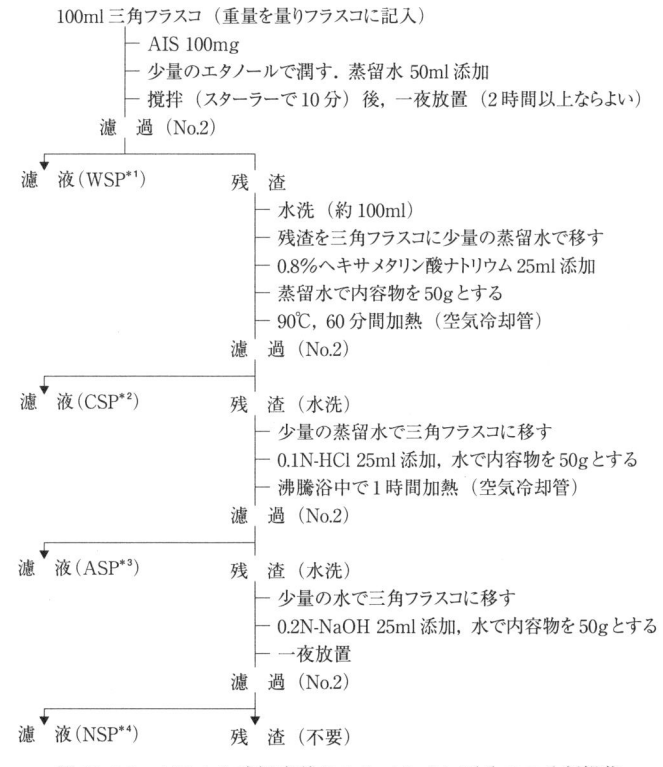

```
100ml三角フラスコ（重量を量りフラスコに記入）
  ├ AIS 100mg
  ├ 少量のエタノールで潤す．蒸留水 50ml添加
  ├ 撹拌（スターラーで10分）後，一夜放置（2時間以上ならよい）
  濾　過（No.2）
  ├─────────────┐
濾液（WSP*1）    残渣
                  ├ 水洗（約100ml）
                  ├ 残渣を三角フラスコに少量の蒸留水で移す
                  ├ 0.8％ヘキサメタリン酸ナトリウム 25ml添加
                  ├ 蒸留水で内容物を50gとする
                  ├ 90℃，60分間加熱（空気冷却管）
                  濾　過（No.2）
                  ├─────────────┐
                濾液（CSP*2）    残渣（水洗）
                                  ├ 少量の蒸留水で三角フラスコに移す
                                  ├ 0.1N-HCl 25ml添加，水で内容物を50gとする
                                  ├ 沸騰浴中で1時間加熱（空気冷却管）
                                  濾　過（No.2）
                                  ├─────────────┐
                                濾液（ASP*3）    残渣（水洗）
                                                  ├ 少量の水で三角フラスコに移す
                                                  ├ 0.2N-NaOH 25ml添加，水で内容物を50gとする
                                                  ├ 一夜放置
                                                  濾　過（No.2）
                                                  ├─────────────┐
                                                濾液（NSP*4）    残渣（不要）
```

図12.2.1 AISから溶解度差によるペクチン画分のの分割操作

*1：水溶性ペクチン
*2：キレート可溶性ペクチン
*3：酸可溶性ペクチン
*4：不溶性ペクチン

[註]
*1～3の各抽出液5mlに0.2N-NaOH 5mlを加え，室温に30分間放置して，けん化し，けん化液を適宜希釈して，ペクチンの定量を行う．なお，アルカリ抽出液は既にけん化されている．

3. ペクチンの定量

[1] 比 色 法

A. カルバゾール法 (原報の1/2スケール)[1]

(1) 試　薬
① カルバゾール液

精製カルバゾール100mgを純エタノールに溶かして，100mlとする．

② ペクチン標準液

ガラクツロン酸一水和物27.3mgを水100mlに溶かして原液を作り，10倍に薄めて，25μg/ml液とする．

(2) 定　量

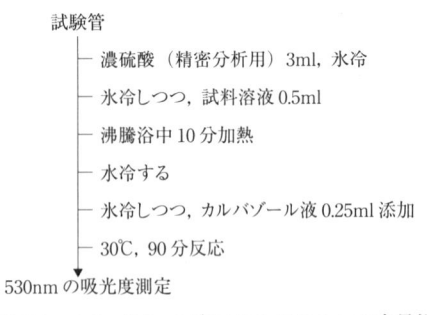

```
試験管
 ├─ 濃硫酸（精密分析用）3ml，氷冷
 ├─ 氷冷しつつ，試料溶液 0.5ml
 ├─ 沸騰浴中 10 分加熱
 ├─ 水冷する
 ├─ 氷冷しつつ，カルバゾール液 0.25ml 添加
 ├─ 30℃，90 分反応
 ↓
530nm の吸光度測定
```

図 12.3.1　カルバゾール法によるペクチンの定量操作

B. 3,5-ジメチルフェノール (3,5-dimethyl phenol) **法** (原報の1/2スケール)[2]

(1) 試　薬
① 2% NaCl溶液
② 発 色 試 薬

氷酢酸100ml当たり，3,5-ジメチルフェノール0.1g含む溶液．

③ 標 準 液

ガラクツロン酸一水和物27.3mgを水100mlに溶かして原液を作り，10倍に薄めて，25μg/ml液とする．

(2) 定 量

```
試験管
  ├ 検液 0.25ml
  ├ 2%NaCl溶液 0.25ml
  ├ 濃硫酸（精密分析用）4ml
  ├ 70℃, 10分反応
  ├ 水中 20～30秒冷却
  ├ 発色試薬 0.2ml
吸光度測定（400nmと450nm）；10～15分の間に測定
```

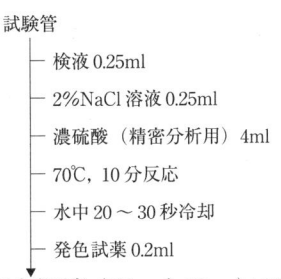

図12.3.2　3,5-ジメチルフェノール法によるペクチンの定量操作

450nmと400nmの吸光度の差からガラクツロン酸無水物の濃度を求める．

この方法はガラクツロン酸の10倍量のグルコースが存在していてもガラクツロン酸の定量を妨害しない．

C. m-ヒドロキシジフェニル（m-hydroxy diphenyl）法[3),4)]

(1) 試 薬

① m-ヒドロキシジフェニル液

0.5%NaOH中にm-ヒドロキシジフェニルを0.15%濃度に溶かす．試薬はアルミホイルで覆っておくと，1か月以上保存できる．

② 硫酸/四ホウ酸ナトリウム溶液

濃硫酸に四ホウ酸ナトリウムを0.0125Mとなるように溶かす．

③ 標準ガラクツロン酸溶液

ガラクツロン酸の0.5～20μg/0.2ml，すなわち，2.5～100μg/mlの水溶液を調製する．

(2) 定 量

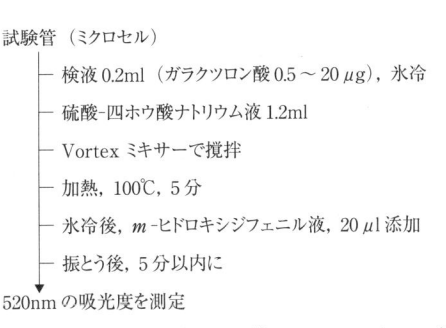

```
試験管（ミクロセル）
  ├ 検液 0.2ml（ガラクツロン酸 0.5～20μg），氷冷
  ├ 硫酸-四ホウ酸ナトリウム液 1.2ml
  ├ Vortexミキサーで撹拌
  ├ 加熱, 100℃, 5分
  ├ 氷冷後, m-ヒドロキシジフェニル液, 20μl添加
  ├ 振とう後, 5分以内に
520nmの吸光度を測定
```

図12.3.3　m-ヒドロキシジフェニル法によるペクチンの定量操作

[2] 滴 定 法

(1) 原 理

ペクチンが無水ガラクツロン酸のみから成る重合体とすると，遊離のカルボキシル基は直接アルカリで滴定によって求めることができ，エステル化された基はけん化後，同様に滴定によって求めることができるはずである．遊離およびエステル化されたカルボキシル基両者の合計値からペクチン量を計算によって得る．

(2) 試料の調製

1) 植物組織の場合[5]

生試料に3倍量の95％エタノールを添加し，よく磨砕後1時間以上放置し，濾過する．このパルプに約2倍量の酸性エタノール（95％エタノール750mlに水200ml，濃塩酸50mlを加えたもの）を加え，混合し，1時間撹拌後，吸引濾過する．残渣を70％エタノールで塩素反応がなくなるまで洗浄し，2倍量のアセトン，次いでエーテルで洗い，デシケーター中で乾燥する．試料はあらかじめ40メッシュのふるいを通す．これを酸処理AISとする．

2) 抽出液の場合[6]

抽出液30mlに25％塩酸を数滴加え，pH 1.5とし，96％エタノール80mlを添加して，ペクチン質を沈殿させる．数時間後，濾紙で濾過する．残渣は70％エタノールで塩素イオンがなくなるまで洗浄したのち，濾紙上で圧搾し，水に懸濁させてから水で50mlとする．

(3) 定 量

1) 植物組織の場合

```
酸処理 AIS   500mg
  ├─ 95％エタノール 5ml，蒸留水 50ml，NaCl 1g
  ├─ スターラーにて 15分間撹拌，フェノールレッド指示薬数滴[6]
  ├─ 0.1N-NaOH にて滴定 a ml （少なくても1分間色が保持）
  ├─ 0.5N-NaOH 5ml，室温で30分間放置
  ├─ 0.5N-HCl 5ml （0.5N-NaOH 5ml の中和当量）
  ├─ 0.1N-NaOH にて滴定 b ml
  ▼
滴定終了
```

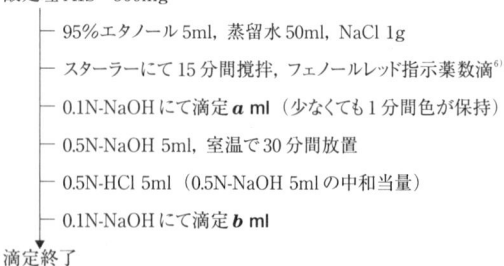

図12.3.4 滴定法による酸処理AIS中の全ウロン酸およびエステル化度の測定操作

[註]
0.1N-NaOHの滴定数 a, b は F（力価）を乗じた値を用いる．0.5N-NaOHと0.5N-HClは互いに中和量となるようにあらかじめ検定しておく．濃度が高いので中和当量は厳密にしておかねばならない．

[註]
指示薬はフェノールフタレインとし，ミリ当量（meq）は滴定数に規定度を乗じて求める．すなわち，0.03N-NaOH 1mlは0.03meqである．

〈計 算〉

$$\text{全ウロン酸カルボキシル基(meq)} = 0.1 \times (a + b)$$

$$\text{AUA}^{*1}(\%) = \frac{176 \times 0.1 \times (a + b)}{500} \times 100$$

*1：無水ウロン酸

$$\text{エステル化度}(\%) = \frac{b}{a + b} \times 100$$

なお式中，176はガラクツロン酸の分子量，0.1はNaOHの規定度，500は供試AISのmgである．

2）抽出液の場合[7]

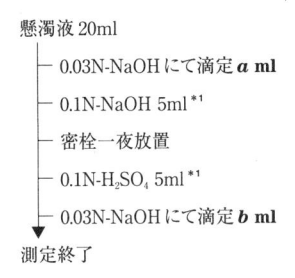

懸濁液 20ml
 ├ 0.03N-NaOHにて滴定 **a** ml
 ├ 0.1N-NaOH 5ml*1
 ├ 密栓一夜放置
 ├ 0.1N-H$_2$SO$_4$ 5ml*1
 └ 0.03N-NaOHにて滴定 **b** ml
測定終了

図12.3.5 懸濁液中の全ウロン酸およびエステル化度の滴定操作

〈計 算〉

$$\text{全ウロン酸カルボキシル基(meq)} = 0.03(a + b)$$

$$\text{AUA(mg)} = 176 \times 0.03 \times (a + b)$$

$$\text{エステル化度}(\%) = \frac{b}{a + b} \times 100$$

文 献

1) Dietz, J. H. and Rouse, A. H. : *Foods Res.*, **18**, 169（1953）
2) Scott, R. W. : Anal. Chem., **51**, 936（1979）
3) Blumenkrantz, N. and Asboe-Hansen, G. : *Anal. Chem.*, **54**, 489（1973）
4) King. K. : *Food Chem.*, **26**, 109（1987）
5) Gee, M., McComb, E. A. and McCready, R. M. : *Food Res.*, **23**, 72（1958）
6) Saeed, A. R., El Tinay, A. H. and Khattab, A. H. : *J. Food Sci.*, **40**, 205（1975）
7) Doesburg, J. J. : *J. Sci. Food Agric.*, **8**, 206（1957）

4. 脱　　　塩
（ペクチン溶液からのヘキサメタリン酸ナトリウムの分離）

　植物体からペクチンを抽出する場合には，抽出したペクチンができるだけ元の物理化学的性質を損なわない状態であることが望ましい．そのためにヘキサメタリン酸塩での抽出が最も適しているとの報告がある．しかし，この塩は分子量が大きく透析膜による処理では極めて長時間（4日以上）を要するので，もっと短時間で効率的な方法を採用する必要がある．そこで，イオン交換樹脂での分離と分子ふるいによる方法を試みる．

（1）試料溶液
　200mgペクチン/4％ヘキサメタリン酸ナトリウム（HMP-Na）20ml溶液

（2）分離方法と結果
1）イオン交換樹脂法
① 樹　　脂

　4％HMP-Na 10ml中のカチオンおよびアニオン量から，各樹脂の交換容量をもとに樹脂量を算出した．

　陽イオン交換樹脂（Dowex 50W H^+）10mm×102mm（8ml）
　陰イオン交換樹脂（Dowex 1×2 OH^-）14mm×130mm（20ml）
　両者をカラムに詰めた後，この順に連結する．

② 検　　液

　100mgペクチン/10mlの4％HMP-Na溶液

③ 溶　　出

　溶出液（蒸留水）を20mlずつ集め，AUAとリン（P）を分析した．

④ 結　　果

　初発pH 6であったが，陽イオン交換樹脂を通過した液（20ml後）はpH 1であった．

表12.4.1　陽イオン交換樹脂によるHMPの除去

溶出 No	液量 (ml)	第1回 AUA (mg)		P	第2回 AUA (mg)		P
		含量	累計		含量	累計	
1	20	11.6	11.6	0	19.8	19.8	0
2	20	43.2	54.8	0	43.2	63.0	0
3	20	12.2	67.0	0	1.78	64.8	0
4	20	0.19	67.2	0	0.06	64.9	0
回収率（％）		81.2		0	81.4		0

したがって，上記2種類のイオン交換樹脂（8ml，20ml）を用いて処理し，溶出液と洗浄液の合計60mlを分取するとヘキサメタリン酸を含まないペクチン液を得ることができる．

⑤ 樹脂の再製

(a) アニオン交換樹脂　Dowex 1×2

HMPが吸着したイオン交換樹脂を再製する場合には，次のように操作する．まず，カラムから樹脂をビーカーに取り出し，多量の水を加えてから傾斜により上澄を除く．ガラスフィルターに樹脂を入れ，できるだけ水を除き，再びビーカーにスパチュラで移す．これに，2～3NのNaOHを樹脂の2～3倍量加え，ガラス棒で軽く撹拌して10分間程度放置する．ガラスフィルターで濾過し，蒸留水で樹脂を洗い再生用カラム（容量の大きいもの）に移し蒸留水で洗液が中性になるまで洗浄する．次いで，2～3NのHClでNaOHの場合と同様の方法で処理する．この状態（Cl^-型）で保存する．

使用直前にNaOH処理してOH^-として使用する．

(b) カチオン交換樹脂　Dowex 50W

上記同様に処理すると，H^+型となる．この型で保存する．

2）PD-10

試料量の極めて少ない場合（5ml以下）には，PD-10を数回通過させると，HMPを除去することができる．

3）限外濾過

分子量5000のフィルター（分子量5000以下の物質を通過させる）を用いて，限外濾過装置により除去することが可能である．窒素ガスで$1kg/cm^2$の圧力をかけてほぼ溶液がなくなるまで濃縮し，蒸留水を追加して再び濃縮する操作を反復して行う．HMPの除去のためには反復操作が4～5回以上必要である．

5．ペクチンのカラムクロマトグラフィー

［1］DEAE-Sephacel/リン酸緩衝液[1),2)]

（1）試　薬

① 緩衝液：0.001M-EDTAを含むリン酸緩衝液（pH 6.5）

　　　緩衝液濃度　(a)　0.01M
　　　　　　　　　(b)　0.10M
　　　　　　　　　(c)　0.25M

　　　　　　　　　　　　（d）　0.50M
② 0.1N-NaOH

（２）カ　ラ　ム

カラム：1.4〜2.0cm × 24〜30cm

充填剤としてDEAE-Sephacelを，3倍の0.1N-NaOHを流し，蒸留水でほぼ中性になるまで洗い，次いで0.1N-HClを3倍量流し，蒸留水でほぼ中性になるまで洗浄し，次いで0.01Mの緩衝液で洗う．

（３）試　　　料

ペクチン30mg（かんきつペクチン，エステル化度34.9％）を5mlの0.01M緩衝液に溶かし，上記カラムに添加したのち，この緩衝液を80ml流す．

（４）溶　離　液

1分画を5mlとして，フラクションコレクターで分取する．20〜25ml/h．

① 0.01M緩衝液：100〜200ml
② 0.10M緩衝液：100〜200ml（省略する場合もある）
③ 0.25M緩衝液：100〜200ml
④ 0.50M緩衝液：100〜200ml
⑤ 0.1N-NaOH：100〜200ml

（５）クロマトグラム例

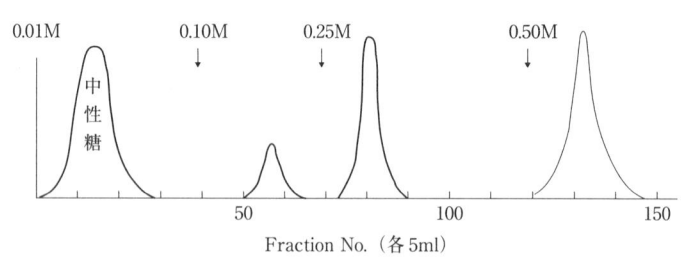

図12.5.1　DEAE-Sephacelによるペクチンの分離

文　献

1) Anger, H. and Dongowski, G.: *Die Nahrung*, **28**(2), 199-206 (1984)
2) Baig, M. M., Burgin, C. W. and Cerda, J. J.: *J. Agric. Food Chem.*, **30**, 768 (1982)

[2] DEAE-cellulose/酢酸緩衝液[1), 2)]

(1) 試　薬
① 緩衝液：酢酸緩衝液（pH 6.0）
　　　緩衝液濃度　(a)　0.02M
　　　　　　　　　(b)　0.10M
　　　　　　　　　(c)　0.25M
　　　　　　　　　(d)　0.50M

(2) カ ラ ム
カラム：2.6cm × 18cm

充填剤としてDEAE-celluloseを上記0.02M酢酸緩衝液で詰める．

(3) 試　料
ペクチン多糖類100mg（pH 3.5のHMP-Na抽出）を0.02M 緩衝液に溶かし，(2)のカラムに添加したのち，この緩衝液を80ml流す．

(4) 溶 離 液
1分画を10mlとして，フラクションコレクターで分取する．20～25ml/h．
① 0.02M緩衝液：300ml
② 0.10M緩衝液：100ml
③ 0.25M緩衝液：200ml
④ 0.50M緩衝液：200ml

検出は全炭水化物をフェノール-硫酸法，ペクチンをカルバゾール法で定量した．

(5) クロマトグラム例

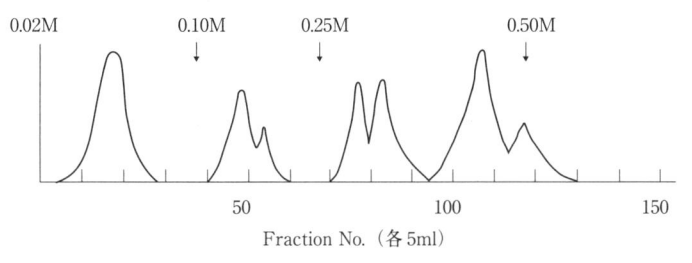

図12.5.2　DEAE-celluloseによるペクチンの分離

文　献
1) 畑中千歳, 小澤潤二郎：農化, **40**, 98 (1966)
2) 塩田芳之, 松浦　康, 畑中千歳：日食工誌, **29**, 712 (1982)

　ペクチン多糖類のクロマトフラクションは, フェノール-硫酸法による全炭水化物から3,5-ジメチルフェノール法によってペクチンの定量を行う.

6. メトキシル基の定量

[１] 滴定法（けん化法）[1,2]

　固体試料はペクチンの定量（滴定法）を参照のこと.

（１）原　理
　アルカリで脱エステルを行い, 消費されたアルカリ量からメトキシル基（CH_3O）の量を求める.

（２）試　薬
① 0.25 N-NaOH
② 0.25 N-HCl：0.25 N-NaOHの当量を求めておく.
③ 0.1 N-NaOH：F（力価）を正確に求めておく.
④ 指示薬：Hintonの指示薬（pH 7.5）
　　(a) 0.4％BTB（ブロモチモールブルー）　　1部
　　(b) 0.4％CR（o-クレゾールレッド）　　1部
　　(c) 0.4％PR（フェノールレッド）　　3部
　　(d) 水　　1部

（３）操　作

```
100ml容三角フラスコ
  │
  ├─ 0.5g前後のペクチニン酸を含む試料（液体）
  ├─ 指示薬を加え中和
  ├─ 0.25N-NaOH 25ml添加
  ├─ 30分けん化
  ├─ 0.25N-HCl添加（NaOH当量）
  └─ 0.1N-NaOHで滴定
  ↓
中和滴定数（ml）
```

図12.6.1　滴定法によるペクチンのメトキシル基定量操作

（４）計　算
　0.1N-NaOH 1mlはCH_3O 3.1mgに相当する.

あらかじめ求めた試料中のペクチン（ペクチニン酸として）が500mgで，本法での中和滴定数が11.0mlであったとすると，メトキシル量は11.0×3.1＝34.1mgとなる．したがって，このペクチン中のメトキシル含量は（34.1/500）×100＝6.82％となる．また，メトキシル基が全部みたされたポリガラクツロン酸のメトキシル基の比率は16.32％（$OCH_3/C_7H_{10}O_6 = 31/190 = 0.1632$）であるので，エステル化度は（6.82/16.32）×100＝48.1％となる．

文　献

1) Hinton, C. L. : Fruit Pectin, p. 27, Chemical Publishing Co.（1940）
2) Kertesz, Z. I. : Pectin Substances, p. 231, Interscience Publishers（1951）

［2］亜硝酸エステル法[1)-3)]

（1）試　料

1）標準物質

特級メタノールを用いる．$d_4^{20} = 0.792$．したがって，1mlは0.792gである．

〈調製〉

化学天秤で特級メタノールを1.00g秤量する．これに蒸留水を加えて1 000mlとすると，0.1％溶液となる．この10，100倍希釈溶液を作製し，0.01％および0.001％濃度溶液とする．

2）内部標準物質

一般に，自然界の植物体には1-プロパノールが存在していないので，これを内部標準物質として用いる．純1-プロパノールは$d_4^{20} = 0.804$であるので，一定濃度の溶液を作製する時には，比重を考慮する必要がある．

〈調製〉

特級1-プロパノールを化学天秤で1.00g秤量する．これに蒸留水を加えて1 000mlとすると，0.1％溶液となる．この10倍希釈溶液を作製し，0.01％液とする．

3）ペクチン酸の調製

ペクチン中のメトキシル基をアルカリでけん化してメタノールとし，これを亜硝酸エステルに変えてガスクロマトグラフィー（GLC）で分析する場合には，メタノールの他にペクチン酸が共存しているので，ペクチン酸共存時の検量線を求めておく必要がある．そのために，市販ペクチンからペクチン酸を調製する．す

なわち，市販ペクチン1.0gに0.1N-NaOHを含む70％エタノール100ml（1N-NaOH 10mlに99％エタノール70mlと水20mlを加えたもの）を「だま」にならぬように，少しずつ加え分散させる．これを，35℃の恒温槽中で10〜16時間放置してけん化する．1N-HClで中和し，ガラスフィルターで吸引濾過する．70％エタノールで塩素イオンが陰性になるまで洗浄し，99％エタノール，エーテルで順次洗浄する．一夜室内に放置して，エーテルを蒸散させてから，無水リン酸（P_2O_5）を入れたデシケーター内に入れ，吸引して減圧とし，ペクチン酸に付随する揮発物質（エタノール，エーテルや痕跡程度のメタノールなど）を除去する．

4）市販ペクチン

20mg前後を精秤し，これにアルカリ性EDTA[*1] 10mlを加え，密封後，35〜50℃で30〜60分間けん化し，この1mlを用いて，メタノールの亜硝酸エステルとしたのち，そのヘッドスペースガス50 μlをガスクロマトグラフで分析する．

5）アルコール不溶性固形物（AIS）より各画分の分割

AIS 100mg前後を秤量し，次のように溶解度に基づき各画分に分割後，けん化し，溶液の一部を亜硝酸エステルとしてGLCで分析する．

*1：0.5％EDTA/0.5N-NaOH（または0.25％EDTA/0.25 N-NaOH）

*2：F_1とF_2はそれぞれ2.0mlに0.1N-NaOH 2mlを加えて，室温に30分間放置し，けん化する．

*3：各抽出液で抽出後，蒸留水で3回洗浄した残渣を次の操作に供する．

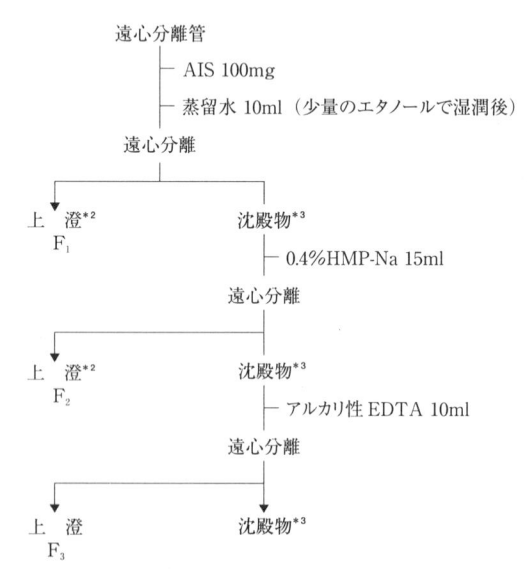

```
遠心分離管
 ├ AIS 100mg
 └ 蒸留水 10ml（少量のエタノールで湿潤後）
遠心分離
 ├ 上 澄*2          沈殿物*3
 │   F_1              └ 0.4％HMP-Na 15ml
 │                  遠心分離
 │                   ├ 上 澄*2      沈殿物*3
 │                   │   F_2          └ アルカリ性EDTA 10ml
 │                   │              遠心分離
 │                   │               ├ 上 澄      沈殿物*3
 │                   │               │   F_3
```

図12.6.2 AISの溶解度差に基づく亜硝酸エステル調製用画分の分割操作

（2）亜硝酸エステル化

1）試　薬

① 5％KNO$_2$水溶液
② 7％H$_3$PO$_4$水溶液
③ 0.01％1-プロパノール水溶液
④ 0.01％メタノール水溶液
⑤ 0.01％ペクチン酸水溶液

[註]
　NHNO$_2$は室温では不安定であるので、取扱いには注意する．

2）操　作　法

```
バイエル瓶（冷却）20ml容
  ├ 試料 4.0ml*¹（1.0～4.0ml, 残りの液は蒸留水）冷却
  ├ 0.01％ 1-プロパノール 0.2ml
  ├ 5％KNO₂ 2.5ml 冷却
  ├ 7％H₃PO₄ 2.5ml 冷却
  ├ 蒸留水 0.8ml 冷却
  ├ 全容 10ml 氷冷しつつ振とう
  ├ 氷冷 15 分
ヘッドスペースガスを GLC 分析（1.0ml を供試）
```

図 12.6.3　ガスクロマトグラフィー用亜硝酸エステルの調製

*1：検量線作成の時は、0.1％ペクチン酸水溶液 1.0ml に 0.01％メタノール水溶液を加えて、操作する．

（3）ガスクロマトグラフィー（GLC）

① 機　種：日立 063 型ガスクロマトグラフ
② カラム：20％ PEG 1500/Chromosorb W-AW 60～80 メッシュ 3mm ϕ × 2m
　　　Dual column
　　カラム温度：40℃
③ 検出器：FID, N$_2$ 0.6kg/cm^2, 空気 1.2kg/cm^2
　　Attenuation：2
④ キャリヤーガス：N$_2$ 1.0kg/cm^2
⑤ 試　料：ヘッドスペースガス 1.0ml

表 12.6.1　標準物質の亜硝酸エステルの GLC 例

ピーク No.	保持時間（分）	物　質
1	0.30　0.33	試　薬
2	0.45	試　薬
3	0.51	メタノール
4	0.65	試　薬
5	0.98	1-プロパノール

(4) 実 施 例

アルコール不溶性固形物（AIS）100mgを用いて，水溶性ペクチン画分を得た．この水溶液2ml中の無水ウロン酸（AUA）はカルバゾール法で定量したところ2.58mgであった．一方，この水溶液2mlを用いて，けん化後，亜硝酸エステル化し，そのヘッドスペースガス0.2mlのGLCの結果，ピークの高さは6.9cmで，1-プロパノールとの関係から，試料中のメタノールは161μgであった．定量したメタノールに5.94の係数を乗じるとメチル化ウロニドが得られ，これを全ウロニド[*1]で除すとエステル化度が得られる．

*1：ウロン酸の重合物をウロニドといい，ペクチンの場合その骨格はガラクツロン酸であるからガラクツロニドとなる．この定量はガラクツロン酸に結合したメチル基（メトキシル基）だけでなく，すべてのウロン酸に結合したメチル基に反応するので全ウロニドとした．

表12.6.2 メタノールとウロニド測定値からエステル化度の算出表（例）

	ピーク (cm)	メタノール (μg)	メチル化ウロニド (mg)	全ウロニド (mg)	エステル化度 (%)
水溶性ペクチン	6.9	161	0.956	2.58	37.0

メチル化ウロニド = 0.161mg × 5.94 = 0.956mg
エステル化度 = (0.956/2.58) × 100 = 37.1%

(5) 実験上の注意

① GLC分析試料としてヘッドスペースガスを1.0ml用いる場合には，ペクチンとして20〜200μgが適当である．

あるいは，ペクチン20mgにアルカリ液（EDTAを含む）10mlを加え，けん化後その1mlを亜硝酸エステル化し，ヘッドスペースガス50μlをガスクロマトグラフに注入するか，あるいは，0.1mlを亜硝酸エステルとし，ヘッドスペースガス0.5mlを注入してもよい．

② 検出感度が高いので，使用する器具類は洗浄と乾燥に細心の注意を払う必要がある．充水洗後，80℃以上の乾燥機で乾燥し，密封容器に入れて保存する．

③ 反応容器（亜硝酸エステル化用）としては，18〜20mlのバイエル瓶がよく，ブチルゴムキャップをし，アルミセプターで固定しておくと安全である．

④ 亜硝酸メチルエスルの沸点は，−12℃で低いが，GLC用のヘッドスペースガスは一定温度で抜き取る必要がある．反応瓶を魔法瓶に入れて保温しておくとよい．温度は25℃前後の一定温度がよいとみらる．

⑤ ヘッドスペースガス採取用注射器も充分洗浄，乾燥しておく必要がある．

（6）亜硝酸アルコールエステルの性質[4),5)]

表 12.6.3　亜硝酸アルコールエステルの性質

物 質 名	炭素数	沸 点（℃）	水	アルコール	エーテル	特有香
Methyl nitrite	1	−12	—	溶	溶	あり
Ethyl nitrite	2	17	僅溶	溶	溶	あり
1-propyl nitrite	3	46〜48	不	溶	溶	あり
1-butyl nitrite	4	78.2	殆不	溶	溶	あり
t-butyl nitrite	4	63	殆不	溶	溶	あり
Isoamyl nitrite	5	97〜99	僅溶	溶	溶	あり

＊僅溶：わずかに溶解，不：不溶，殆不：ほとんど不溶解，溶：溶解．

［3］クロモトロプ酸改良法[6)]

（1）試　　薬

① 0.1N-NaOH

② 5％ $CuSO_4$ の 0.2N-H_2SO_4 溶液

③ 3％ $KMnO_4$ を含む 15％リン酸溶液

④ $NaHSO_3$

⑤ クロモトロプ酸液

　2％クロモトロプ酸の水溶液上澄

⑥ メタノール標準液

　メタノールの 0〜2mg/ml 水溶液

⑦ ペクチン酸液

　ペクチン2gを 0.1N-NaOH 50ml に溶かし，室温で1時間放置してけん化する．99％エタノールを撹拌しつつ 130ml 加えて沈殿させる．沈殿を 70％エタノールでよく洗浄し，中性を確認後99％エタノール，アセトン，エーテルで洗ってから，デシケーター中で減圧乾燥する．このペクチン酸の1％水溶液を作り，ペクチン酸液とする．

（2）操　　作

以下の全操作は氷冷しつつ行う．

［註］
　Snellらの原報では，蒸留してから定量しているが，畑中らは蒸留の代わりに硫酸銅でペクチン酸を沈殿させたのち濾過し，その濾液のメタノールを定量する方法を報告した（本定量法）

*1：高メトキシルペクチン
*2：低メトキシルペクチン
*3：よく振ると直ちに色が消失する．NaHSO₃の量は厳密にする必要はない．

[註]
① 畑中らは，吸光度測定をNo.57のフィルターで行っている．
② 左記の方法は畑中らの方法を1/10のスケールとしたものである．
③ 定量の範囲がメタノールとして0〜30μgの微量であるために，使用する器具類はメタノールの痕跡も存在しないように注意する必要がある．試験管やピペットなどは，乾燥機で充分乾燥してから使用する．プラスチック類は75℃で2時間，ガラス器具類は100℃で1時間程度の乾燥を行うのが望ましい．

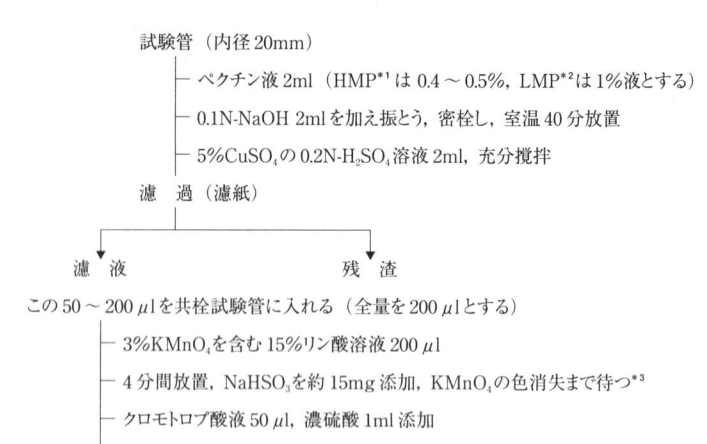

```
試験管（内径20mm）
├─ ペクチン液2ml（HMP*¹は0.4〜0.5%，LMP*²は1%液とする）
├─ 0.1N-NaOH 2mlを加え振とう，密栓し，室温40分放置
├─ 5%CuSO₄の0.2N-H₂SO₄溶液2ml，充分撹拌
濾 過（濾紙）
    ├──────────┐
  濾 液        残 渣
この50〜200μlを共栓試験管に入れる（全量を200μlとする）
├─ 3%KMnO₄を含む15%リン酸溶液200μl
├─ 4分間放置，NaHSO₃を約15mg添加，KMnO₄の色消失まで待つ*³
├─ クロモトロプ酸液50μl，濃硫酸1ml添加
├─ 沸騰湯浴中10分間加熱
├─ 水冷後，水で5ml（水3.55ml）
吸光度測定（570nm）
```

図12.6.4 クロモトロプ酸改良法によるペクチンのメトキシル基の測定方法

（3）検量線の作成

ペクチン酸液2mlにメタノール標準液，0，0.25，0.50，0.75および1.0mg/mlの濃度液を1mlずつ加え，これに0.1N-NaOH 1mlを加えたのち，上記同様に操作して，その濾液を用いる．濾液200μlを定量に用いた場合には0.2ml/6ml＝1/30の量のメタノールを測定することになる．

［4］Woodらの方法（比色法）

（1）試　薬

① 4.0M-NaOH
② 6N-H₂SO₄
③ 2%KMnO₄
④ 0.5M 亜ヒ酸ナトリウム／0.12 N-H₂SO₄
⑤ 0.02M 2,4-ペンタンジオン／4.0 M 酢酸アンモニウム／0.1 M 酢酸（1：1）

(2) 定 量

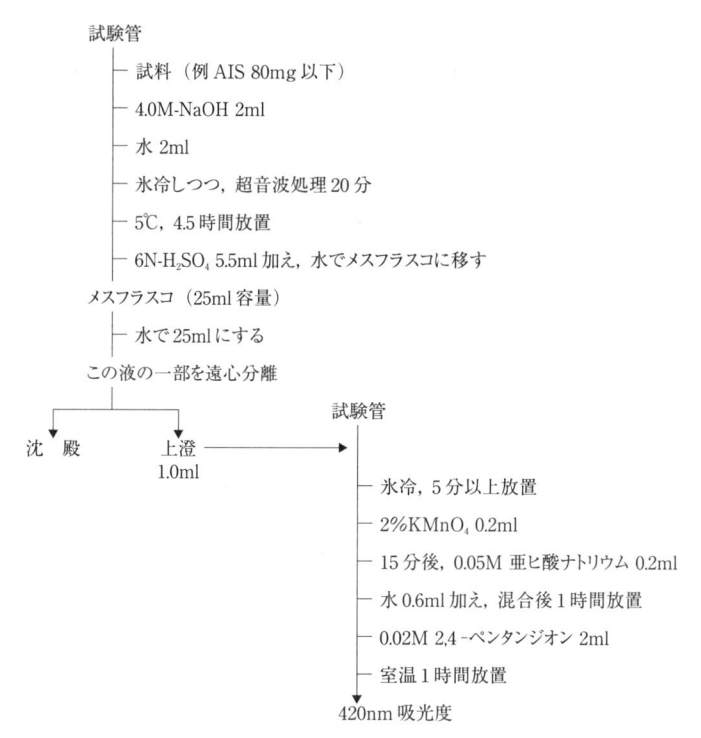

```
試験管
├─ 試料（例 AIS 80mg以下）
├─ 4.0M-NaOH 2ml
├─ 水 2ml
├─ 氷冷しつつ，超音波処理20分
├─ 5℃, 4.5時間放置
└─ 6N-H₂SO₄ 5.5ml 加え，水でメスフラスコに移す
メスフラスコ（25ml容量）
└─ 水で25mlにする
この液の一部を遠心分離
├─ 沈 殿
└─ 上 澄 ────→ 試験管
    1.0ml
           ├─ 氷冷, 5分以上放置
           ├─ 2%KMnO₄ 0.2ml
           ├─ 15分後, 0.05M 亜ヒ酸ナトリウム 0.2ml
           ├─ 水 0.6ml 加え，混合後1時間放置
           ├─ 0.02M 2,4-ペンタンジオン 2ml
           └─ 室温 1時間放置
                420nm 吸光度
```

測定範囲：メタノールとして 0.164〜1.28 μM（5〜40 μg）

図12.6.5 Woodsらの方法によるペクチンのメトキシル基の微量定量操作

(3) 実 施 例

サツマイモのアルコール不溶性固形物80mgを用いて，ペクチンのエステル化度を測定した[8]．

この方法によって，メタノール 0.16〜1.3 μM の範囲で定量可能であった．サツマイモからAISを調製し，AIS 100mg以下（50mgでも可）で，メタノール測定ができた．AIS 100mg当たり 11.3 μM（362 μg）のメタノールを定量した．

文 献

1) Bartolone, L. G. and Hohn, J. E. : *J. Agric. Food Chem.*, **20**, 262-266（1972）
2) 真部孝明：日食工誌, **27**, 234-239（1980）
3) 真部孝明：広島農業短大研究報告, **6**, 475-480（1981）
4) Budavari, S. ed. : Merk Index, 11Ed., Merk & Co., Inc.（1989）
5) 実験化学便覧編集委員会編：化学実験便覧, p. 160, 共立出版（1962）
6) 畑中千歳，小澤潤二郎：農化, **40**, 421（1966）
7) Wood, P. J. and Siddifqui, I. R. : *Anal. Biochem.*, **39**, 418-428（1971）
8) Walter, W. M. Jr., Fleming, H. P. and McFeeters, R. F. : *J. Food Sci.*, **58**, 813 816（1993）

7. ペクチン多糖類中の酸性糖と中性糖の分別定量

一般にペクチン質は分子内に酸性糖であるガラクツロン酸を主要構成分として含み，ラムノース，アラビノース，キシロースやグルコースなどの中性糖を伴っている．この両者の比率は，起源とする植物体の種類により異なることが知られている．両者の分別定量は，加水分解後クロマトグラフィーによって定量することができるが，操作が煩雑で長時間必要である．

簡易的に測定する方法として数種考えられる[1)-3)]が，ここではガラクツロン酸（GA）に特異的な3,5-ジメチルフェノール（3,5-DMP）法で無水ウロン酸（AUA：anhydrouronic acid）を定量し，フェノール-硫酸法（PS法）で求めた全炭水化物からAUA相当量を差し引いて中性糖を求める．

[分析方法]

① 分析すべきペクチン質溶液を調製する．全炭水化物として $30～60\,\mu g/ml$ 程度の濃度をもつ溶液が望ましい．

② 酸性糖の定量（AUA）

3,5-DMP法で検液中のAUA含量を求める．これを $a\,\mu g/ml$ とする．

③ PS法によるAUAの検量線の作成

無水ガラクツロン酸を用いて，PS法による検量線を作成する．

これをもとに，AUA $a\,\mu g/ml$ に相当するPS法の吸光度を求める．吸光度 $= E$ とする

④ 全炭水化物と中性糖

PS法により検液の吸光度を求める（E'）．

PS法における計算式（$y = \mu g/ml$，$x =$ 吸光度）

　　　グルコース　　　$y = 127 E'$
　　　ガラクトース　　$y = 150 E'$
　　　アラビノース　　$y = 88.5 E'$

中性糖に基づくPS法の吸光度は，$E - E'$ である．ここでは一応暫定的にグルコースとして表すことにする．吸光度 $(E - E')$ からグルコース量を求め，これを中性糖とする．

すなわち，中性糖 $= b\,\mu g/ml$

　　　全炭水化物 $=$ 酸性糖$(a\,\mu g/ml) +$ 中性糖$(b\,\mu g/ml)$
　　　　　　　　 $= (a + b)\,\mu g/ml$

全炭水化物は $(a + b)\,\mu g/ml$ となる．

⑤ 補　　正

正確には中性糖の糖組成を求めて，それぞれに相当する吸光度に補正して算出する．

文　献
1) 畑中千歳，小沢潤二郎：農化，**40**, 98-105（1966）
2) 塩田芳之，松浦　康，畑中千歳：日食工誌，**29**, 712-719（1982）
3) Michel, F., Thibault, J., Mercier, C., Heitz, F. and Pouillaude, F.：*J. Food Sci.*, **50**, 1499-1500（1985）

8．ペクチン多糖類の化学分析[1]

（1）加水分解と中性糖，酸性糖の分離

```
分割しないペクチンおよびペクチン多糖類
        ├─ 2N トリフルオロ酢酸, 121℃, 2時間（アンプル内）
        ├─ 減圧蒸留（トリフルオロ酢酸留去）
    分解物
        ├─ Dowex 5 OH⁺カラム（AG 50W-X8, 100～200メッシュ, 1×5cm）
        ├─ 脱イオン水を流す
    溶出液
        ├─ Dowex 1, ギ酸型（AG 1-X2, 200～40メッシュ, 1×5cm）
        ├─ 4倍の脱イオン水を流す
    ┌───────┴───────┐
溶出液              吸着部
(中性糖)              ├─ 6N ギ酸, 4倍量
                  溶出液
                  (酸性糖)
```

[参考]
＊ギ酸の bp 100.8℃
　酢酸の bp 118.1℃

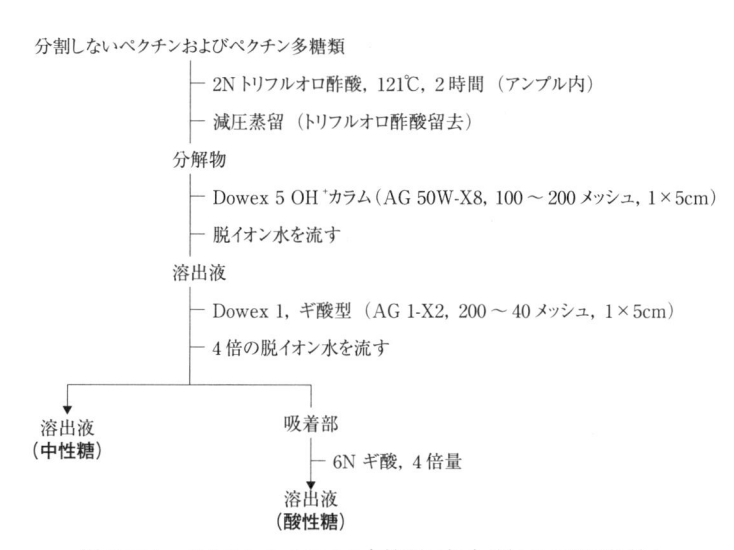

図 12.8.1　ペクチンとペクチン多糖類の加水分解および中性糖と酸性糖の分離操作

（2）ペーパークロマトグラフィー

① 展　開：下降法
② 展　開　溶　剤
　　［中性糖］酢酸エチル：ピリジン：水＝8：2：1(v/v)
　　［酸性糖］酢酸エチル：ピリジン：酢酸：水＝5：5：1：3(v/v)
③ 発色（共通）：硝酸銀を含むアセトンを噴霧した後，KOHのアルコール液につける．

文　献
1) Baig, M. M. *et al.*；*J. Agric. Food Chem.*, **30**, 768（1982））

9. ペクチンの加熱分解（β脱離）分析

エステル化度の高いペクチンを中性付近で加熱すると，β脱離*1して二重結合を持つ化合物を生じる．この分解したペクチンは紫外部（235nm）に吸収をもつ上に，チオバルビツール酸（TBA）と反応してピンク色を呈し，547nmに吸収極大（ピンク色）をもつ．

Albersheimら[1]はペクチンの分解した産物であるウロン酸γ-ラクトン，ホルミルピルビン酸や，さらに分解したものがTBAと反応して547nmに吸収極大をもつピンク色の生成物を生じると述べている．Waravdekarら[2]は標品としてマロンジアルデヒドを使い，PSP（phosphate soluble pectin）1mlを用いる少量法で分析して，β脱離の程度の指標としている．

*1：β脱離（β-elimination）；1,2-脱離ともいい，隣り合っている原子（通常，炭素原子）にそれぞれ結合している二つの原子または原子団が脱離する反応．その結果，二つの原子間には新たなπ結合が形成されるので，単結合は二重結合に，二重結合は三重結合になる．

[1] 過ヨウ素酸-チオバルビツール酸法[3]

過ヨウ素酸-チオバルビツール酸反応を利用して，β脱離によって生じた不飽和結合（二重結合）を測定する．すなわち，遊離シアル酸3〜15μg溶液0.2mlを用いて発色させ，549nmと532nmの吸光度を測定する．この呈色は数時間安定である．

（1）抽　　出

乾燥試料6.0gに0.4％ヘキサメタリン酸ナトリウム（pH 3.5）300ml加え，30℃，2時間絶えず振とうしながら抽出し，ガラスフィルターで濾過し，その濾液をペクチン抽出液とする．

抽出液をDowex 50X（H^+型，20/50メッシュ）に通し，通過液に95％エタノール5倍量（最終濃度80％）加え一夜放置する．遠心分離（$2000 \times g$, 15分）後，アセトン200mlで洗浄する．真空乾燥してPSP（リン酸塩可溶性ペクチン）とする．

抽出液をイオン交換しないで直接検液とする場合には，0.4％ヘキサメタリン酸ナトリウム抽出濾液を，まず，ハイフロースパーセルを濾過助剤として濾過して透明液を得た後，ミリポアあるいはディスミック（0.45μm）で濾過する．紫外吸収測定にも適用できる．

（2）定　　量
1）試　　薬
① メタ過ヨウ素酸ナトリウム（過ヨウ素酸ナトリウム）溶液
メタ過ヨウ素酸ナトリウム（$NaIO_4$）をリン酸（53％）に溶かし

て0.2M溶液とする．

② 亜ヒ酸ナトリウム溶液

亜ヒ酸ナトリウム（$NaAsO_2$）を$0.5M\text{-}Na_2SO_4$に溶かして，10％溶液とする．

③ 2-チオバルビツール酸溶液

2-チオバルビツール酸（2-thiobarbituric acid = 4,6-dihydroxy-2-mercaptopyrimidine）を$0.5M\text{-}Na_2SO_4$に溶かして，0.6％溶液とする．

④ シクロヘキサノン（$C_6H_{10}O$）

⑤ シアル酸（sialic acid = N-acetylneuraminic acid）標準溶液

シアル酸10.0mgを水に溶かして100mlとすると，$100\mu g/ml$となる．これを原液として$15 \sim 75 \mu g/ml$（0.2ml当たり$3 \sim 15 \mu g$に相当する）液を作り，検量線を作成する．凍結状態で販売されている．

この①から④までの試薬は室温で数か月間安定である．

2）分 析 操 作

共栓試験管
― 検液0.2ml（シアル酸として$3 \sim 15 \mu g$）
― 試薬①0.1mlを入れ，充分撹拌後，室温20分放置
― 試薬②1.0ml添加，激しく振とう，2分後再度激しく振とうする
― 試薬③3.0ml添加し混合する
― 沸騰水中，正確に15分間加熱し，流水で5分間冷却する
― 試薬④を4.0ml加え，激しく2回振とう

軽く遠心分離
┌─────────┐
水 層　　シクロヘキサノン層
532と549nmの吸光度測定（発色は数時間安定である）

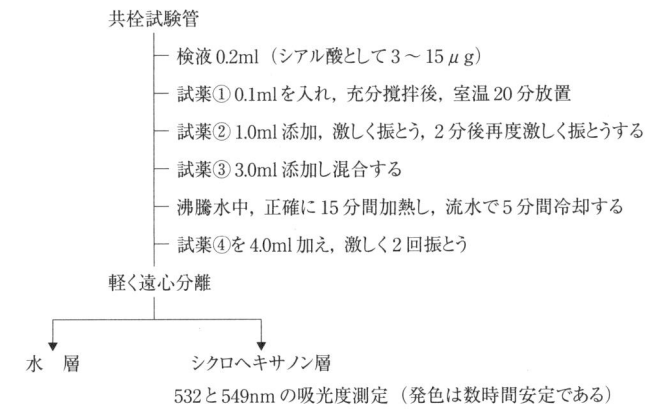

図12.9.1 比色法による不飽和結合の測定操作

[註]
① この方法は結合型のシアル酸は定量できない．遊離型のみである．
② 正確を期する場合にはペーパークロマトグラフィーなどでシアル酸を同定しておく．

3）計 算

$$\text{シアル酸}(\mu mol) = (0.084 \times OD_{549}) - (0.031 \times OD_{532})$$

文 献

1) Albersheim, P., Neukom, H. and Deuel, H : *Arch. Biochem. Biophys.*, **90**, 45-61 (1960)
2) Waravdekar, V. S. and Saslaw, L. D : *J. Biol. Chem.*, **234**, 1945-1950 (1959)
3) 日本化学会編：生化学実験講座，第4巻，糖質の化学（下），p. 383，丸善 (1976)

第13章 アルコールの定量

　植物体が正常な物質代謝を営んでいる場合には，アルコールの生成はほとんど見られないが，組織が嫌気状態に陥るとエタノールが生成してくる．果実の熟度が進むとこのような現象が見られる．また，青果物の貯蔵時の換気不良によっても嫌気状態になる場合があり，組織のアルコール含量は貯蔵環境の適不適の指標ともなる．一方，植物細胞壁に含まれるペクチンは分子の中にメチル基を含んでいるので，生体内で酵素的に脱メチル反応が起こるとメタノールが生成する．

1. メタノール

　ペクチンのメトキシル基の定量の項(第12章6.)を参照されたい．

2. エタノール

　エタノールを含む水溶液の一部を水蒸気蒸留し，得られた留液を用いて，酸性側で重クロム酸塩またはアルカリ側で過マンガン酸カリウムと反応させて，アルコールを酸化し，減少した重クロム酸あるいは過マンガン酸を滴定によって求め，相当するアルコール量を算出する．この場合アルコールから酢酸への酸化が制限因子となる．

［1］重クロム酸カリウム法-Ⅰ

(1) 試　　薬

① 0.2N-$K_2Cr_2O_7$溶液

　再結晶重クロム酸カリウム9.807gを精秤し，蒸留水で1 000mlとする．

② 濃　硫　酸

③ 8％ヨウ化カリウム溶液

　ヨウ化カリウムの結晶80gを蒸留水に溶かし，1 000mlとし，1～2滴のチオ硫酸ナトリウム溶液を加え褐色瓶に保存する．

④ 0.1Nチオ硫酸ナトリウム

　チオ硫酸ナトリウムの結晶25gを蒸留水に溶かし1 000mlとし

褐色瓶に保存する．

⑤　1％デンプン液

可溶性デンプン1gを熱水に溶かし100mlとする．

（2）操　　作

試料液10mlをケルダール窒素蒸留装置で蒸留し，留液100mlを得る．この適当量（エタノールとして20mg以下）をとって検液とする．

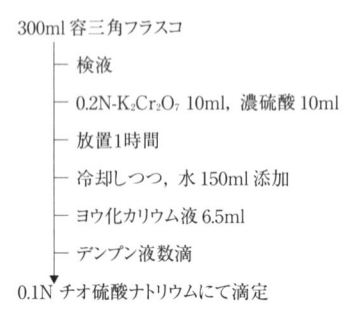

```
300ml容三角フラスコ
   ├ 検液
   ├ 0.2N-K₂Cr₂O₇ 10ml，濃硫酸 10ml
   ├ 放置1時間
   ├ 冷却しつつ，水 150ml添加
   ├ ヨウ化カリウム液 6.5ml
   ├ デンプン液数滴
   ↓
0.1N チオ硫酸ナトリウムにて滴定
```

図 13.2.1　重クロム酸カリウム法－Ⅰによるエタノールの定量操作

（3）計　　算

0.2N-$K_2Cr_2O_7$ 1mlはエタノール2.26mgに相当する．また，0.1N チオ硫酸ナトリウム1mlは1.13mgのエタノールに相当する．まず，エタノールを含まない水を用いて操作し，得られた滴定数が b ml，検液 s ml を用いて行った滴定数が a ml であったとすると，検液 s ml 中のエタノールは $(b-a) \times 1.13$ mg となる．試料液100ml中には，

$$(b-a) \times 1.13 \times 10/s \times 100$$

となる．

1）実　施　例

試料10mlを蒸留し，留液100mlを得た．この5mlを用いて定量操作を行ったところ，0.1N チオ硫酸ナトリウムの滴定数は5.6mlであった．一方，エタノールを含まない水を用いて得た滴定数は20.3mlで，この0.1N チオ硫酸ナトリウムの力価は0.985であった．この試料中のエタノールは，

$$(20.3 - 5.6) \times 0.985 \times 1.13 \times 10/5 \times 10 = 327\text{mg}$$

したがって試料100ml中には $327 \times 10 = 3270$mg，すなわち3.27g含まれることになる．

2）試料量について

試料10mlを蒸留し，その留液を得たとき，定量に供する適当な検液量と試料中のエタノール含量との関係は次のとおりである．

表13.2.1　エタノール定量時の検量線と
エタノール含量

検液量（ml）	エタノール（g/100ml）
1	17以下
5	3.5
10	1.7
20	0.8

［2］重クロム酸カリウム法-Ⅱ（AOAC法)[3]

試料を酸性重クロム酸カリウム溶液中で水蒸気蒸留する．エタノールの酢酸への酸化は加熱によって完全に行う．未反応の重クロム酸をo-フェナントロリンを指示薬として標準硫酸第一鉄アンモニウム溶液で滴定して求める．

（1）試　　薬

① 重クロム酸カリウム溶液

硫酸325mlを約400mlの水に加え，混合冷却して80〜90℃とする．これに$K_2Cr_2O_7$ 33.768gを加え，溶かし，冷却した後，全容を水で1 000mlとする．

② 硫酸第一鉄アンモニウム溶液

$FeSO_4(NH_4)_2・6H_2O$ 135.5gを約500mlの水に溶かし，硫酸30mlを加える．これを水で1 000mlとする．

硫酸第一鉄アンモニウム溶液は空気でゆっくり酸化されるので，毎日$K_2Cr_2O_7$液25mlを滴定してブランクを求めておく．また，30分以上ビュレット中に入れた硫酸アンモニウム溶液は捨てる．

③ フェナントロリン硫酸第一鉄指示薬

$FeSO_4・7H_2O$ 0.695gを約50mlの水に溶かし，o-フェナントロリン1.485gを加え，水で100mlとする．

（2）操　　作

検液1mlをホールピペットにとり，ミクロケルダール蒸留装置の真空瓶部分に入れ，少量の水で洗う．50ml容三角フラスコに重クロム酸カリウム溶液25mlを入れた受器を冷却管の先端にセットする．受器の容量が約40mlになるまで，水蒸気蒸留する．

密栓をして60±2℃の水槽中に20～25分つける．これを500ml三角フラスコに移し，洗浄瓶で洗い込む．硫酸第一鉄アンモニウム溶液で，ほとんど透明な緑色となるまで滴定する．このとき，指示薬を3滴加え，終点（青緑色から褐色に変化）まで滴定する．

（3）計　　算

$$\text{エタノール容量\%} = 25.0 - (25 \times \text{試料滴定数}/\text{盲検滴定数})$$

重クロム酸カリウム溶液1mlは，エタノール7.94mg，すなわち10μl（エタノールの比重は0.794である）に相当する．

したがって，試料1ml中のエタノール容量は，次のように求められる．盲検値をBml，検液の滴定数を$a$mlとすると，硫酸第一鉄アンモニウム溶液の重クロム酸カリウム溶液に対する力価は$25/B$となる．これに滴定数aを乗じると消費後の重クロム酸カリウム溶液相当滴定数が得られる．したがって，消費された重クロム酸カリウム溶液は$\{25-(25/B)\times a\}$mlとなる．これに10を乗じて，エタノールμlとなる．%を求めるには

$$\frac{\left(25-\frac{25}{B}\times a\right)\times 10}{1000}\times 100 = 25 - 25 \times \frac{\text{試料滴定数}}{\text{盲検滴定数}}$$

$$= 25 \times \left(1 - \frac{\text{試料滴定数}}{\text{盲検滴定数}}\right)$$

となる．

文　献

1) Joslyn, M. A. : Methods in Food Analysis, p. 454, Academic Press New York（1970）
2) 京都大学食品工学教室編：食品工学実験書，下巻，p. 319，養賢堂（1970）
3) Horowitz, H. : Methods of Analysis of A. O. A. C., p. 194, Assocoation of Official Analytical Chemists（1975）

第14章　エチレンと呼吸量

　植物老化ホルモンであるエチレンは，果実の呼吸促進，脱緑，組織の軟化，デンプンの分解，香気成分の生成などを促し，追熟と老化に強く関係している．最近はエチレンの生成を抑制する方法によって青果物や花卉(かき)類の貯蔵期間が延長されるようになった．呼吸は生命体の証であり，この抑制は収穫後の青果物の貯蔵生理と深く結びついている．

1．エチレンの定量

（1）試料と標準物質[1]

1）果実試料

　リンゴを厚さ0.03mmのポリエチレン（PE）の袋に入れ，貯蔵する．この袋内の気体1mlを用いる．

2）標準エチレン

　一定濃度に調製したエチレンガス（例；10ppm，50ppm）ボンベを直接用いるか，純エチレンガスを水中置換により一定濃度に希釈して調製するか，あるいは，簡易的には，エスレル（ethrel＝2-chloroethylphosphoric acid）の一定量を用いてエチレンガスを発生させて，所定のエチレン濃度の気体を調製して供試する．

（2）ガスクロマトグラフィー（GLC）の条件

① 　充填剤：活性アルミナ（エチレン測定用）1m×3mm
　　　　　　（GLサイエンス活性アルミナ TR 30/60 メッシュ）
② 　カラム温度：60℃
③ 　キャリヤーガス：He 40ml/min
④ 　検出器：FID

表14.1.1 エチレン定量のための GLC の条件

GLC 項目		矢野ら[2]	箆島ら[3]	間苧谷ら[4]
試料（気体 ml）		—	0.5	2.0
カラム	材質	ステンレス	ガラス	ガラス
	サイズ	3mm×1m	4mm×2m	3mm×2m
充填剤		活性アルミナ	Porapak Q	Porapak Q
カラム温度（℃）		50	130	70
キャリヤーガス		—	He	N_2
流量（ml/min）		—	40	45
検出器		FID	FID	FID

文　献

1) 白　晋和，阿部一博，岩田　隆，橋本　正，森田昭彦：日本食品低温保蔵学会誌，**15**, 119（1989）
2) 矢野昌充，西篠了康，太田保夫：園学雑，**55**, 194（1986）
3) 箆島　豊，園田　毅，山本房江，中島正利，下田満哉，松本　清：農化，**57**, 1127（1983）
4) 間苧谷徹，山田昌彦，栗原昭夫，秋元稔万，井伊谷雄平：園学雑，**51**, 195（1982）

2．ACC の定量[1]

植物体内におけるエチレン生成は，メチオニンを前駆物質として，SAM（S-adenosyl methionine）を経て，ACC（1-aminocyclo-propane-1-carboxylic acid）が形成され，この脱炭酸によって行われる．SAM から ACC，ACC からエチレンへの経路を阻害する条件の検討によって，植物体の鮮度保持が図られている．

(1) 抽出・分離

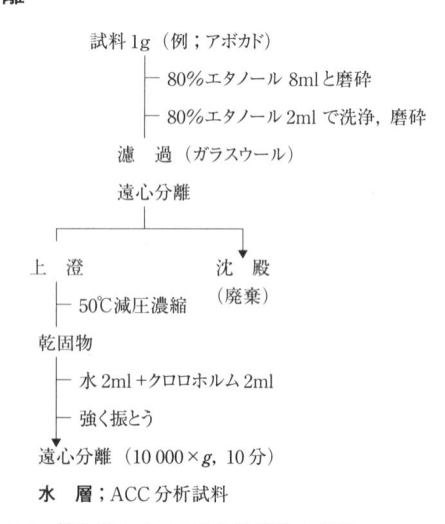

```
試料 1g（例；アボカド）
 ├─ 80%エタノール 8ml と磨砕
 ├─ 80%エタノール 2ml で洗浄，磨砕
濾　過（ガラスウール）
遠心分離
 ├────────────┐
上　澄         沈　殿
 │            （廃棄）
 ├─ 50℃減圧濃縮
乾固物
 ├─ 水 2ml＋クロロホルム 2ml
 ├─ 強く振とう
遠心分離（10 000×g, 10分）
水　層；ACC 分析試料
```

図14.2.1　植物体から ACC 分析試料の調製

（2）定量分析（GLC）

```
15×125mm 試験管
   ├─ 抽出液 0.6ml + HgCl₂ 1 μM
   ├─ ゴム栓でシール，氷冷
   ├─ 5.5% NaOClと飽和 NaOH*¹（2：1 v/v）冷却液 0.1mlをゴム栓を通し
ヘッドスペースガス 1mlを GLC 分析
```

*1：飽和 NaOH；冷水 100gに 42gが飽和．

図 14.2.2 ガスクロマトグラフィー分析用 ACC 試料の調製

文　献
1) Sitrit, Y., Rior, J. and Blumenfeld, A.: *Plant Physiol.*, **86**, 13-15（1988）

3．呼吸量（密閉式呼吸測定法）

（1）原　理

　密閉容器の下部にアルカリ溶液を入れ，その上部に試料を置き，試料から発生する二酸化炭素をアルカリに吸収させ，$BaCl_2$を用いて炭酸イオンを$BaCO_3$として沈殿させる．
　この上澄について，一定濃度の酸を用いて，残存するアルカリを滴定し，消費されたアルカリ量から発生二酸化炭素量を求める．すなわち，

$$2KOH + CO_2 \longrightarrow K_2CO_3 + H_2O$$
$$K_2CO_3 + BaCl_2 \longrightarrow BaCO_3 + 2KCl$$
$$2KOH + 2HCl \longrightarrow 2KCl + 2H_2O$$
$$CO_2 \equiv 2HCl$$

となり，滴定の際に溶液中には，KOHとKClおよび過剰の$BaCl_2$が共存する．

（2）試薬と器具

① 2N-KOH：厳密に2Nである必要はない．
② 0.2N-HCl：力価（F）を求めておく．
③ 25％$BaCl_2$：大体の濃度でよい
④ 電気定温器，デシケーター（大きい方がよい）

（3）操　作

　デシケーターの下部に蒸発皿を入れ，これに2N-KOH 25mlを入れたのち，目皿の上に試料（秤量しておく）を載せて，一定温度，一定時間密閉して放置する．終了後，あらかじめ，250ml容のメスフラスコに25％$BaCl_2$溶液10mlを入れた中にアルカリ溶

液を移し250ml定容とし，よく振とうして数時間ないし一夜放置する．この上澄50mlを取ってフェノールフタレインを指示薬として，0.2N-HClで滴定する．

この0.2N-HCl 1mlはCO_2 4.4mgに相当する．

（4）計　　算

$$CO_2 \text{ (mg)} = 4.4 \times t \times \frac{1}{T} \times \frac{1}{W} \times F \times \frac{250}{50} = \frac{22tF}{TW}$$

t：対照に対する0.2N-HClの滴定差（ml）
F：0.2N-HClの力価
T：測定時間（h）
W：試料量（kg）

呼吸量を測定する時は，測定時の温度を並記する．

（5）注意事項

① 0.2N-HClの滴定数は26ml以上でないと$BaCl_2$が不足し，不正確となる．
② 酸による滴定が過剰となってアルカリで逆滴定するのは避ける．フェノールフタレインによる変色域は酸による場合とアルカリで滴定する場合で異なる．
③ デシケーターはできるだけ大きい方が望ましい．デシケーターの容量は，水置換によって測定しておいた方がよい．
④ 試料温度と測定温度との差をチェックしておく．
⑤ 二酸化炭素以外の揮発性物質が呼吸量に影響を及ぼす場合があるので，測定時間は短い方が望ましい．

（6）実施例

温州ミカン500gを30℃，3時間置き，その時の対照との滴定差が3.07mlであったとすると，上記計算式から，温州ミカン1kgの1時間当たりのCO_2発生量（呼吸量）は次のようになる．

$$CO_2(\text{mg/kg/h/30℃}) = (22 \times 3.07)/(0.5 \times 3)$$
$$= 45 \text{mg } CO_2/\text{kg/h/30℃}$$

文　献

1) 植物栄養学実験編集委員会：植物栄養学実験, p.256, 朝倉書店（1961）
2) 真部孝明, 別所康守, 児玉雅信：愛媛総研報告, **5**, 45（1967）

第15章 無機質

　無機質はミネラルともいわれる．食品や生体内に含まれる元素は，約30種類であるが，このうち炭水化物，脂質およびタンパク質など有機物の形態で存在する炭素，水素，酸素および窒素の4元素を除いたカルシウム，マグネシウム，カリウム，ナトリウム，リン，硫黄，銅，マンガンなどの元素を無機質と呼んでいる．これらの元素は，生体内で必ずしも遊離した無機の状態で存在するとは限らず，タンパク質，脂質，酵素や色素などと結合している場合も少なくない．

1．灰　分（直接灰化法）

（1）定　義
　食品分析では，灰分というのは一種の約束事で，「食品を焼いて残る灰，すなわち無機質の量」を灰分という．しかし，灰分と真の無機質含量とは必ずしも一致しない．大多数の食品では無機質である塩素が灰化によって一部失われる．また，有機物に基づく炭素が炭酸塩の形で多量に存在する．その程度は，試料の性質，灰化の温度や時間などによっても異なる．
　ここでは，550～600℃で試料を完全に灰化処理した時の残渣を灰分とする．

（2）装置と器具
① 磁製るつぼ
　25～50ml容の蓋付を用いる．あらかじめ恒量を次のようにして求めておく．洗浄した容器を600～800℃で数時間強熱したのち，デシケーター内で室温まで冷却し，秤量する．恒量に達するまで繰り返す．
② 電気炉（マッフル炉）
③ るつぼばさみ：25cm以上の長いもの

（3）操　作
　1）前処理
① 前処理が不要なもの

穀類, 豆類などの乾燥食品は破砕あるいは粉砕処理してそのまま灰化する.

② 予備乾燥を必要とするもの

果実・野菜や多くの動物性食品で水分の多いものは, あらかじめ乾燥機内で乾燥する. ジュース類は湯浴上で蒸発乾固した後, ③に示すような下焼きを行う.

③ 下焼きを必要とするもの

糖質を多く含む製品（砂糖, 砂糖菓子類, デンプン加工品など）は灰化の際に著しく膨潤する. このような試料ではハンドバーナーを用いて少量ずつ上部から炎を当てて炭化する. 試料を追加する場合には, るつぼを冷却してから行う. ある程度炭化が進んだら下部からも注意しながら加熱して全体の炭化を図る.

④ 燃焼を必要とするもの

油脂を多く含む試料は, ドラフトチャンバー内であらかじめ燃やし去る. この際, 容器を2/3程度覆うように蓋をしておく.

2）灰　　化

前処理を終えた試料は, 電気炉に入れて, 550〜600℃に温度を上げ数時間保つ. るつぼを電気炉から取り出して室温まで冷却してから, 蒸留水を注意深く数滴加え, さらに, 全体が湿潤状態となるまで加える. このとき炭化物が残っていると黒色の灰となる. 乾燥機（100℃前後）で乾燥し, 白色ないし淡色の灰となるまで灰化を反復する. 灰化が終了したら, 電気炉の電源を切り, 約200℃に温度を下げてからデシケーターに入れて放冷し, 室温に達したら素早く秤量する. 一般に, 蓋は付けないで秤量する.

(4) 計　　算

$$灰分(\%) = (W_1 - W_2)/S \times 100$$

W_1：恒量となったるつぼの重量（g）
W_2：灰化後のるつぼと灰の重量（g）
S：試料採取量（g）

(5) 試　料　量

比較的糖分（炭水化物）含量の高い果実類の灰分定量に必要な試料量は, 品目によって異なるが, おおよそ次のとおりである.

① 組織をもつもの

モモ果肉25〜50g, ビワ果肉50g, ブドウ果肉50g, ナシ果肉25g, 夏ミカン果肉50g, クリ25g, かんきつ葉5〜10g

② 果　　　汁

ストレートジュース100g, 濃縮ジュース25～50g

2．リン(リン酸)モリブデン酸アンモニウム法

(1) 原　　理

酸性リン酸溶液にモリブデン酸アンモニウムとバナジン酸アンモニウムを加えた時に生成する黄色を比色定量する方法で, 呈色がモリブデンブルーに比べて安定で鉄イオンによる妨害も受けにくい. 反応生成物は明らかでない.

全リン酸の定量であるが, 後述するように操作が極めて簡単で, 発色も5分～5時間安定である.

(2) 試料調製

灰化試料を少量の水でうるおし, 濃硝酸1mlを加えて溶かす. 水を加え一定量にしてから振とうする. その後, 濾紙（No.6, No.5A, No.6C）で濾過して一部を取って定量する.

灰化の際ピロリン酸（$H_4P_2O_7$）の生成のおそれがあるときは, メスフラスコに移したのち一度煮沸して正リン酸（H_3PO_4）にしておく.

(3) 試　　薬

① HNO_3 (1:2)：濃硝酸1容+水2容
② バナジン酸アンモニウム液0.25％：NH_4VO_3 2.5gを約500mlの沸騰水に溶かし, 冷却後, 濃硝酸20ml加え水で1 000mlとする.
③ モリブデン酸アンモニウム液5％：$(NH_4)_6Mo_7O_{24} \cdot 4H_2O$ 50gを約50℃の水約800mlに溶かし, 冷却後1 000mlとする.
④ 試薬の混合

上記3種の試薬を1：1：1の割合で①②③の順序で加える. この試薬は着色瓶に保存すると長期間安定である. 使用に先立ち濾過する必要がある.

(4) 検量線の作成

特級KH_2PO_4 4.393gを水に溶かし1 000mlとする. この液はリン（P）1 000ppmを含む. この原液を20倍に希釈して50ppmの溶液を作る. 次に50ml容メスフラスコに50ppm液を0, 5, 10, 15, 20ml取り, 混合試薬10mlを加え発色させ, 水で50mlとする. しばらく放置後, 470nmの吸光度を測定する.

上記の液は，それぞれ0，5，10，15，20ppmとなっている．

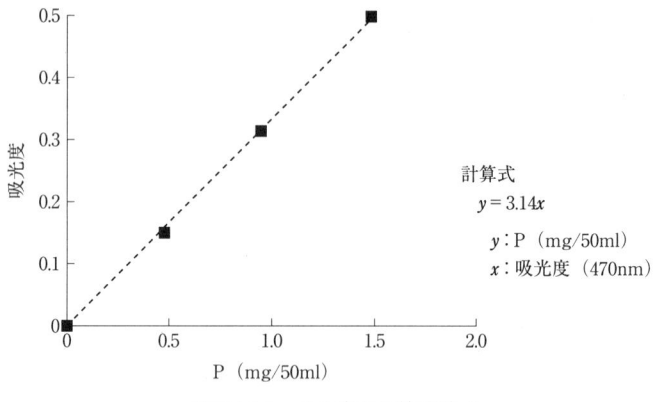

計算式
$y = 3.14x$
y：P（mg/50ml）
x：吸光度（470nm）

図15.2.1 リン定量の検量線 P

（5）操　　作

```
50mlメスフラスコ
    │── 試料10～15ml
    │── 混合試薬10ml
    │── 水で50ml，混合放置30分
    ↓
470nmの吸光度測定
```

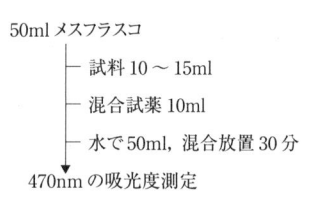

図15.2.2 モリブデン酸アンモニウム法によるリンの定量操作

（6）実　施　例（かんきつ類の葉）[1]

新鮮葉を1%CH_3COOH洗浄→水洗→70℃送風乾燥→粉砕→デシケーター中乾燥

乾燥粉末葉2gを470℃で灰化し，濃硝酸1mlに溶かし水で100mlとする．これをNo.6の濾紙でで濾過し，この濾液10～15mlを用いて定量する．

夏ミカンの葉では10mlで吸光度0.15～0.26であった．

文　献
1) 戸刈義次編：作物試験法，p. 343，農業技術協会（1963）

3．カルシウム

（1）原　　理

　　EDTA（ethylenediaminetetraacetic acid）は多くの重金属イオン，アルカリ土類金属イオンなどと錯塩を作り，適当なpHのもとでは，この錯塩は極めて安定で，生成定数[*1]が大きいために，

*1：formation constant；会合定数，結合定数ともいい，錯体の安定度を示す尺度．

遊離状に存在する金属イオンの濃度は極めて低くなる．金属イオンの存在によって，変色する色素を反応系に加えておくと，各種金属はEDTAで滴定できる．

EDTAとカルシウムとの錯塩はpH 12～13でも安定であるので，同じような反応をするマグネシウムとはpHの調整により分別する．

妨害イオンのうち，Zn，Ni，Co，CuなどはKCNを添加し，Al，Feはトリエタノールアミンを添加すると排除される．Sr，Baは一緒に定量される．この方法は食品中に必ず存在するリンによって妨害されるが，検討の結果カルシウムの5倍量程度までは差し支えない．

（2）試　　薬

① EDTA標準液：0.01M-EDTA

EDTA-2Na 3.7225gを水1 000mlに溶かす．同仁化学のEDTAドータイト（EDTA-2Nの二水和物）を85℃5時間乾燥してから用いる．

② KOH：KOH 225gを水に溶かして，500mlとする．

③ KCN：10％水溶液

④ トリエタノールアミン

⑤ 指示薬：ドータイトNN粉末

2-オキシ-1(4-オキシ-4-スルホ-1-ナフチルアゾ)-3-ナフトエ酸の粉末1部に対し，無水硫酸カリウムの結晶100部を加え，磨砕混合して固体試薬として用いる．

（3）操　　作

試料は5．鉄の項を参考にして調製する．

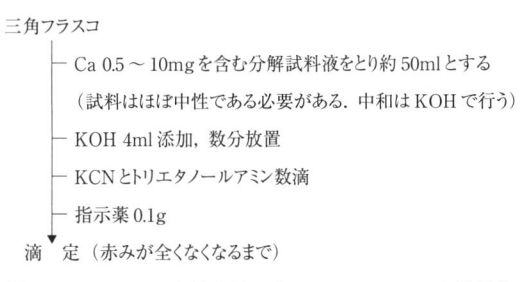

```
三角フラスコ
   ├ Ca 0.5～10mgを含む分解試料液をとり約50mlとする
   │  （試料はほぼ中性である必要がある．中和はKOHで行う）
   ├ KOH 4ml添加，数分放置
   ├ KCNとトリエタノールアミン数滴
   ├ 指示薬 0.1g
   ↓
  滴　定（赤みが全くなくなるまで）
```

図15.3.1 キレート滴定法によるカルシウムの定量操作

Mgを多く含む食品では，KOHを加えて$Mg(OH)_2$を沈殿させたとき，Caを抱き込んで沈殿するので，次の予備滴定法で行うのがよい．

```
予備滴定                          本滴定
├─ 試料50mlとする                 ├─ 試料50mlとする
├─ KOH 4ml                       ├─ 滴定数より1ml少ないEDTA液
├─ KCN,トリエタノールアミン   ──→ ├─ KOH 4ml
├─ 指示薬                        ├─ KCN,トリエタノールアミン
↓                                ├─ 指示薬 0.1g
滴定 ────────────────────────┘   ↓
                                  滴定
```

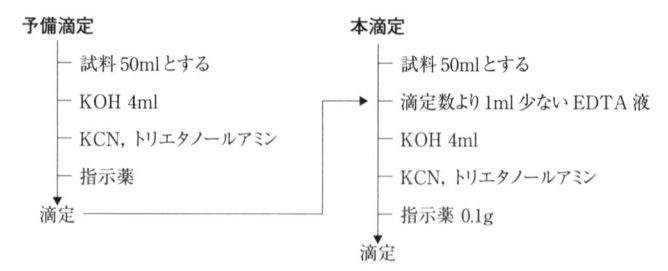

図15.3.2 マグネシウムが多量に共存した場合のキレート滴定法によるカルシウムの定量操作

(4) 計　算

EDTA標準液1mlがCa 0.4008mgに相当するので，滴定数に0.4008を乗じて試料中のCa (mg) を求める．

(5) 実 施 例

① 夏ミカンの葉

乾物2gを灰化→100mlとし，5mlを検液とする．

② クリ（予備滴定法）

乾物10gを灰化→100mlとし，その20mlを用いる．

③ 水

Ca硬度：検水50mlを用いる．0.01M-EDTA 1ml = $CaCO_3$硬度1に相当する．

4．マグネシウム

(1) 原　理

カルシウムの場合と同様である．マグネシウムはpH 10以上では，水酸化マグネシウムとなって沈殿するので，緩衝液でpH 10に保ち，CaとMgの合計を計算し，別に定量したCa量を差し引いてMg量とする．

この場合の指示薬として，エリオクロムブラックTを用いる．この指示薬はMgと赤色のMg化合物を作る．EDTAによる滴定では，まずCaと結合し，次にMgと結合し，さらに色素とMg化合物からはMgを奪う．このとき，色素-Mg化合物の赤色から指示薬の青色に変わる．この時が終点である．

(2) 試　薬

① Mg-EDTA標準液

EDTA 4gと塩化マグネシウム0.1gを水に溶かして1,000mlと

する．$CaCO_3$で標定する．

② 緩衝液pH 10

塩化アンモニウム67.5g，濃アンモニア水570mlを1 000mlとする．

③ EBT指示薬

エリオクロムブラックT（EBT）をメタノールまたはエタノールに溶かして，0.4〜0.5％溶液とする．その都度新調する．

④ KCN，トリエタノールアミン

（3）操　　作

Ca＋Mgとして，0.5〜10mgを含む試料を用いる．

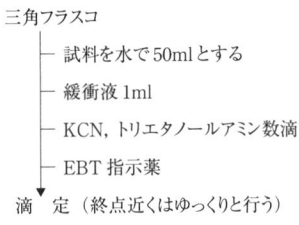

```
三角フラスコ
  ├ 試料を水で50mlとする
  ├ 緩衝液1ml
  ├ KCN，トリエタノールアミン数滴
  ├ EBT指示薬
  ↓
  滴　定（終点近くはゆっくりと行う）
```

図15.4.1 キレート滴定法によるマグネシウムの定量操作

[註]
　Mg不在の場合にはEBTの変色が不鮮明となるので，Mg-EDTAを用いるが，植物ではほとんど含まれているので，Ca用のEDTAでよい．

（4）計　　算

標定した0.01M-EDTA 1mlはMg 0.243mgに相当する．Mg量を求めるにはCaの定量値を差し引いた値に0.243を乗じて求める．

$$Mg = (a - b) \times 0.243$$

　　a：pH 10での滴定値
　　b：pH 12での滴定値（Caの滴定値）

（5）実　施　例

① クリ

乾物10gを灰化100mlとし，その10mlを供試する．

② 夏ミカンの葉

乾物2gを灰化100mlとし，その5mlを用いて定量する．

③ 水

全硬度は0.01M-EDTA 1ml＝1として表す．

5．鉄（o-フェナントロリン法）

（1）原　　理

o-フェナントロリンは，一定範囲のpHのもとで，鉄（Ⅱ）と反

応して深紅色の錯化合物（$C_{12}H_8N_2$）$_3$Fe(II) を生じる．感度が高く，1 μg まで定量できる．妨害はほとんどなく，銅の影響があるが，食品に含まれる程度の量では問題にならない．ピロリン酸は鉄と結合して発色を妨げるので，あらかじめ，正リン酸に変えておく．鉄(III) は淡黄色の錯化合物しか作らない．したがって，酸性溶液中で還元剤を加えて二価の鉄に還元してから，フェナントロリンを加える．下記の方法では，クエン酸ナトリウムでpH 3.5 に調整してから発色させる．この方法はpH 3～8 の範囲で安定であり，他の共存物質の影響が少ない．

(2) 試　薬

① 塩酸（鉄を含まないこと）

濃塩酸：水 = 1：1 または 1：3

② 0.25% o-フェナントロリン

o-フェナントロリンの結晶 0.25g を 100ml に溶かす．かすかに紅色を帯びるまで使用できる．冷暗所におくと長期間保存できる．

③ 1% ヒドロキノン

使用の都度新しく調製する．

④ 25% クエン酸ナトリウム

クエン酸ナトリウム 25g を水に溶かして，100ml とする．

⑤ 指 示 薬

ブロモフェノールブルー（BPB）0.1g を小さい乳鉢で 0.05N-NaOH 3ml とよく混合してから，水に溶かして 250ml とする．

(3) 試料の調製

① 灰化した試料を塩化物として溶かすために，まず，少量の水で灰を湿らせ，濃塩酸：水 = 1：1 の塩酸溶液 10ml を加える．アルカリ性食品では，このとき，二酸化炭素の気泡が発生するので時計皿で覆い，のちに時計皿に付着した飛沫を洗い込む．これを，湯浴上で蒸発乾固させる．ケイ酸は不溶性となって沈殿し，ピロリン酸は正リン酸となる．

② 蒸発乾固したものに，塩酸溶液（1：3）5ml と水 10ml を加え，ガラス棒で撹拌して，温めて溶かす．定容にしたのち，濾過して不溶物を除く．

（4）定量操作

```
試験管（pH調整用）              25mlメスフラスコ
├ 灰化試料20ml以内              ├ 灰化試料20ml以内（Fe 0.2mg）
├ BPB 4滴                      ├ ヒドロキノン1ml
└ クエン酸ナトリウムで滴定する   ├ フェナントロリン2ml
滴定量のクエン酸ナトリウム ───→ ├ クエン酸ナトリウム所定量
                               └ 水で定容とし，20℃以上で60分以上
                                 放置する
                               吸光度測定（500nm）
```

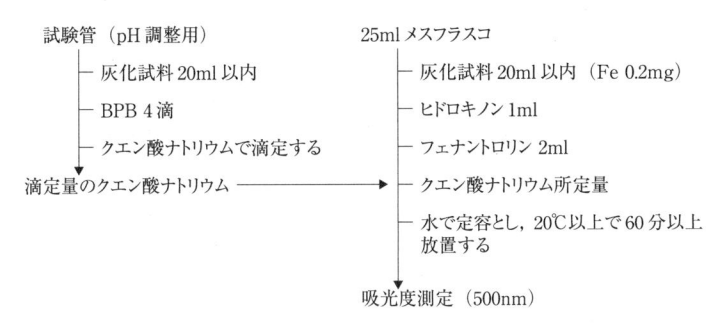

図 15.5.1　*o*-フェナントロリン法による鉄の定量操作

（5）試料調製例

① クリ：乾物5gを用い，50mlとし，その5〜10mlを供した．
② 夏ミカンの葉：乾物2gを用い，50mlとし，その10mlを供した．

文　献
1) 永原太郎，岩尾裕之，久保彰治：全訂　食品分析法，p. 163，柴田書店（1964）

6．原子吸光分析法

（1）原　理
　試料を炎中に噴霧して，基底状態に解離させる．これに，同一元素から放射された特定波長の光を通過させて，外側電子の励起状態に基づく吸収を測定する．吸収強度によって元素の定量ができる．定量に適する元素は原子状態への解離が容易で，励起やイオン化が起こりにくい元素である．

（2）試　薬
1）測定阻害防止液（Ca，MgのP，Alによる干渉を除去する）
① ストロンチウム（Sr）液
　Srとして5 000ppmとなるように，水または1%HClにSrCl$_2$溶かし，検液に終濃度500〜1 000ppm添加する．
② ランタン（La）液
　La$_2$O$_3$ 58.65gを蒸留水で湿らせ，濃塩酸250mlをゆっくり加えて溶かす．これを純水で1 000mlとする．この液はLaが5%含まれ，検液に終濃度1%となるように添加する．ランタン原液は，Ca 0.4μg/ml，Mg 0.04μg/ml含むので補正する必要がある．

[参考]
原子吸光分析による元素の波長と感度

元素	波長(Å)	感度(ppm)
Al	3 093	0.5
As	1 890	0.5
Ca	4 227	0.03
Cu	3 248	0.02
Fe	2 483	0.04
K	7 665	0.01
Mg	2 852	0.03
Mn	2 795	0.02
Na	5 890	0.005
Pb	2 170	0.2
Sn	2 246	0.5
Zn	2 139	0.005

[註]
　検液への添加量は，両液のいずれかを終濃度1 000〜10 000ppmになるように添加すれば，あらゆる試料に適用できるが，食品の場合には，500〜1 000ppmの添加で充分である．食品では，リン酸の影響を考慮すればよい．

2) 標準液の調製

各元素の標準液を，**表15.6.1**の処方に基づいて調製する．それぞれの標準原液を希釈して，標準曲線作成用の液とする．

表15.6.1 原子吸光分析用元素の標準液調整法

元素	供試金属	秤量(g)	溶媒(全容は純水で1 000ml)	
Ca	$CaCO_3$	2.497	3N 塩酸少量	
Cu	Cu(金属)	1.000	濃硝酸	5ml
Fe	Fe wire	1.000	濃硝酸	5ml
K	KCl	1.907	水	
Mg	MgO	0.829	濃硝酸	10ml
Mn	MnO_4	1.388	濃塩酸	10ml
	MnO_2	1.583	濃塩酸	10ml
Na	NaCl	2.542	水	
Pb	$Pb(NO_3)_2$	1.599	濃硝酸	10ml
Zn	Zn(金属)	1.000	濃硝酸	10ml

表中の標準液には，それぞれの元素が1 000mg/1 000ml（Mgのみ500mg/1 000ml）含まれる．

CaおよびMg標準液には，Sr，Laのいずれかの阻害防止液を加える．

3) 試料の調製

① 乾式灰化と溶解

るつぼ（白金皿，石英皿）に既知量の試料を入れ，100℃以上の温度で乾燥したのち，550℃前後で灰化する．灰化物は冷却後，少量の水で湿らせたのち，塩酸（1：1）10mlを加え，湯浴上で加熱し，完全に乾固する．乾燥物に塩酸（1：3）5mlと水10mlを共に加え，温めて溶かし，50mlまたは100mlメスフラスコに入れ，定容としたのち，濾過し，濾液を供試液とする．

② 湿式灰化

試料が極めて少量の場合とか，乾式灰化が困難な場合（乾式灰化時，るつぼからあふれる食品とか，酸性が強くて灰化しにくいもの）には，湿式灰化を行う．ただし，糖質とか脂質を多量に含むものには不向きである．

試料の一定量をケルダールフラスコ（200～300ml容）にとり，濃硝酸10mlを加え，緩やかに加熱する．時々，火から下ろして反応が過度にならぬようにする．全体が黄褐色の透明液になったら火からはずし，濃硫酸を3ml注意して加える．これを加熱して褐色のガスの発生が終わるまで続ける．白い硫酸の煙が発生し始めたら火から下ろし，濃硝酸2mlを加え，これを繰り返す．最終的には褐色ガスが減り，硫酸の白煙がでる時点でも，液が黒色にならなくなる．このとき，火から下ろし，冷却後，60％過塩素

[註]
灰化時に600℃を超えると，灰が溶融して容器に付着したり，リン酸が分解して揮発する恐れがある．

灰化するのが困難なときには，冷時，水で湿らせてから乾燥したのち，再び灰化するとよい．これを繰り返しても不完全な場合には，冷時，過酸化水素水を少量加え，乾固してから灰化する．

酸1mlを加えて加熱する．液は黄→淡黄→無色となる．白煙がほとんどなくなれば冷却し，純水10mlを加えて，メスフラスコに移し，純水で定容とする．

4）測　　　定

原子吸光分析の場合には，絶えず標準物質の一定濃度と対比して測定する必要があるので，標準液を次のように希釈しておく．

Ca	：0，2，4，6，8，10ppm
Cu，Fe，Mn	：0，2，4，6，8，10ppm
K	：0，1，2，3，4，5ppm
Mg	：0，0.2，0.4，0.6，0.8，1.0ppm
Zn	：0，1，2，3，4，5ppm

カソードランプを点灯してから15〜20分後に希釈標準液と対比しながら検液で測定する．定量範囲を超える場合には，適宜希釈して再度行う．

標準液の検量線から，検液の濃度を求める．

[註]
一般に原子吸光分析では，塩酸溶液で行う．特にMnでは，硝酸に溶かすと，吸光度が約半分に低下し，Ca，Kもやや低い値になる．K，Naの場合には，灰化が不充分でも結果にほとんど差がないが，Mnでは大きい差がでる．飲料のような液体で粘度の極めて低い試料では，塩酸酸性としたのちに濾過し，その濾液を直接測定できる．

（3）実　施　例

① 植物の葉の風乾物

1gを乾式灰化し，特級塩酸1mlに溶かし，50mlに定容とする．この液1mlを100mlに希釈し，Cu，Fe，Mn，Alを定量する．また，原液1mlを100ml容メスフラスコに入れ，20 000ppmのストロンチウム液2.5mlを加え，純水で100mlとして，K，Ca，Mg，Naの定量を行う．

② かんきつ類

温州ミカン果皮，じょうのう，果肉ともに，50gを乾式灰化し，1%塩酸に温めて溶かし，25mlとする．実測値の一例を**表15.6.2**に示す．

表15.6.2 温州ミカン各部位の無機イオン濃度（ppm）

部　位	Na	K	Mg	Fe	Ca	Mn	Zn
果　肉	15.5	1 751	143	1.11	129	0.41	0.56
じょうのう	38.7	3 004	209	4.39	1 052	2.54	12.2
果　皮	23.5	2 250	282	4.52	1 316	1.54	1.70

第16章 食品衛生

　食品は，その前提条件として衛生的で安全でなくてはならない．法律的には「食品衛生法」によって，飲食物に基づく衛生上の危害の発生を防止している．食品衛生は飲食物そのもののほか，食品添加物，使用する器具，容器・包装など多岐にわたるので詳細は他の成書に譲り，ここでは，一般的な微生物検査や水質検査に主眼をおいて述べる．

1．硝酸態窒素（NO_3-N）

［1］m-キシレノール法[1]

（1）前処理

　果実・野菜では，AOAC法のうち除タンパク質操作を省略することができる．

［かんきつの場合］
① 果肉

　磨砕後，50gをとり，希アンモニア水で中和する．これを湯浴中で60分間加熱する（抽出と揮発成分の蒸散）．冷却後，100mlに定容にしてから遠心分離する．

② じょうのうおよび果皮

　細切物20gに水100mlを加え，磨砕する．これを果肉の場合と同様に湯浴中で加熱，冷却，遠心分離する．

　両者とも10mlを検液とする．

［註］
　この量では，NO_3-N量が少ないが，果皮やじょうのうではこれ以上希釈率を減らすことは操作上困難である．必要に応じ，遠心分離後，アルカリ側で濃縮する．

（2）試薬

① 5％アンモニア性硫酸溶液

　硫酸銀5gを濃アンモニア水50mlに溶かし，約30mlまで濃縮し，水で冷却後，100mlとする

② 硫酸

　硫酸：水＝3：1

③ m-キシレノール

　2,4-ジメチルフェノールを用いる．

（3）操　作

```
共栓三角フラスコ（500ml容）
  ├─ 試料（10～100μg NO₃-N）10ml
  ├─ 5％アンモニア性硫酸銀 2ml
  ├─ 冷却しつつ硫酸 30ml（試料の3倍量）
  ├─ m-キシレノール 2滴（0.05ml）
  │  密栓して37℃，40分
  │  水100mlを加え，蒸留する．受器には1％NaOH 5mlを入れる
  │  約50ml留出したら，冷却管を希アルカリで洗浄する
  │  100mlに定容とする
  ▼
450nmの吸光度測定
```

図 16.1.1　*m*-キシレノール法による硝酸態窒素の定量操作

（4）定　量　例

$$y = 440x$$

y：NO_3-N（μg）

x：補正吸光度（450nm）

表 16.1.1　*m*-キシレノール法による硝酸態窒素と吸光度の関係

NO_3-N (μg)	吸光度 (450nm)	補正値
0	0.025	0
10	0.047	0.022
20	0.063	0.039
30	0.093	0.068
40	0.116	0.091

［2］ブルシン-スルファニル酸法[2)]

（1）試　薬

① 硫　酸　溶　液

水125mlに95％硫酸500mlを加える．

② 食塩水（飽和水溶液）

NaCl 30gを水で100mlとする．

③ ブルシン-スルファニル酸液

ブルシン硫酸塩七水和物 1gとスルファニル酸0.1gを濃硫酸3mlを含む水70mlに溶かしたのち，水で100mlとする．

④ 標　準　液

KNO_3 0.7218gを水に溶かして，1 000mlとする．これを10倍

に希釈すると，1ml = 0.01mg NO$_3$-N となる．

（2）操　　作

```
大型試験管
   ├── 検液+水で10mlとする
   ├── 食塩水2ml添加
   ├── 冷却しつつ，硫酸溶液10ml加える
   ├── ブルシン-スルファニル酸液0.5ml添加
   ├── 100℃，20分間加熱する
   ├── 水冷
   ↓
吸光度測定（415nm）
```

　　図16.1.2　ブルシン-スルファニル酸法による
　　　　　　　硝酸態窒素の定量操作

（3）実　施　例

0.01mg NO$_3$-N 10mlを用いて操作をすると，補正吸光度が1.00であった．

文　献

1) Horwitz, W. ed. : Methods of Analysis of the A. O. A. C. p. 614-615, Association of Official Analytical Chemists（1975）
2) 水質基準に関する省令，昭和41年5月6日　厚生省令第11号．

2．安息香酸

（1）性　　質

Benzoic acid　　C$_7$H$_6$O$_2$　　　　〔ベンゼン環-COOH〕　　　mp 121〜123℃

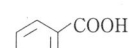

白色の小葉または針状晶．臭気がないか僅かにベンズアルデヒド様臭気を持つ．本品は遊離酸またはエステルとして安息香，ペルーバルサム，トルーバルサム，蘇合香（そごうこう）などに多量に含まれ，また種々の植物揮発油，雑草など植物界に存在する[1]．

① 溶　解　度[2]

安息香酸1gは水275ml，熱湯20ml，エタノール 3ml，熱エタノール 1.5ml，クロロホルム5ml，エーテル約3mlに溶ける．
精油または脂肪油に溶け，石油ベンジンに僅かに溶ける．

② 沸　　点

250℃であるが，それ以下で昇華し，水蒸気と共に蒸発する．

（2）防腐力と毒性

　防腐作用は1875年Salkovskiによって認められた．pH 3.5において1/800溶液は1時間以内にブドウ球菌その他の菌を殺滅するが，pH 5では1/20溶液でも確実な殺菌力がない．また，安息香酸の塩類は遊離の安息香酸よりも概して殺菌力が弱い．食品1kg当たり0.6gの添加（最終製品の残存量）が許可されているが（0.06％），一般の添加量は0.05％程度である．

　摂取したときの毒性はサリチル酸に似ているが非常に弱い．

　安息香酸は体内の肝臓でアミノ酸と結合し尿中に主として馬尿酸（$C_6H_5CONH \cdot CH_2COOH$）として排出される．

　急性毒性（LD_{50} [*1]）は**表16.2.1**のとおりである[2]．

[*1]：半致死量；ある定まった条件の下で，試験に用いた動物の50％が死ぬ物質の量．

表16.2.1　安息香酸の急性毒性

動物名	LD_{50}	投与方法
カエル	2.5mg/g	リンパ腔内注
イヌ	2g/kg	経口
ウサギ	2g/kg	経口
ウサギ	2g/kg	皮下注
モルモット	1.4g/kg	腹腔内注

（3）定性試験[2]

1）試料調製（液体食品）

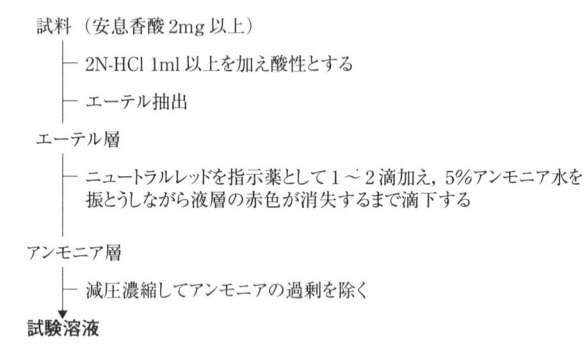

```
試料（安息香酸2mg以上）
  ├─ 2N-HCl 1ml以上を加え酸性とする
  ├─ エーテル抽出
エーテル層
  ├─ ニュートラルレッドを指示薬として1～2滴加え，5％アンモニア水を
  │   振とうしながら液層の赤色が消失するまで滴下する
アンモニア層
  ├─ 減圧濃縮してアンモニアの過剰を除く
試験溶液
```

図16.2.1　安息香酸の定性試験用試料の調製

[註]
　アンモニアが残っていると水酸化鉄の沈殿を生じる．また$FeCl_3$の過剰も避けなくてはならない．

2）定性試験

```
上記検液の一部を蒸発皿にとる
  ├─ 水浴上でほとんど蒸発乾固
  ├─ 少量の熱湯添加（必要に応じて濾過）
溶液
  ├─ 0.5％$FeCl_3$液添加
サケ肉色の沈殿……安息香酸の存在
```

図16.2.2　安息香酸の定性操作

文 献

1) 日本薬学会編：衛生試験法注解，p. 171，金原出版（1970）
2) 食品添加物注解編集委員会：第1版 食品添加物公定書注解，p. 34，金原出版（1961）

3．デヒドロ酢酸（DHA）

（1）性　　質[1)]

Dehydroacetic acid　$C_8H_8O_4$　分子量 168.15

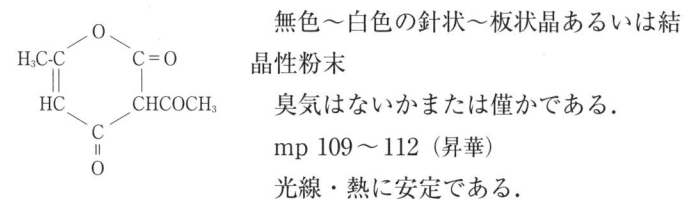

無色～白色の針状～板状晶あるいは結晶性粉末

臭気はないかまたは僅かである．

mp 109～112（昇華）

光線・熱に安定である．

飽和水溶液（0.1％）のpHは4で水蒸気と共に一部揮散する．熱に安定であるが直射日光下で僅かに黄色に着色することがある．

$$0.001\%水溶液の\lambda_{max} = 229 \pm 2 \text{nm}$$

[溶解度][1)]

表16.3.1　デヒドロ酢酸の溶解度

溶　　媒	溶解度 g／100ml
水	0.1
アセトン	22
アルコール	3
エーテル	5
n-ヘプタン	0.7
オリーブ油	1.6
パラフィン	1.9（65℃）

（2）防腐力と毒性

抗菌力はpHで変化するが，それ以外の因子にはあまり影響されない．腐敗菌，病原菌の別なく一般に作用し，カビ・酵母に対しては細菌類より強い抗菌力を示す．その作用は1/1000位の濃度で発揮する．熱に安定で120℃ 20分の加熱でも抗菌力に変化がない．

[毒　性][2)]

1）急性毒性

ラット　経口 LD_{50} 1.0g/kg，マウス　経口 LD_{50} 1.27g/kg

2）慢性毒性

0.02, 0.05, 0.1％の飼料でラットを年間飼育して0.02, 0.05％区は全く変化がなく，0.1％区に僅かに肝臓の脂肪変化が認められたが，その他の臓器には変化が認められなかった．サルの実験では0.05g/kg，0.1g/kgを1年連続投与して異常がなく，最大耐量は0.2g/kgである．本品は尿，鼻汁，乳などから排出され，特定の臓器に蓄積されることはないと認められている．

使用基準：清涼飲料水0.05g/kg以下．

（3）定 性 試 験

1）試　　薬

① サリチルアルデヒド液

新しく蒸留したほとんど無色のサリチルアルデヒド20gを95％エタノールに溶かし100mlとする．

2）試料調製（例；清涼飲料水）

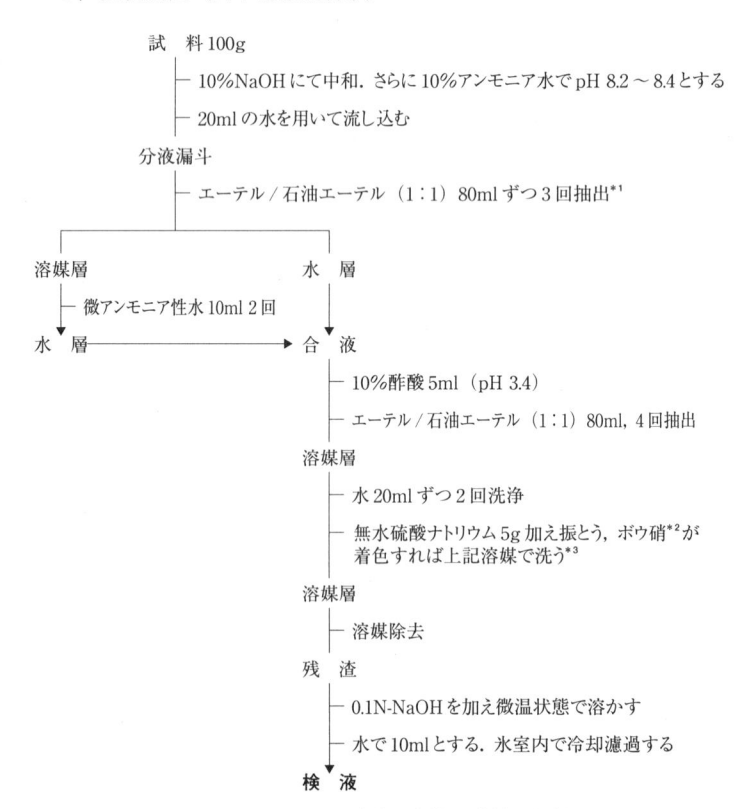

```
試　料 100g
    ├─ 10％NaOHにて中和．さらに10％アンモニア水でpH 8.2～8.4とする
    ├─ 20mlの水を用いて流し込む
分液漏斗
    ├─ エーテル/石油エーテル（1：1）80mlずつ3回抽出*1
溶媒層                     水　層
    ├─ 微アンモニア性水 10ml 2回
水　層  ─────────────→  合　液
    ├─ 10％酢酸 5ml（pH 3.4）
    ├─ エーテル/石油エーテル（1：1）80ml，4回抽出
溶媒層
    ├─ 水 20mlずつ 2回洗浄
    ├─ 無水硫酸ナトリウム 5g 加え振とう，ボウ硝*2が
    │   着色すれば上記溶媒で洗う*3
溶媒層
    ├─ 溶媒除去
残　渣
    ├─ 0.1N-NaOHを加え微温状態で溶かす
    ├─ 水で10mlとする．氷室内で冷却濾過する
検　液
```

図16.3.1 デヒドロ酢酸の定性用試料の調製

*1：天然色素は酸性液で分離しやすいがDHAを損なうので弱アルカリ性で抽出する．
*2：硫酸ナトリウム十水和物（Na₂SO₄・10H₂O）の俗称，グラウバー塩（Glauber's salt）とも呼ばれる．
*3：洗ったボウ硝（無水硫酸ナトリウム）は捨て，新しいボウ硝を加え着色しなくなるまでボウ硝の添加を繰り返す．

3）定性試験

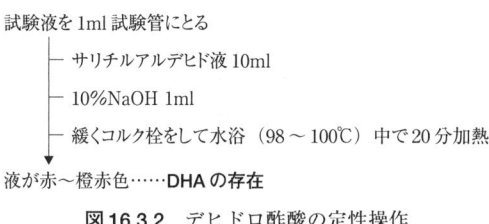

```
試験液を1ml試験管にとる
   ├─ サリチルアルデヒド液 10ml
   ├─ 10％NaOH 1ml
   ├─ 緩くコルク栓をして水浴（98〜100℃）中で20分加熱
   ↓
液が赤〜橙赤色……DHAの存在
```

図16.3.2　デヒドロ酢酸の定性操作

文　献
1) 川城　巌, 藤井清次：食品添加物ハンドブック, p. 200, 光生館（1969）
2) 食品添加物注解編集委員会：第1版 食品添加物公定書注解, p. 34, 金原出版（1961）

4．CMC（カルボキシルメチルセルロース）

（1）試　薬

① 塩酸酸性メタノール溶液

濃塩酸100mlにメタノール250mlを加える．

② アントロン硫酸溶液

アントロン0.1gを硫酸100mlに溶かす．

③ 希アントロン硫酸溶液

②の60mlに水を加えて100mlとする．

（2）試料の調製

試料10gに0.5N-NaOH 50mlを加え，よく振り混ぜ，1時間放置する．これに30％酢酸でpH5.5〜6.0としたのち，1N-CaCl₂ 2mlを加えよくかき混ぜ，さらに1時間放置する．この液を吸引濾過する．濾液5mlに①の試薬20mlを加えよくかき混ぜ遠沈する．上澄を捨てさらに①の試薬20mlで遠心分離する．上澄にアントロン反応がなくなるまで繰り返し洗う．

（3）定性試験

沈殿に1N-NaOH 20mlを加えしばらく放置する．この液にアントロン硫酸溶液5mlを加えるとき，直ちに青緑色を呈するとCMCが存在する．

5．亜硫酸，亜硫酸塩および次亜硫酸塩(チオ硫酸塩)[1]

(1) 原　理

試料をリン酸酸性で蒸留し，留液を酢酸鉛液に受け，生じた亜硫酸鉛のコロイド液をヨウ素で滴定する．ロンガリット*1のようにホルムアルデヒドを含むものは，このコロイド液を比濁する．ただし，ショウガのように安定な還元性物質が共存する場合には定量されるので高い測定値を示す．

*1：スルホキシル酸ホルムアルデヒド塩の商品名．通常はロンガリットCとよばれるナトリウム塩$NaHSO_2 \cdot HCHO \cdot 2H_2O$で$Na(H_2CHO)SO_3 \cdot 2H_2O$が少し混合している．

(2) 試　薬

① 5％NaOH
② 2％$Pb(CH_3COO)_2 \cdot 3H_2O$（酢酸鉛）
③ 25％H_3PO_4（リン酸）
④ HCl（塩酸）
⑤ 0.01N-I_2（ヨウ素）
⑥ デンプン指示薬

(3) 装　置

共通すり合わせのガラス器具を組み合わせてセットする．

(4) 操　作

磨砕した試料20〜100gを採取し，水150ml程度で蒸留フラスコに流し込む．受器に2％酢酸鉛を25ml入れセットしたのち，25％リン酸25mlを加え，加熱する．受器が100mlに近づけば受器をはずし，先端を洗浄し，塩酸5mlを加えて0.01N-I_2でデンプン指示薬を用いて滴定する．

試料の代わりに水を用いて蒸留した値をブランク*2として差し引く．終点は紫色が1分程度は消えずに残る点とする．

[註] 乾果などで直接蒸留してもSO_2の発生しにくいものは5％NaOHでアルカリ性としたのち磨砕し，30分ほど放置したのち蒸留に移る．

*2：食品衛生検査上はブランクを取らない．

(5) 計　算

0.01N-I_2 1mlはSO_2 0.32mgに相当する．

文　献

1) 厚生省環境衛生局監修：衛生検査指針Ⅲ 食品衛生検査指針（Ⅱ），Ⅲ保存料, p.36（1967）

6．微　生　物[1)-3)]

[1] 一般生菌数

カビ，酵母および細菌の全菌数を調べ，当該試料の微生物保持

(付着) 数を見る．

（1） 器具と試薬類

① 生理食塩水

乾熱滅菌した200ml三角フラスコ（綿栓付）に0.9％食塩水100mlを加え，0.5kg/cm^2, 30分間加圧殺菌する．

② 滅菌シャーレ

市販ガス滅菌済みシャーレを使用する．

③ 滅菌ピペット

滅菌済みのピペット（1ml, 5ml, 10ml）を用いる．

④ 標準寒天培地

所定濃度の懸濁液を乾燥滅菌した300ml容三角フラスコ（綿栓付）に150ml入れ，0.5kg/cm^2, 30分加圧殺菌する．これを滅菌シャーレに分注し，平面培地を作る．

⑤ 綿栓付滅菌試験管

⑥ 一般微生物用培地（カビ，酵母，細菌）

粉砕乾燥麦芽1kgに，水4 000～5 000mlを加え，55～60℃で5時間保ち，ヨウ素-デンプン反応がなくなったことを確認した後，布袋で搾る．搾汁を煮沸したのち，卵白（1/2～1個分）を加え，よく撹拌する．再び煮沸後濾過する．糖度計で10°となるように水で希釈する．この麦芽汁に寒天を2％程度加えて，麦芽寒天培地とする．

（2） 一般生菌数の計数

検液の原液，10倍，100倍，1 000倍希釈液（生理食塩水）を調製する．

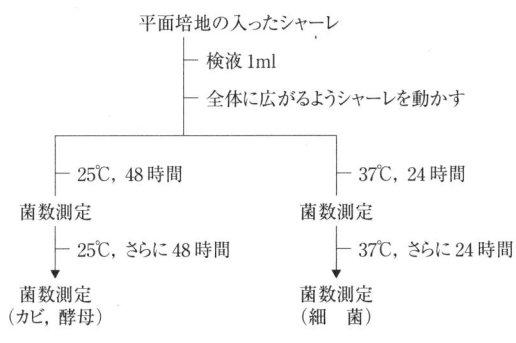

```
            平面培地の入ったシャーレ
                    │
                    ├─ 検液1ml
                    ├─ 全体に広がるようシャーレを動かす
                    │
        ┌───────────┴───────────┐
        │25℃, 48時間           │37℃, 24時間
     菌数測定                  菌数測定
        │25℃, さらに48時間      │37℃, さらに24時間
     菌数測定                  菌数測定
     （カビ，酵母）              （細　菌）
```

図16.6.1 微生物菌数測定の前操作

[註]
検液の希釈は，シャーレ1枚当たり20～100個のコロニーが現れる程度がよい．この適正菌数となった検液を用いて，3枚のシャーレでカウントする．

[2] 大腸菌群 (*Escherichia-Aerobacter* group)

　食品が人間の排泄物などで汚染されているかどうかの指標として検索する大腸菌群は次のように定義されている．

　「グラム陰性，無芽胞性の桿菌で乳糖を分解して酸とガスを生成する総ての好気性および通性嫌気性の菌をいう」．

　この検査方法には推定試験と完全試験がある．

(1) 器具と試薬類

① 滅菌生理食塩水

　乾熱滅菌した200ml三角フラスコ（綿栓付）に0.9％食塩水100mlを入れ，$0.5kg/cm^2$，30分間加圧殺菌する．

② 滅菌試験管

　よく洗浄した試験管（口径18mm）に綿栓をし，150℃で40分間乾熱滅菌する．

③ BGLB発酵管

　BGLB (Brilliant Green Lactose Bile Broth) 粉末40gに水1000ml加えて溶かし，10mlずつ発酵管に分注して，殺菌する．

④ 遠藤培養基

　遠藤培地粉末に水1000mlを加えて，寒天が完全に溶けるまで加熱する．これを滅菌試験管に15mlずつ分注し，殺菌する．培養時には，滅菌シャーレに流し込んで平板として用いる．

⑤ 乳糖ブイヨン発酵管

　普通ブイヨン（肉エキス5g，ペプトン10g，水1000ml）に乳糖を0.5％の割合に加え，pHを6.4～7.0に調節したのち，発酵管に10mlずつ分注してから，間欠殺菌する．

⑥ 普通寒天斜面培養基

　肉エキス10g，ペプトン10g，食塩5gを水道水に溶かし，これに寒天25～30gを加え，全容を1000mlとしてから，沸騰浴中につけて溶かす．試験管に分注し，間欠殺菌後，斜面培地とする．

(2) 試 験
1) 推定試験

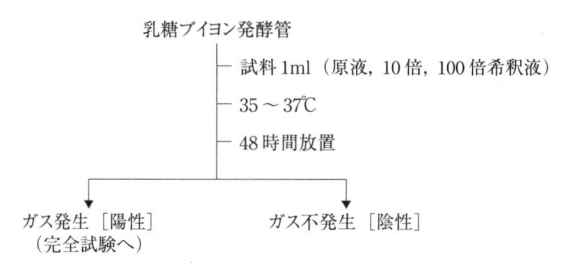

```
乳糖ブイヨン発酵管
    ├ 試料1ml（原液, 10倍, 100倍希釈液）
    ├ 35～37℃
    └ 48時間放置
   ↙              ↘
ガス発生［陽性］    ガス不発生［陰性］
（完全試験へ）
```

図16.6.2　大腸菌群推定試験法

2) 完全試験

推定試験で陽性の発酵管から1白金耳*¹を供試する．

*1：白金耳（はっきんじ）；太さ0.7～0.8mm，長さ5～6cmの白金線の先端をループ状にまるめ，微生物の接種，培養に用いる．

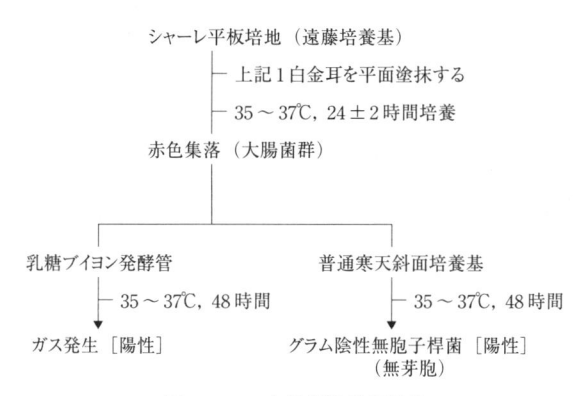

```
シャーレ平板培地（遠藤培養基）
    ├ 上記1白金耳を平面塗抹する
    └ 35～37℃, 24±2時間培養
赤色集落（大腸菌群）
   ↙              ↘
乳糖ブイヨン発酵管    普通寒天斜面培養基
 ├ 35～37℃, 48時間   ├ 35～37℃, 48時間
ガス発生［陽性］    グラム陰性無胞子桿菌［陽性］
                        （無芽胞）
```

図16.6.3　大腸菌群確認操作

[3] 酵 母（野生酵母の分離例）

[註]
カビ，細菌については省略する．

(1) 培地および希釈水

① 分離する果実の果汁を濾過し，寒天を2%添加したのち，加熱して溶かす．シャーレに分注し，間欠殺菌する．
② 人工培地の場合には，次のハイダック液を用いる．

　　ショ糖　　　　　100g
　　アスパラギン　　2.5g
　　K_2HPO_4　　　1.0g
　　$MgSO_4 \cdot 7H_2O$　3.0g
　　蒸留水　　　　　1 000ml

③ 生理食塩水

(2) 酵母の採取

① 新鮮な果実（ブドウ，イチゴなど）を圃場（ほじょう）で数粒採取する．

これを殺菌ガーゼに包み，手早く，綿栓付試験管1本に果汁を絞り込む．
② 綿栓をして，30℃で2〜3日培養する．
CO_2ガスの充分発生したものについて次の分離を行う．

(3) 分　　離

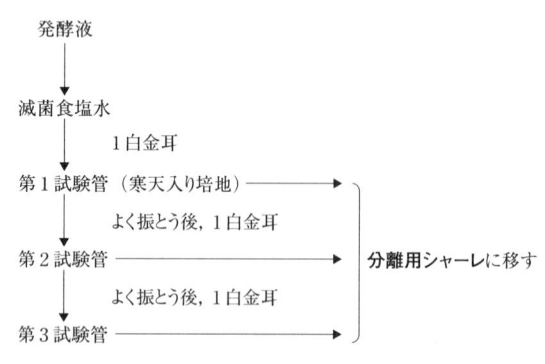

```
                発酵液
                 ↓
              滅菌食塩水
                 ↓  1白金耳
     第1試験管（寒天入り培地）─────┐
                 ↓ よく振とう後，1白金耳   │
     第2試験管 ─────────────┤ 分離用シャーレに移す
                 ↓ よく振とう後，1白金耳   │
     第3試験管 ─────────────┘
```

図 16.6.4　発酵液から酵母の分離操作

綿栓付試験管に分注し，殺菌した培地は，あらかじめ加熱して溶かし，40〜45℃になった時に上記操作を行う．

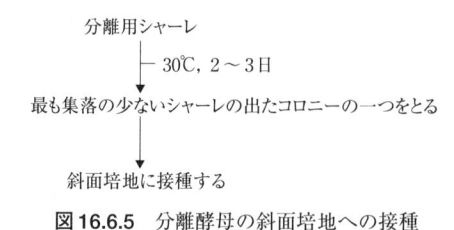

```
       分離用シャーレ
         ├ 30℃, 2〜3日
     最も集落の少ないシャーレの出たコロニーの一つをとる
         ↓
       斜面培地に接種する
```

図 16.6.5　分離酵母の斜面培地への接種

次いで液体培地に接種し，培養後，顕微鏡で形態を観察し，均一性を確認する．

文　献
1) 有藤和雄：食品微生物, p.117, 農業図書 (1970)
2) 京都大学農学部農芸化学教室編：新改版 農芸化学実験書, 第3巻, p.785, 産業図書 (1957)
3) 橋本秀夫：食品衛生学, 改訂版, p.88, 共立出版 (1981)

[4] グラム染色

(1) 試　　薬
① 石炭酸ゲンチアナバイオレット液
　ヘキサメチルパラローズアニリンクロリド（通称；ゲンチアナ

バイオレット）7gに純エタノール100mlを加えて溶かし，この原液10mlに5％石炭酸（フェノール）100mlを加え混合してから濾過する．

② ルゴール液

ヨウ素1g，ヨウ化カリウム2gに蒸留水300mlを加えて溶かしたもの．

③ ビスマルクブラウン液

ビスマルクブラウン（ジアミノフェニルアゾベンゼン塩酸基）1gに純エタノール10ml，蒸留水100mlを加えて溶かしたもの．

(2) 染色操作

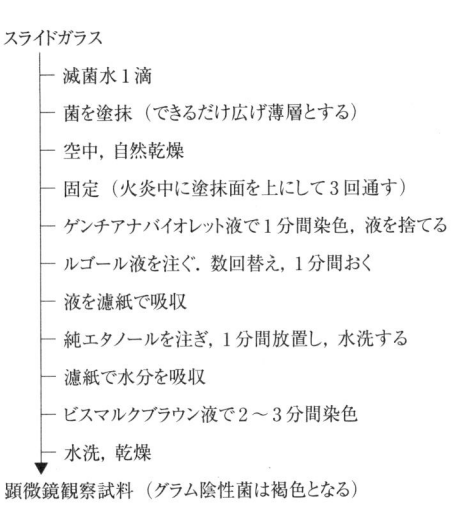

```
スライドガラス
  ├ 滅菌水1滴
  ├ 菌を塗抹（できるだけ広げ薄層とする）
  ├ 空中，自然乾燥
  ├ 固定（火炎中に塗抹面を上にして3回通す）
  ├ ゲンチアナバイオレット液で1分間染色，液を捨てる
  ├ ルゴール液を注ぐ．数回替え，1分間おく
  ├ 液を濾紙で吸収
  ├ 純エタノールを注ぎ，1分間放置し，水洗する
  ├ 濾紙で水分を吸収
  ├ ビスマルクブラウン液で2～3分間染色
  └ 水洗，乾燥
↓
顕微鏡観察試料（グラム陰性菌は褐色となる）
```

図16.6.6　細菌のグラム染色操作

7．水 質 検 査

［1］化学的酸素要求量（COD）
（100℃における酸素消費量：JIS K 0102, p.17 (1964)）

一般に水中の有機物，特に炭素質の有機物は酸化されやすいが，窒素を含むものは酸化されにくい．また亜硝酸塩，第一鉄塩および硫化物などは酸化される．したがってCODの測定は採水直後に行う．塩素イオンも酸化されるが，硫酸銀を共存させて妨害を除く．

(1) 試　　薬

① 硫酸溶液

水2に濃硫酸1を加え薄い紅色を呈するまで過マンガン酸カリ

ウム（KMnO₄）を加える．

② 0.025N シュウ酸ナトリウム液

標定用．150〜200℃，40〜60分乾燥したシュウ酸ナトリウム1.675gを水で1000mlとする．1mlは0.2mg O

③ 0.025N 過マンガン酸カリウム液

KMnO₄ 0.8gを水1000mlに溶かし褐色瓶に保存．

[過マンガン酸カリウム液の力価の評定]

水100mlを入れた300ml容三角フラスコに，硫酸溶液（1：2）10ml，硫酸銀の固体1g，0.025N 過マンガン酸カリウム液5mlを加え，沸騰浴中30分加熱する．これに0.025N シュウ酸ナトリウム液10mlを加えて脱色し，検液を0.025N 過マンガン酸カリウム液で紅色になるまで滴定する（a ml）．さらに，0.025N 過マンガン酸カリウム液5mlを加え，再び30分加熱し，0.1N シュウ酸ナトリウム液10mlを加え，60〜80℃に保ちながら0.025N 過マンガン酸カリウム液で滴定する（b ml）．2回の滴定数a，bから力価Fは次式で求める．

$$F = \frac{20}{10 + a + b}$$

（2）試験操作

検水の適量*1をフラスコに取り，水で100mlとし，硫酸溶液（1：2）10ml，硫酸銀1gを加えてよく振り，数分放置後，過マンガン酸カリウム液10mlを加え，沸騰水に30分つけ，次にシュウ酸ナトリウム液10mlを加え，60〜80℃に保ちながら，過マンガン酸カリウムを液で逆滴定する（薄い紅色を終点）．別に同一条件でブランクテストを行う．ブランクテストの滴定値a ml，検液での滴定値b mlから次式によりCODを算出する．

$$COD = (b - a) \times F \times \frac{1000}{I} \times 0.2$$

COD：過マンガン酸カリウム液による酸素消費量(ppm)
F：0.025N 過マンガン酸カリウム液の力価
I：検水量（ml）

*1：検液は0.025N 過マンガン酸カリウムを液が1/2残るよう採取する．

（3）実施例

検水量は，あらかじめ大略のCODの予測ができる場合には次式から求める．

$$検水量(ml) = \frac{1000}{COD}$$

例えばCOD 5000の場合には0.2ml前後取る．

表16.7.1　ミカン缶詰工場排水のCOD分析例

区　分	検　水		滴定数	$F \times (1000/2) \times 0.2$	COD
実　割	そのまま	1ml	3.90	188.6	640
HCl	10倍希釈	1ml	3.25	1 886	5.180
NaOH	〃	1ml	3.55	1 886	5.750
薬品洗浄	そのまま	1ml	6.60	188.6	1.150
総合廃水	そのまま	1ml	2.55	188.6	387
ブランク	—		0.50	—	—

[2] アンモニウムイオン：JIS K 0101, p. 34 (1960)

(1) 原　理

NH_4^+にアルカリ性ヨウ化水銀カリウム溶液（ネスラー試薬）を作用させて褐色の錯塩を生成させ，その色を比色定量する．

光電光度計で0.01～0.32ppm $\begin{cases} 0.01～0.06ppmで精度 \pm 10\% \\ 0.06～0.32ppmで精度 \pm 6\% \end{cases}$

(2) 試　薬

① ネスラー試薬

ヨウ化カリウム5gを水5mlに溶かし，これに塩化水銀(Ⅱ)2.5gを熱水10mlに溶かした溶液を少量ずつ加えよく混合する．生じた沈殿物が溶けずに一部残る程度としたのち放冷する．これに水酸化カリウム15gを水30mlに溶かしたものを加え全量を100mlとする．さらに上記塩化水銀(Ⅱ)液0.5mlを加えて振り，遠心分離して，その上澄を用いる．保存は褐色瓶を密栓1か月．

② アンモニウムイオン標準液

NH_4Cl 2.97gを水に溶かして1 000mlとする．この10mlを1 000mlにうすめる．この1mlはNH_4^+ 0.01mgを含む．この100倍希釈液が0.1ppmである．

(3) 操　作

検水100mlを200ml容メスシリンダーに取り，30% NaOH 0.5ml，25% Na_2CO_3 1mlと水を加え200mlとする．よく振とう後，冷所に放置する．この上澄50mlをホールピペットで抜き取り，ネスラー試薬1mlを加えよく振り，10分後420nmの吸光度を測定する．

検液の濃度 ppm(NH_4^+) = 8.16 × OD

[註]
硬度50以下で遊離のCO_3^{2-}，Feが少なく，濁りがない場合には直接加えてよい．この場合は，
NH_4^+ (ppm) = 16.3 × OD

[3] 亜硝酸イオン（Griess法）[1]

(1) 原理

Griessが考案し，Losvay, Lunglらによって完成された方法で，1-ナフチルアミンとスルファニル酸を検水に加えて生ずるアゾ色素の紅色を比色する．

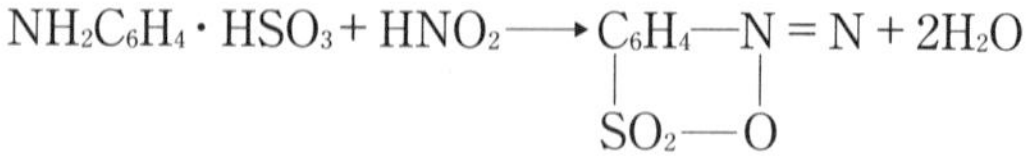

$$NH_2C_6H_4 \cdot HSO_3 + HNO_2 \longrightarrow \underset{SO_2-O}{C_6H_4-N=N} + 2H_2O$$

　　　スルファニル酸亜硝酸　　　　ジアゾ化合物

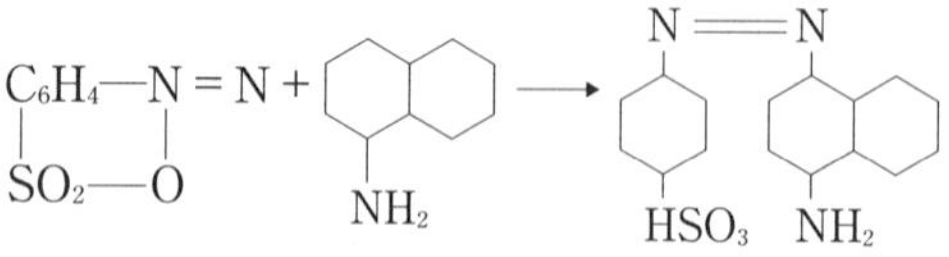

$$\underset{SO_2-O}{C_6H_4-N=N} + \underset{NH_2}{\bigcirc\!\bigcirc} \longrightarrow \underset{HSO_3\quad NH_2}{\bigcirc\!\bigcirc^{N=N}\!\bigcirc\!\bigcirc}$$

　　　　　　　　　　1-ナフチルアミン　　　アゾ化合物

定量範囲：1～10 μg/10ml

(2) 試薬

GR（Griess-Romijn）試薬

　　1-ナフチルアミン　　1g
　　スルファニル酸　　　10g
　　酒石酸　　　　　　　89g

酒石酸を乳鉢で磨砕し，他の2試薬も加えて磨砕する．不純物の混入を避け，外気と遮断して貯蔵する．

(3) 操作

```
口径15mmの試験管（実験室に長く放置した器具は陽性を示すことがある）
├ 検水10ml（pH 3～9まで安定）
├ GR試薬0.1g添加
├ 60℃に5分間加熱
├ 冷却後数時間安定
↓
水を対照として500nmで測定
```

　　　　図16.7.1　グリース法による亜硝酸イオンの定量操作

(4) 計算

蒸留水を対照として測定した吸光度からブランクとして0.002を差し引いた値を補正吸光度とし，次式により10ml中のngを計算する．

$$NO_2(ng/10ml) = 補正吸光度 \times 14.1$$

[4] 塩素イオン（食塩）
(1) 比 色 法
　1) 範　　囲
　塩素イオン（Cl^-）として0.05～5ppmが定量範囲である．

　2) 試　　薬
① 硝　　酸
　a) 0.5N：38ml/1 000ml水
　b) 1N：76ml/1 000ml水
　c) 6N：335ml/1 000ml水
② 硝酸酸性硫酸第二鉄アンモニウム飽和溶液
　1N硝酸に硝酸第二鉄アンモニウムを飽和させ，その上澄を用いる．
③ チオシアン酸第二水銀溶液
　$Hg(NO_3)_2 \cdot H_2O$ 5.0gを0.5N硝酸約200mlに溶かし，これに上記の②液3mlを加え，よく振り混ぜながら，4％チオシアン酸カリウムを溶液が僅かに着色するまで加える．生じた白色沈殿を1G3のガラスフィルターで濾過し，充分水洗後，風乾する．この0.3gをエタノール100mlに溶かし，褐色瓶に入れて保存する．この試薬は安定である．
④ 硫酸第二鉄アンモニウム溶液
　$Fe_2(SO_4)_3 \cdot (NH_4)_2SO_4 \cdot 24H_2O$ 6gを6N硝酸100mlに溶かす．
⑤ 塩素イオン原液
　NaCl 4.121gを秤量し，水で500mlとする．
⑥ 塩素イオン標準液
　⑤の原液50mlをメスフラスコを用い，水で500mlとする．この1mlは0.50mg Cl^-に相当する．さらに，この10mlを500mlとすると1mlは0.01mg Cl^-となる．

3）操　作

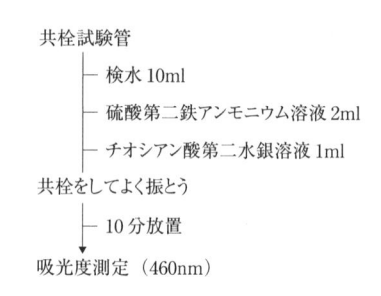

```
共栓試験管
  ├─ 検水 10ml
  ├─ 硫酸第二鉄アンモニウム溶液 2ml
  ├─ チオシアン酸第二水銀溶液 1ml
共栓をしてよく振とう
  ├─ 10分放置
吸光度測定（460nm）
```

図16.7.2　比色法による塩素イオンの定量操作

（2）滴　定　法[2]

1）試　薬

① 0.01N 硝酸銀溶液

純 $AgNO_3$ 1.70gを水に溶かして1 000mlとする．

② クロム酸カリウム溶液

クロム酸カリウム（K_2CrO_4）50gを少量の水に溶かし，これに微赤色の沈殿が生じるまで硝酸銀溶液を加え，濾過し，濾液を水で1 000mlとする．

2）操　作

```
蒸発皿（白色）
  ├─ 検水
  ├─ クロム酸カリウム溶液　約0.5ml
0.01N 硝酸銀溶液で滴定（微褐色まで）
```

図16.7.3　滴定法による塩素イオンの定量操作

3）計　算

滴定数が a ml であったとすると，次式から塩素イオンを求めることができる．

$$Cl^-(ppm) = a \times \frac{1\,000}{検水(ml)} \times 0.3545$$

文　献

1) 三宅康夫，北野　康：水質化学分析法，p. 114，地人書館（1970）
2) 水質基準に関する省令，平成4年 厚生省令第69号 別表．

第17章　食味および個別分析

　この章では，個々の成分分析に属さない項目のうち，物理測定や基本的な機器測定以外のやや特殊な項目についての測定方法を取り上げる．

1．食品の味覚テスト

(1) 味覚テストの種類
　味覚テストには嗜好テストと識別テストがある．

1) 嗜好テスト
　判定する人の好みによって評価する方法である．したがって，味，色，香り，歯切れなどの品質特性の評価は一定でなく，好き嫌いの判断基準は各人の好みによる．一般に，この方法で味覚テストを行うことが多い．

2) 識別テスト
　味の強さ，におい，触感など食品の種々の特性を測定機器の代わりに人間の感覚で行う分析テストである．したがって，この場合各人の嗜好は無視される．

(2) 判定パネル
　通常の味覚官能テストで必要なパネルメンバーの数は10～30人とする．10人以下のときは，何回も同じテストを繰り返し20以上のデータを求めた上で，統計処理を行うと良い．

(3) 味覚テストの方法
1) ペアテスト（一対比較法）
　2個の試料を同時に提出し，両者の差の有無を判定する方法である．この場合の検定にはχ^2（カイ2乗）検定を行う．

$$\chi^2 = \frac{\{(x_1 - x_2) - 0.5\}^2}{N}$$

　　　x_1：正しい答えの数，
　　　x_2：誤った答えの数

$N : x_1 + x_2$, すなわち判定全数

χ：個々のパネル台の点数

$\chi^2 > 3.84$ なら危険率5%レベルで有意差がある．

$\chi^2 > 6.63$ なら危険率1%レベルで有意差がある．

2）順位法

3点以上の試料を対象とする．指定した項目についてその順位を付ける方法である．最高のものを1とし，以下2，3，4，……と順位を付ける．単純で理解しやすいのでよく用いられる．

3）採点法（評点法，評点尺度法）

試料の優劣を判定する最も代表的な方法である．2点以上の試料を提示して，評価を点数化する．採点の結果は分散分析またはt検定法による．

表17.1.1 採点の尺度（例）

評点	内　容
−2	悪い（劣る）
−1	やや悪い（やや劣る）
0	普通
+1	少し良い（少し優れる）
+2	良い（優れる）

[註]
① 分散分析：多数試料の比較のために，評点に換算して比較を行う．
② t検定：2試料の差の比較，あるいは差の識別に用いる．Σの代わりにSを用い，平均値を0，標準偏差を1とした場合に調製する．

詳細は統計処理関係の専門書を参照されたい．

最も簡単な方法は「良い」，「普通」，「悪い」の3段階であるが，一般には表17.1.1のように5段階評価が多い．評価段階が多すぎると，かえってパネルを混乱させることになる．

パネルに評価してもらうには，上記の点数よりは次の図17.1.1のような直線尺度とした用紙を配布した方がよい．

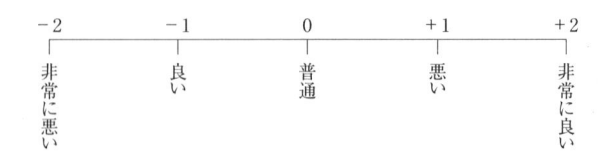

```
 −2      −1       0       +1      +2
 ├───────┼───────┼───────┼───────┤
 非      良       普       悪      非
 常      い       通       い      常
 に                                に
 悪                                良
 い                                い
```

図17.1.1 評価のための直線尺度

4）実 施 例

味覚を構成する要因ごとに評価するためには，調査用紙を目的とする食品ごとに考慮する必要がある．一般的な用紙としては，図17.1.2のようなものが考えられるが，個々の食品について加除するとよい．

味覚テスト用紙

［試料名；　　　　　　　　］　　　　（性別）○男　○女

（年齢）　　才

該当する箇所に○印をつけて下さい．

（評価基準）

−2	−1	0	+1	+2
非常に悪い	悪い	普通	良い	非常に良い

（味覚テスト）

評価項目		−2	−1	0	+1	+2
外観	形					
	大きさ					
	色					
食味	香り					
	味					
	歯切れ					
総合評価						
コメント						

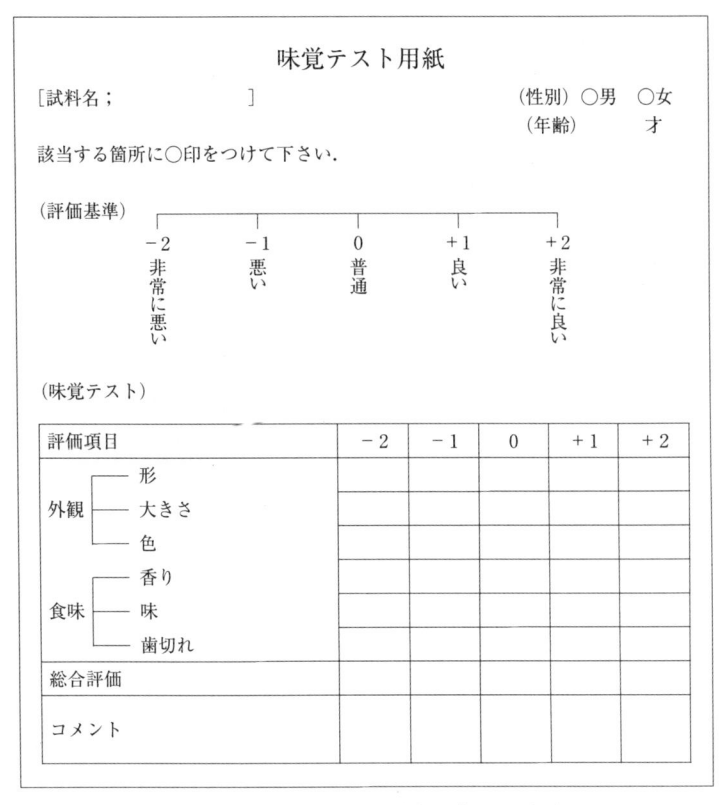

図17.1.2　味覚テストに使う配布用紙（例）

2．糖酸比（sugar-acid ratio）

甘酸比とか甘味比，あるいは甘味率などとも呼ばれる．これは，糖の濃度を酸の濃度で除した値で表される．すなわち，

$$糖酸比 = \frac{糖濃度}{酸濃度}$$

で求めることができる．

糖濃度は一般に，手持屈折糖度計で得られた糖度を用いる．

（1）果汁，果実の品質と糖酸比

一般に果実の食味は外観，味，香り，テクスチャー，色などに左右され，果汁では，味，香り，色と「のどごし」などが関与している．このうち，味は，果実や果汁中の遊離糖（甘味），遊離酸（酸味）やアミノ酸（旨味）が主に関係しているが，糖と酸が他の成分に比較して含量が高く，最も強く関与している．

果実は成熟するにつれて，糖酸比が増加し，ほぼ一定の値になって収穫適期となる．この比は果実の種類によって異なり，温州

ミカンは10前後，ブドウ（キャンベルアーリー）では20前後である．

また，果実をそのままで食べる場合と，果汁にした場合では食味が異なり，生食に比べて果汁では糖酸比をかなり高くしないと酸味を強く感じる．

（2）糖酸比の求め方

1）糖　　　度（糖含量）

果実では果肉を搾って果汁をとり，屈折糖度計で小数点1桁まで読み取る．果汁はそのまま測定する．多汁質の果実では，果肉を直接糖度計のガラス面にこすりつけて測定することもできる．溶液がとりにくい果実や加工品では，同量（重量）の水を加えて撹拌してから測定し，値を2倍するとよい．また，綿を試料に浸けて液をしみ込ませてから，綿を搾って測定する方法でもよい．

しかし，屈折糖度計の示度は可溶性固形物の濃度を示しているので，必ずしも糖濃度ではない．果実の種類によっては，屈折糖度計の示度と糖の還元力から化学分析により求めた全糖含量との間に大きな隔たりのあるものがある．極めて酸含量の高い果実，例えば，レモンやウメなどでは屈折計示度が全糖と酸との和に近いが，両者の和よりもかなり屈折計示度の方が高い果実（例えば，キウイフルーツ）もある．また，熟度によっても異なってくる．同一果実間で比較する場合にはあまり問題ないが，他の果実と比較する場合には，充分注意する必要がある．すなわち，甘味に直接関係している全糖を同時に定量することが望ましい．

2）酸　　　度（酸含量）

果汁2〜5mlに蒸留水を10〜15ml加え，フェノールフタレインを指示薬として0.1N-NaOHで滴定して求める．0.1N-NaOH 1mlはクエン酸6.40mg，リンゴ酸6.71mg，酒石酸7.50mgに相当する．果汁中の主要酸の係数（表6.4.1参照）から求める[*1]．

*1：この場合，pHも併記するのが望ましい．

3）測　定　例

温州ミカン果汁5mlを0.1N-NaOHで中和したところ，滴定量が0.8mlであった．ミカン果汁の主要酸はクエン酸であるので，$6.4 \times 8.0 = 51.2$mgの酸が5ml中に存在する．したがって

$$(51.2/5000) \times 100 = 1.02\%$$

となり，酸度は1.02となる．

［註］
果実の種類により，含まれる有機酸が異なる．例えば，キナ酸とかシキミ酸のように換算係数が極めて大きい（19.2と17.4）酸をある程度の比率で含む果実では，換算係数を補正してやる必要がある．補正しないと，酸含量とpHとの間の関係が大きく異なる場合がある．（参考：ブルーベリーは酸含量が少なくてもpHが低い場合が多い．）

4）飲料の糖酸比

飲料では糖酸比が清涼感に大きく関与している．しかし，果汁の含有率によって適正糖酸比は異なる．かんきつ果汁で糖度13%の場合の糖度比を**表17.2.1**に示した．果汁含有率が低くなるにつれて，糖酸比は高くした方が飲みやすい．これは果汁中の糖と酸以外の呈味成分とか緩衝作用を持つ物質の共存によって酸味が緩和されるためであるとみられる．なお，ネクターは果汁よりも糖酸比がかなり大きい．

表17.2.1 かんきつ果汁の果汁含有率と糖酸比（糖度13%）

果汁含有率(%)	糖 酸 比
0	130～163
10	37～ 39
30	28～ 31
50	25～ 27

3．かんきつの調査方法

（1）果実の生態調査

1）果形調査

1樹ごとに標準の大きさの果実30～100を選び，横径，縦径を測定，横径/縦径×100で表したものを平均する．

2）果汁分析

① サンプリングの方法
　（a）採集後ランダムに標準の大きさの果実10～20個をとり，採集後1週間以内に分析する．
　（b）樹上で南側目通りの高さの位置から標準の大きさで着色良好の果実を採り分析する（(a)より少ない供試果数で同じ精度の結果が得られる）．
　（c）樹上で東西南北，頂上の5方向から合計15～20個を採集し分析する．

② 搾汁の方法
　（a）ジューサーによる（果汁歩合を調査するとき）
　（b）布袋による（果汁歩合が不必要のとき）
　（c）レモンしぼり器による（果肉(果皮)歩合も不必要のとき）

③ 果肉歩合

果実の総重量を測定し，果皮を剥き果肉重を秤量し，(果肉重/全果重)×100で表す

④ 果重歩合

全果重を秤量し，(全果重/果肉重)×100で表す．

⑤ 可溶性固形物
　(a) 比重計による．1.000～1.060の比重計で20℃における果汁の比重を測定し，表20.10.1（p.271）から可溶性固形物濃度（重量%）を算出．
　(b) 屈折計による．
　　・屈折計の示度＋0.5～1.0％＝可溶性固形物含量（比重計）のため，測定方法を明記すること．
　　・比重計による方法が温度補正および精度の点で望ましい．

⑥ 糖（全糖および還元糖含量が必要な場合のみ）
　(a) ベルトラン法
　(b) 比色法（ジニトロサリチル酸法）
　(c) その他

⑦ 酸
　クエン酸（結晶水を含まない）として表す．
　果汁5mlに純粋95mlフェノールフタレイン4滴を加え0.156N-NaOHで滴定，ピンク色になる前の淡褐色に変わった点を終点とする．
　1mlが0.2%（容量%）に相当する．
　果汁の比重で割って100g中のgで表す．

⑧ 甘　味　比
　可溶性固形物/酸

⑨ 糖　酸　比
　屈折計示度/酸
　全糖/酸（甘味率）

⑩ 還　元　糖　率
　還元糖/非還元糖×100

3）果実の比重

針金製のかごを作り，ミカンを入れても水に沈むほどのおもり（鉄または鉛片）を付け，水中でかごの重さ（w_2）を量る．果実の重さ（w_1）を量り，かごの中に果実を入れて水中での重さ（w_3）を量ると，果実の比重は，$w_1/\{w_1-(w_3-w_2)\}$となる．（小数点以下2位まで求める）．

4）浮皮の程度

① 手ざわりで浮皮なし，浮皮少，中，多などに分ける．
② 果実の比重で表す．
③ 比重測定後，剥皮して，皮と共に水中重（w_4）を測定し，そ

[註]
　浮皮，す上がりについては試案をのせたので，その現象の現れる場所でさらに検討して調査方法を確立していく．

の差から浮皮空間の容積を出し，浮皮空間の果実容積に対する割合で表現する．

$$\frac{w_4 - w_3}{w_1 - (w_3 - w_2)} \times 100$$

5）す上がりの程度（顆粒化の程度）

果実を輪切りにして，す上がりなし，す上がり少，中，多などに分ける．

（2）貯蔵性調査

1）腐敗の多少

① 貯蔵木箱(浅箱)：M級の果実100果を貯蔵箱に車詰めまたは平詰めにし，15日ごとに腐敗果を抜き取り，個数を調べ，腐敗歩合で示す．

② コンテナーなどの深箱：標準の果実100〜200果をばら詰めにして①と同じ調査をする．3〜5回反復する．

[註]
①，②は，その中から試験目的に適した方法を選ぶこと．

2）果重の減量

① 標準の果実（できるだけ同じ大きさのもの，貯箱木箱ではM級の果実100果）を風袋をはかった貯蔵箱に入れ，15日ごとに腐敗果を除き，正味重量を求め，健全果数で除して1果平均重を出し

$$100 - \frac{調査時の1果平均重}{貯蔵開始時の1果平均重} \times 100$$

を果重の減量歩合とする．

② 1区10果内外を供試し，1果ずつ果重を10〜30日ごとに測定し，①と同じ方法で減量歩合を算出，腐敗果が発生した場合はその果実の全部のデータを抹消する．

3）全重量の減少

腐敗果歩合(%)をA，果重の減量歩合(%)をBとすると，

$$A + B - AB/100$$

で表される．

（3）果実の品種特性調査

1）個数および総重量

供試果実の個数とその総重量を求める．

2）大　き　さ
　　1果平均重（g）
　　大小（標準品種に比較して大・中・小と表現する）．

3）形　　状
　　全　形……(a) 縦断面（扁円・円・尖円・楕円・紡錘・洋梨形
　　　　　　　　　　などで表すかあるいは図示）
　　　　　　(b) 横断面（不整形の場合は図示）
　　　　　　(c) 果形指数（(1)の1）果形調査を参照）
　　果梗部（かこう）……凸，平，凹，乳頭状突起，放射溝の有無など
　　頂　部……凸，平，凹，乳頭状突起，放射溝の有無，へその
　　　　　　　有無，油胞の有無，凹環の有無形状，柱頭あとの
　　　　　　　大小など
　　が　く……大・小，形状，濃・淡，果皮との密着度など

4）緊　　り（充実度）（しま）
　　良・中・不良（果実全体の程度から定める）

5）果　　皮
　　色…………(a) 外果皮（レモン色，あめ色，黄色，濃黄色，黄
　　　　　　　　　褐色，鮮黄色，黄金色，橙黄色，紅黄色，帯紅
　　　　　　　　　色，紅色，朱色など）*1
　　　　　　(b) 中果皮（アルベド）
　　果　面……滑・中・粗，凹凸などで表示
　　厚　さ……mm（中程度の果実10個以上の赤道部の果皮の厚さ
　　　　　　　の平均）
　　硬　さ……(a) 外果皮（硬・中・軟，標準品種と比較）
　　　　　　(b) 中果皮（アルベド）
　　油　胞……(a) 大小（大・小）
　　　　　　(b) 粗密（密・中・粗）
　　　　　　(c) 凸凹（凸・凹，強・中・弱，無）
　　香　気……種類（例えば，オレンジ香など）
　　味…………苦味など
　　果肉との分離性……難易

6）果　　肉
　　じょうのう…(a) 数（中程度の果実10個以上の平均値）
　　　　　　(b) 大きさの揃い
　　　　　　(c) じょうのうの厚さ（厚・中・薄および硬軟）*2

*1：同一種類では濃・中・淡など で程度を示す．あるいは標準色表 （Munsell Book of Color, Ridgway Color Standards and Color Nomenclature など）で表示．

*2：あるいは中程度の果実10個以上から1個ずつじょうのうをとり，側面中央部の厚さをマイクロメーターで測定し，mm/100で表す．

(d) 色
(e) 分離の難易
(f) 味（苦味など）

果　芯……充実度（中空果芯なら大・中・小）
さじょう…繊維の硬軟および多少, 縦断面の形状
(a) 色（帯緑黄, 黄, 橙黄, 橙, 橙紅, 紅あるいは標準色表で表示）*1
(b) 形状（大・中・小, 長・中・短, 標準品種と比較）
(c) 硬さ（硬・中・軟）
(d) 果汁（多・中・少およびす上がりの程度）
(e) 肉質（軟・中・硬, 標準品種と比較）

*1：同一種類内では濃・中・淡

7) 風　味

甘　味……多・中・少（または可溶性固形物測定）
酸　味……多・中・少（または酸含量測定）
苦　味……多・中・少・無（必要があれば, じょうのうとさじょうに分けて記載）
濃　度……濃・中・淡
食　味……良・中・不良
糖度計示度…簡単に記載する場合には, 2果以上について各果より相応するじょうのうをとり, その中央部より搾汁して測定
香　気……種類（例；オレンジ香）, 多・少・無
特殊の味
品　質……上・中・下（標準品種と比較判定）

8) 種　子

数…………平均個数（中程度の果実10個以上の平均値）を完全種子, 不完全種子について調査
大きさ……大・中・小（標準品種と比較）
重　さ……完全種子100粒重
形　状……円・卵円・長円, しわの多・少・無（図示）
外種皮の色…白・淡黄
内種皮の色…白・淡黄
子葉の色…白・黄白・淡黄緑・淡緑・緑
胚の数……5個以上の果実よりランダムに50〜100個の完全種子を選び, 平均値で表示する.
表面の粘質物…多・少・無

9) 熟　　期……何月～何月

10) 食 用 期……何月～何月

文 献
1) 農水省果試興津支場：カンキツの各種調査方法, p.4-6, 9-12 (1969)

*1：石細胞（せきさいぼう）；リグニン，ペントザンからなる厚膜細胞で，その密度は品種により異なり，日本ナシに多い．

4．石細胞*1の分離と性状試験

(1) 石細胞の分離

1) ナシの場合[1), 3)]

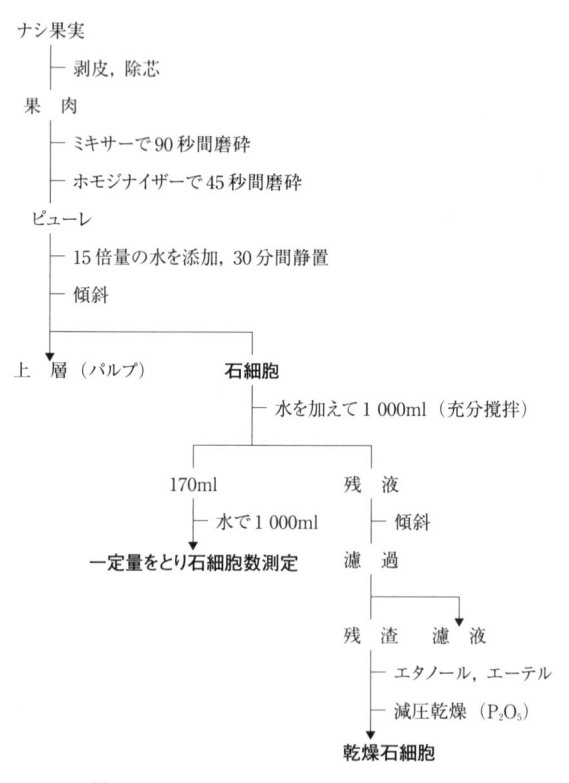

```
ナシ果実
　├ 剥皮, 除芯
果　肉
　├ ミキサーで90秒間磨砕
　├ ホモジナイザーで45秒間磨砕
ピューレ
　├ 15倍量の水を添加, 30分間静置
　├ 傾斜
　│
上　層（パルプ）　　石細胞
　　　　　　　　　　├ 水を加えて1 000ml（充分撹拌）
　　　　　　　　　　│
　　　　　170ml　　残　液
　　　　　├ 水で1 000ml　├ 傾斜
　　　　　│　　　　　　濾　過
　一定量をとり石細胞数測定　　│
　　　　　　　　　　残　渣　濾　液
　　　　　　　　　　├ エタノール, エーテル
　　　　　　　　　　├ 減圧乾燥（P₂O₅）
　　　　　　　　　　乾燥石細胞
```

図17.4.1　ナシ果実から石細胞の分離操作

2) グアバの場合[3]

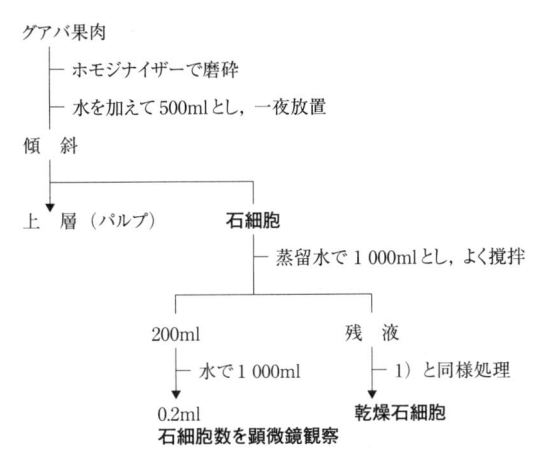

```
グアバ果肉
  ├─ ホモジナイザーで磨砕
  ├─ 水を加えて500mlとし，一夜放置
傾 斜
  ├─ 上 層（パルプ）
  └─ 石細胞
        ├─ 蒸留水で1 000mlとし，よく撹拌
        ├─ 200ml ─ 水で1 000ml ─ 0.2ml 石細胞数を顕微鏡観察
        └─ 残 液 ─ 1）と同様処理 ─ 乾燥石細胞
```

図17.4.2 グアバ果実から石細胞の分離操作

3) 晩三吉ナシの場合[3]

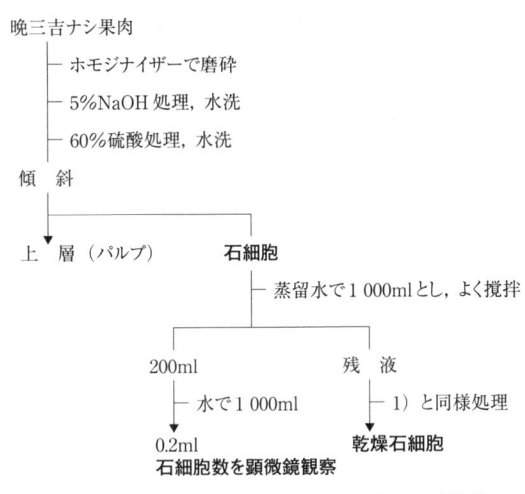

```
晩三吉ナシ果肉
  ├─ ホモジナイザーで磨砕
  ├─ 5％NaOH処理，水洗
  ├─ 60％硫酸処理，水洗
傾 斜
  ├─ 上 層（パルプ）
  └─ 石細胞
        ├─ 蒸留水で1 000mlとし，よく撹拌
        ├─ 200ml ─ 水で1 000ml ─ 0.2ml 石細胞数を顕微鏡観察
        └─ 残 液 ─ 1）と同様処理 ─ 乾燥石細胞
```

図17.4.3 晩三吉ナシ果実から石細胞の分離操作

（2）石細胞の分析

① 数

実体顕微鏡で観察して，数を数える．

② 重　量

石細胞200個をとり，120℃，2時間乾燥して，果肉中の百分率で表す．

③ 大 き さ

28倍に拡大して，マイクロメーターにより横と縦の長さを測定する．

④ 吸 水 率

風乾石細胞を15℃の水中に14時間浸漬後，付着水を濾紙で拭き取り，重量を求めて次式により吸水率を求める．

$$吸水率(\%) = \frac{(吸水後の重量) - (乾燥物の重量)}{風乾物の重さ} \times 100$$

⑤ 膨 潤 度

吸水前後の細胞の大きさから次式により求める．

$$膨潤度 = \frac{浸漬後の大きさ（横 \times 縦）}{風乾物の大きさ（横 \times 縦）}$$

（3）分析結果

二十世紀ナシの石細胞（風乾物）の成分組成は100g中，水分13.5%，灰分0.37g，K 22.6mg，Na 113.2mg，Mg 58.4mg，Ca 60.6mg，Fe 0.5mg，Si 2.5mg，P 0.35mg，N 2.3mgであった[2]．

表17.4.1　石細胞の性質

種類	数 1果当たり	割合 1果当たり(%)	吸水率 (%)	膨潤率	大きさ 平均(mm)	重量 (mg/個)
二十世紀	94 000	0.55	16.3	1.10	0.44 × 0.38	0.021
晩三吉	355 000	10.7	—	—	0.18 × 0.18	0.205
グアバ	881 000	8.5	—	—	0.10 × 0.11	0.009

文　献

1) 山根昭美：農化，**43**，434-440（1969）
2) 山根昭美：農化，**43**，441-447（1969）
3) 伊藤三郎，山口　剛，大畑徳輔，石畑清武：鹿児島大学農学部学術報告，**30**，47-54（1980）

5．味噌の分析法

（1）試料の調製

あらかじめ乳鉢でよく磨砕して，分析試料として保存しておく．

（2）分　　析

1）水　　分

厚さ0.05～0.10mmのプラスチックフィルムを用いて，減圧乾燥する．25mmHgの減圧下，70℃で5時間乾燥する．

2）全窒素（粗タンパク質）[1]

試料2gを用い，ケルダール法で定量する．得られた窒素（N）に6.25を乗じて粗タンパク質とする．

3）脂　　質[1]

味噌10gを10mlの熱水に溶かし，セライト層を通して濾過し，残渣に無水硫酸ナトリウムを30g加えてよく練り合わせる．これをソックスレー抽出器で抽出する．

4）全糖と直接還元糖[1]

① 全　　糖

試料5gをとり，100mlの水を加え，25%塩酸20mlを加えたのち，湯浴中で4時間煮沸する．終了後，中和し，濾過して全量を500mlとし，その20mlをとって糖の分析を行う．

② 直接還元糖

試料10gを熱水100mlに溶かし，沸騰後1分間弱く煮沸し，熱時濾過し，熱水で洗い，250mlにする．この一部を用いて還元糖の定量を行う．

5）灰　　分[1]

試料2gを採取し，500〜550℃で灰化する．

6）pH[1]

試料をよく磨砕した後，ガラス電極を直接差し込んで測定する．従来は味噌と同量の水に溶かしてから測定していたが，直接法に変更された．

7）滴定酸度[1]

味噌10gを用い，水40mlを加え，よく混和したのち，0.1N-NaOHでpH7.0まで滴定する（酸度Ⅰ）．次いで，pH8.3まで滴定する（酸度Ⅱ）．両酸度の合計を滴定酸度とする．

8）食　　塩[2]

灰分を測定したときは，灰を水に溶かして行う．味噌の浸出液（直接還元糖の試料調製で得た浸出液）でもよい．食塩の定量は下記の硝酸銀法による．

a）試　　薬

① クロム酸カリウム飽和液：クロム酸カリウム（K_2CrO_4）を水に溶かし飽和液とする．
② 0.01N食塩溶液：NaCl 585mgを蒸留水に溶かし，1,000mlとする．この液1mlは塩素0.355mgを含む．

③ 0.01N硝酸銀溶液：硝酸銀1.70gを水に溶かし，1,000mlとする．

b) 操　作

試料（味噌）25gを水で抽出して全量を500mlとし，この10mlをとり適当に希釈後，クロム酸カリウムを指示薬として0.1N硝酸銀溶液で滴定する．微褐色となった点を終点とする．

c) 計　算

上記10mlを用いて得られた滴定数が a mlであったとすると，$a \times 0.355$ mgの塩素，すなわち $a \times 0.585$ mgの食塩が10ml中に含まれる．試料25g中には $a \times 0.585 \times 29.25$ mgが含まれることになる．

(3) 分析結果例

表17.5.1　『醸造分析法』より抜粋[2]　　　　　　(%)

種類	水分	粗タンパク質	脂肪	繊維	灰分	食塩	可溶性無窒素物
白味噌(東京)	59.3	10.2	5.10	1.99	7.79	5.99	16.6
田舎味噌	50.4	13.9	5.52	2.49	13.1	11.4	13.6
赤味噌	50.4	10.0	—	8.25	12.5	—	18.8

表17.5.2　天然と温醸仕込み味噌[3]

区分	仕込み コメ	ダイズ	水分	粗タンパク質	糖分	食塩	アミノ態窒素	総酸	エキス分
天然	10kg	26kg	50.9	13.3	13.2	11.7	0.450	1.45	33.7
温醸	10kg	26kg	49.6	12.7	14.5	11.4	0.420	1.26	33.4

表17.5.3　味噌の種類と成分[4]

種類	分析年	麹歩合*	水分	食塩	直糖	窒素	グルタミン酸	酸度Ⅰ (ml)	酸度Ⅱ (ml)
白味噌	1961	15〜25	44.1	9.3	22.3	0.35	0.41	7.0	9.3
	1978		40.1	6.1	26.0	0.24	0.11〜0.71	8.0	7.8
淡色辛味噌	1961	6〜10	47.0	13.8	16.5	0.35	0.43	12.0	11.5
	1978	6.7〜12	44.5	12.3	18.0	0.39	0.26〜1.35	9.3	9.1
赤色辛味噌	1961	5〜13	48.5	13.9	13.5	0.39	0.48	14.4	12.9
	1978	4.3〜13	45.3	13.4	14.7	0.43	0.29〜1.26	11.7	10.4
麦味噌	1961		46.0	12.4	15.1	0.57	0.57	12.2	11.9
	1978		43.1	11.6	19.8	0.48	0.30〜1.11	10.4	8.7

＊（コメまたはムギの重量）/（ダイズの重量）に10を乗じた値．

文　献

1) 小原哲二郎, 鈴木隆雄, 岩尾裕之：食品分析ハンドブック, p. 477, 建帛社 (1969)
2) 山田正一：醸造分析法, p. 231, 産業図書 (1954)
3) 農林水産省食糧研究所：食糧－その科学と技術－, 13号, p. 80 (1970)
4) 農林水産省食糧研究所：食糧－その科学と技術－, 22号, p. 91 (1982)

6. α化度の測定（コメの炊飯特性試験）[1),2)]

老化度測定法（β-アミラーゼ・プルラナーゼ法）

(1) 試料の調製

デンプンを含む試料1.00gを乳鉢に入れ，70％エタノールを10ml前後加えてよくすり潰す．2G3のガラスフィルターで濾過し，残渣を乳鉢に移し，同様の操作を2回繰り返す．残渣にアセトンを加えてよくすり潰し，再び2G3のガラスフィルターで濾過し，さらにエーテルで洗浄して完全に濾過する．ドラフトチャンバー内で一夜放置して自然乾燥させた試料を粉砕して，老化度測定用分析試料とする．

(2) 試　薬

① 0.8M酢酸緩衝液
　(a) 0.8M酢酸：酢酸4.804gを蒸留水で溶解して100ml（pH 6.0）とする．
　(b) 0.8M酢酸ナトリウム：CH_3COONa 65.62gを蒸留水に溶解して1 000mlとする．
　(c) ビーカーに (b) を800ml入れ，pHを測定しつつ (a) でpH 6.0に調整する．
② 10N塩酸溶液：塩酸10に対して蒸留水2を加える．
③ 10N-NaOH：特級NaOH 41.7gを水に溶かし，100mlとする．
④ 2N酢酸溶液：酢酸120.10gを蒸留水1 000mlに溶解する．
⑤ β-アミラーゼ・プルラナーゼ溶液
　プルラナーゼ[*1] 170mgとβ-アミラーゼ28.333mgを0.8M酢酸緩衝液100mlに溶解して，不溶性区分を濾過除去したもの（1ml中にプルラナーゼ3.3 IU，β-アミラーゼ0.8 IUが含まれている）．
⑥ 失活酵素液
　β-アミラーゼ・プルラナーゼ溶液を沸騰浴中で10分間加熱後，3 000rpmで5分間遠心分離した上澄液を用いる．
⑦ ソモギー-ネルソン試薬A液
　無水炭酸ナトリウム25g，ロシェル塩（酒石酸カリウムナトリウ

*1：市販のプルラナーゼ酵素剤はそれぞれ含まれるプルラナーゼの量が違うので購入時によく確認のこと．

ム）25g，炭酸水素ナトリウム20g，硫酸ナトリウム200gを800mlの水に溶解し，その後1000mlとする（必要があれば濾過）．

⑧　ソモギー-ネルソン試薬B液

硫酸銅（$CuSO_4 \cdot 5H_2O$）30gを濃硫酸4滴を含む水200mlに溶解する．

⑨　ソモギー-ネルソン試薬C液

モリブデン酸アンモニウム（$(NH_4)_6Mo_7O_{24} \cdot 4H_2O$）25gを450mlの水に溶解し，濃硫酸21mlを徐々に加えてよく混和する．別に水24mlにヒ酸水素二ナトリウム（$Na_2HAsO_4 \cdot 7H_2O$）3gを溶かしてこれに添加し，充分に混和した後に500mlに定容し37～40℃の恒温水槽の中に一夜置く．褐色瓶に入れて保存する．

⑩　ソモギー-ネルソン試薬D液

A液25mlにB液1mlを使用時に加えて調製する．

（3）分析方法と操作

①　試験管に乾燥サンプル80mgと蒸留水8mlを入れ，よく振とうする．

②　3本の25ml容メスフラスコに2mlずつ分注（2本はブランク区並びに試験区用，もう1本は完全糊化区用）．

③　(a) ブランク用，(b) 試験用，(c) 完全糊化用．

④　(a)，(b) については，0.8M酢酸緩衝液で25mlに定容する．

(c) については，10N-NaOH 0.2mlを加え，50℃で3～5分，温浴中で完全糊化する

次にpH 6.0になるようにあらかじめ決めておいた2N酢酸溶液（1ml前後）を加えた後，0.8M酢酸緩衝液で25mlに定容する．

⑤　よく振った後，20ml用の試験管に (a)，(b)，(c) を各4mlずつとる．

⑥　40℃の恒温水槽で数分間放置する．

⑦　(a) には失活酵素1ml，(b)，(c) には酵素液1mlを加える．

⑧　40℃で30分間振とう，恒温水槽中で反応させる．

⑨　反応終了後，各区とも1mlを採取し，5分間沸騰浴中で酵素を失活させたのち，水4mlを加えて5倍に希釈する．

⑩　希釈液から1mlを採取して，ソモギー-ネルソン法，フェノール-硫酸法の測定試料とする．

⑪　ソモギー-ネルソン法による還元糖の測定方法

(a) 試験管に試料1mlを入れ，ソモギー-ネルソンD液1mlを添加してよく混合する．

(b) サランラップで軽く覆い，沸騰浴中で20分加熱し，流水中で5分間冷却する．

(c) ソモギー-ネルソン C 液 1ml を添加して泡が出なくなるまでよく振って，室温で 20 分間放置する．
(d) 25ml まで蒸留水で定容し，上部をアルミ箔またはポリフィルムで覆い，よく混合したのち，室温で 15 分間放置する．
(e) 520nm の吸光度を測定する．

⑫ フェノール-硫酸法による全糖量の測定方法
(a) 試験管に試料 1ml を入れ，5％フェノール溶液 1ml を添加してよく混合する．
(b) 濃硫酸 5ml を一気に勢いよく入れ，混合後 30 分間放置して，470nm の吸光度を測定する．
(c) グルコースを用いて検量線（0, 25, 50 μg/ml）を作成しておく．

```
25ml メスフラスコ          25ml メスフラスコ          25ml メスフラスコ
   ブランク区                   試験区                    完全糊化区
      ↓                          ↓                          ↓
  試料 20mg 添加             試料 20mg 添加             試料 20mg 添加
0.8M 酢酸緩衝液で 25ml    0.8M 酢酸緩衝液で 25ml      1N-NaOH 2ml 添加
      ↓                          ↓                          ↓
   撹拌しつつ                 撹拌しつつ              50℃に 3～5 分放置
  試験管に 4ml              試験管に 4ml                     ↓
      ↓                          ↓                   2N 酢酸溶液 1ml
  40℃, 5 分放置             40℃, 5 分放置           （予備試験で pH 6.0 に
      ↓                          ↓                    する量を求めておく）
  失活酵素液 1ml              酵素液 1ml                     ↓
      ↓                          ↓                 0.8M 酢酸緩衝液で 25ml
 40℃, 30 分振とう          40℃, 30 分振とう                  ↓
      ↓                          ↓                    試験管に 4ml 添加
     1ml                         1ml                           ↓
      ↓                          ↓                     40℃, 5 分放置
   水 4ml 添加                煮沸, 5 分                       ↓
     撹拌                         ↓                        酵素液 1ml
      ↓                     水 4ml 添加                       ↓
     1ml                      撹拌                    40℃, 30 分振とう
    SN 法                       ↓                            ↓
                          ┌─────┴─────┐                    1ml
                         1ml         0.5ml                   ↓
                        SN 法        PH 法              煮沸, 5 分
                                                             ↓
                                                       水 4ml 添加
                                                         撹拌
                                                           ↓
                                                    ┌─────┴─────┐
                                                   1ml         0.5ml
                                                  SN 法        PH 法
```

[註]
SN 法：ソモギー-ネルソン法，PH 法：フェノール-硫酸法．ただし試料の分散が均一に行われている場合にはフェノール-硫酸法は省略してもよい．

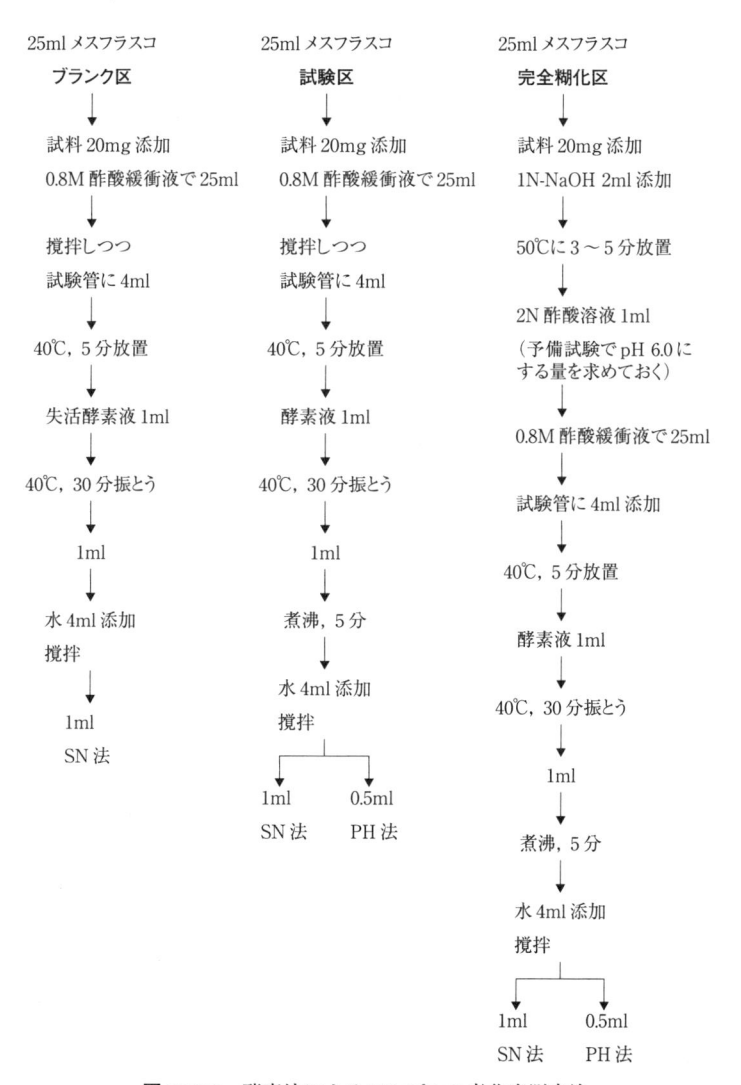

図 17.6.1 酵素法によるデンプンの老化度測定法

（4）計　　算

$$1 - \frac{(試験区の吸光度) - 対照区の吸光度/2 \times 試験区の全糖量}{(完全糊化区の吸光度) - 対照区の吸光度/2 \times 完全糊化区の全糖}$$

老化度（％）は上記の式に100を乗じて求める．

文　献

1) 酵素法による食品分析研究会編：酵素法による食品分析法，p. 112-120, 食品化学新聞社 (1989)
2) 貝沼圭二，松永暁子，板川正秀，小林昭一：澱粉科学，**28**，235（1981）

第18章 物理測定

　食品の品質は，我々の嗜好によって決定されるが，人それぞれ好みが異なり計測による客観評価が必要である．嗜好性を左右する要因としては，「外観」（大きさ，形，色，光沢など），「味」（甘味，酸味，塩から味，辛味，渋味，旨味など）および「香気」があり，その他に，テクスチャーと呼ばれる物理的性質がある．このテクスチャー測定には，ジャムやゼリーの強度を測定するゼリーテスターや硬度計と呼ばれる簡単な測定器が古くから開発され使われていた．ここでは，現在幅広く使用されているレオメーターについて述べる．

1．レオメーター

(1) 測定項目

① ゲル強度

　ゼラチン，寒天やペクチンなどのゲル強度とか，バター，チーズ，かまぼこ，パン，カステラやガムなどの食品の粘弾性の測定にも適用できる．

② 針入度（ペネトロメーター）

　バターやチーズなど，もち状のものの硬さについて，試料の移動速度と針入速度との差（遅れ），あるいは，また一定の深さに達するまでの応力を測定して求める．

③ 付着性，粘着性

　米飯粒の硬さや粘り，カード（牛乳凝固物）とか豆腐のように柔らかい食品の硬さも測定できるほか，圧縮強度や破砕強度などの測定にも適用できる．

④ 粘稠度（コンシステンシー）

　クリーム，ペースト，ジャムなどの粘稠度を測定する場合，先端が球になったアダプターを使う．このアダプターを用いて，針入度，破砕強度，ゼリー強度や切断応力などの測定もできる．

⑤ 引張強度

　コンニャク，ゆで麺，湯葉，ゆでたスパゲティや漬物などの引張強度を測定する．

⑥ その他

凝集性，弾力性，脆さ，破断強度，応力緩和，弾性率なども算出できる．

（2）使用方法（不動工業 NRM 2002J 型の場合）

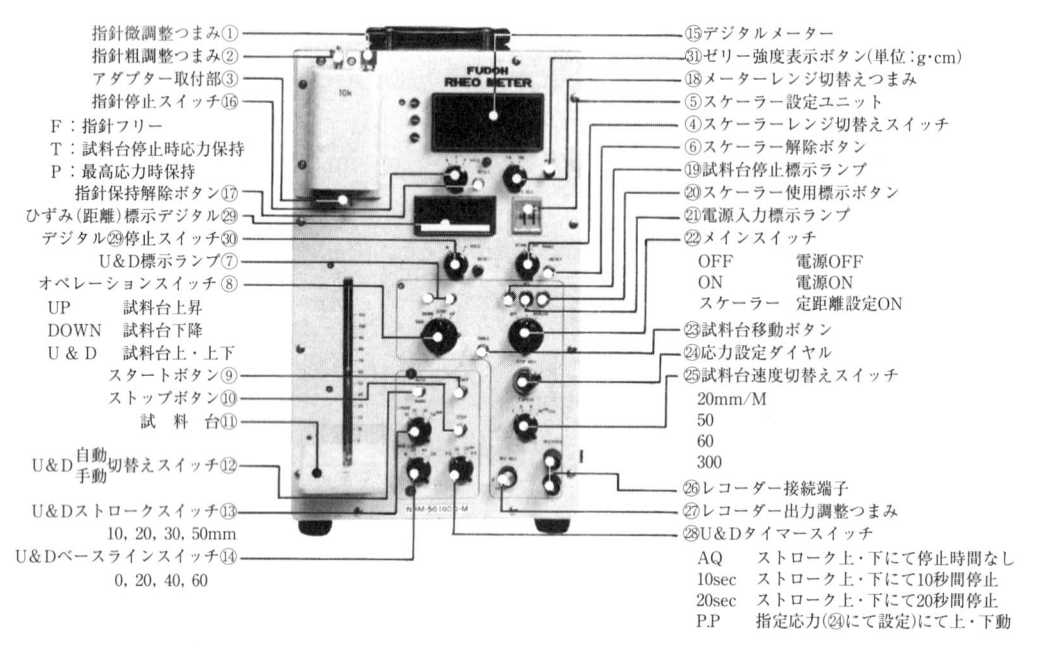

指針微調整つまみ①
指針粗調整つまみ②
アダプター取付部③
指針停止スイッチ⑯
　F：指針フリー
　T：試料台停止時応力保持
　P：最高応力時保持
指針保持解除ボタン⑰
ひずみ（距離）標示デジタル㉙
デジタル㉙停止スイッチ㉚
U&D 標示ランプ⑦
オペレーションスイッチ⑧
　UP　　試料台上昇
　DOWN　試料台下降
　U&D　 試料台上・上下
スタートボタン⑨
ストップボタン⑩
試　料　台⑪
U&D自動切替えスイッチ⑫
　　　手動
U&D ストロークスイッチ⑬
　10，20，30，50mm
U&D ベースラインスイッチ⑭
　0，20，40，60

⑮ デジタルメーター
㉛ ゼリー強度表示ボタン（単位：g·cm）
⑱ メーターレンジ切替えつまみ
⑤ スケーラー設定ユニット
④ スケーラーレンジ切替えスイッチ
⑥ スケーラー解除ボタン
⑲ 試料台停止標示ランプ
⑳ スケーラー使用標示ボタン
㉑ 電源入力標示ランプ
㉒ メインスイッチ
　OFF　　　電源OFF
　ON　　　 電源ON
　スケーラー　定距離設定ON
㉓ 試料台移動ボタン
㉔ 応力設定ダイヤル
㉕ 試料台速度切替えスイッチ
　20mm/M
　50
　60
　300
㉖ レコーダー接続端子
㉗ レコーダー出力調整つまみ
㉘ U&D タイマースイッチ
　AQ　　ストローク上・下にて停止時間なし
　10sec　ストローク上・下にて10秒間停止
　20sec　ストローク上・下にて20秒間停止
　P.P　　指定応力（㉔にて設定）にて上・下動

図 18.1.1　レオメーター（NRM-5010DD-M）の操作盤

レオメーターの本体およびレコーダーの電源を AC100V のコンセントに差し込む．

1）計器本体の調整

① オペレーションスイッチ⑧を STOP にする．
② メーター感度スイッチ⑱を 200g か 2kg にする．
③ 応力設定ダイヤル㉔を右へ一杯に回して 10 目盛りとする．
④ ピークリーダー切替えスイッチ⑯を N にする．
⑤ レコーダー出力調整つまみ㉗を 1V にする．
⑥ アダプター取付部③に使用するアダプターを取り付ける．
⑦ メインスイッチ㉒を ON にする．
⑧ オペレーションスイッチ⑧を UP（圧縮）にする．0点調整つまみ①と②で指針を0にする．
⑨ オペレーションスイッチ⑧を STOP にする．

2）レコーダーの調整

① レコーダーの記録紙とインクをセットする．

② レコーダーペンを0点移動つまみで0点に合わせる．
③ ペンレコーダーの入力レンジを1Vに合わせる．チャート紙のフルスケールは200gまたは2kgにセットされる．

3）アダプターの選択
使用目的に応じてアダプターの種類を決めセットする．

(3) 測定項目と適用アダプターの種類および移動

1）ゲル強度：No.9，10mmϕのアダプターを使用（移動：UP）

検体に一定の深さ（4mm）まで円筒を進入させた時の応力を求めることによって国際的なゲル強度（ブルーム規格）と同様な測定値を得ることができる．

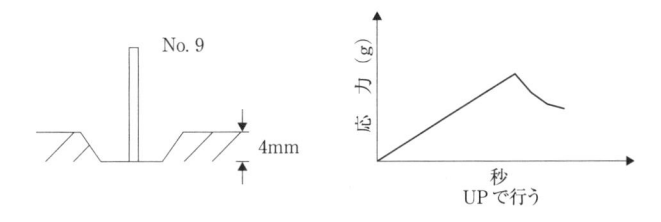

2）針入度：No.6，3mmϕまたは5mmϕのアダプターを使用（移動：UP）

試料台上の試料を上昇させ，上部のアダプターに押し当てて，その時に受ける応力を測定する．

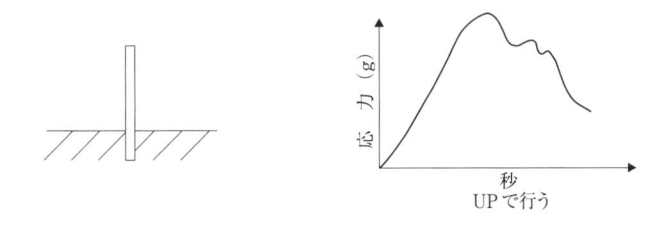

3）付着性，粘着性：No.3，10mmϕのアダプターを使用（移動：U & DまたはUP）

一般に直径10mmの円盤状のアダプター（No.3）を用いて，試料台を上下または上方向に移動させて測定する．

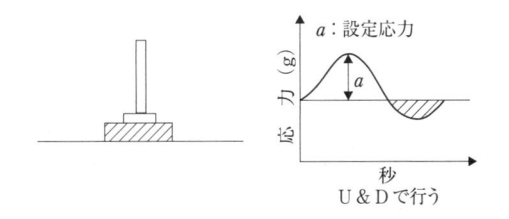

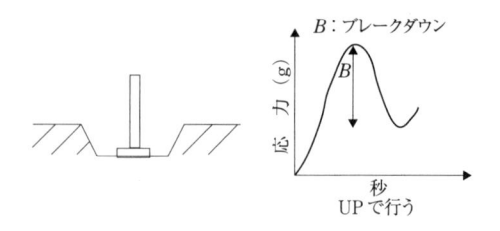

4）粘稠度：No.4のアダプターを使用（移動：U＆D）

先端が球になったアダプター（No.4）を用い，試料台を上下に移動させて測定する．

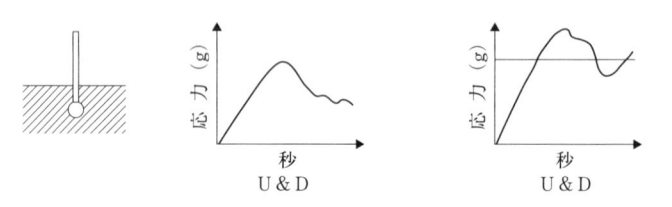

5）引張強度：専用アダプター（移動：DOWN）

下図の引張用アダプターを試料台に取り付け，オペレーションスイッチをDOWNにして0点調整をする．まず，アダプター上部に試料の一端を固定し，次いで試料台を手で押し上げて，アダプター下部にもう一方の試料端を固定する．試料台を降下し始めた時点が測定開始時である．

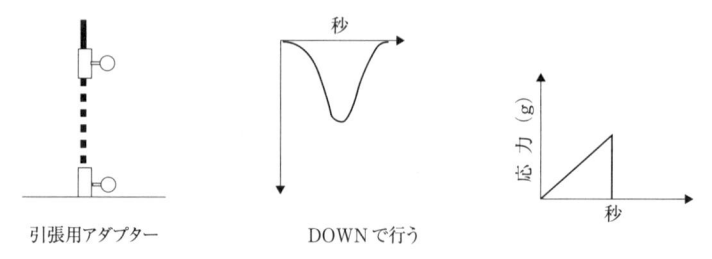

（4）試料の測定

① 試料の高さと厚みをmmの単位で測定する．

② クリアランス（アダプターの先端と試料の最下部との距離）を決める．一般に1～3mmである．U＆Dの場合には，若干の余裕をもたせる．

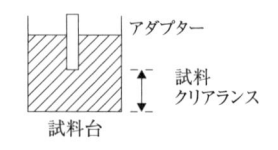

③ 速度の設定

そしゃく性（U＆D）の場合には，試料台移動速度は20cm/

min，チャートスピードは60cm/minが望ましい．

④ UPとDOWNの試料台移動距離は㉒のスケーラーとし，ひずみ量を⑤で設定し，④で単位を変える．U＆Dの場合，㉘をP.Pにすると，㉔で設定した指定応力で上下する．

⑤ 針入距離の設定

㉒をスケーラーに入れ，④を0.1mm（0〜9.9mmまで0.1mm単位）または1mm（0〜99mmまで1mm単位）にセットし，⑤で設定する．こうすると，アダプターが試料に接すると同時にスケーラーが始まり，設定した距離で止まる．0合わせした後，⑥ボタンを毎回押す．

⑥ 試料台の手動による上下は㉓を押すと自由にできる．

⑦ 測定時に，アダプターの先端が試料に接する直前にレコーダーのチャート送りのボタンを押し，終われば直ちにOFFとする．

(5) 計算と解析

1）圧縮による弾性および粘性測定

① 弾性率 $(\gamma) = \dfrac{a \text{ g/cm}^2 \times 980}{\text{ひずみ}}$ dyn/cm^2

ただし，ひずみ $= \dfrac{t\text{秒後に圧縮した厚さ}}{\text{初めの厚さ}}$

② 粘性率 $(\eta) = \gamma \cdot \tau$（秒）

ただし，$\tau = t_2 - t_1$（緩和時間）$= a$（設定応力）$/e$

e（定数）$= 2.7182$

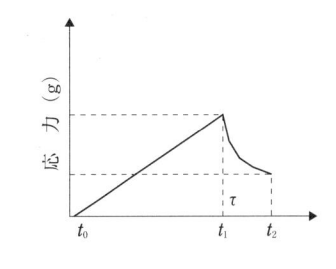

[例] 円盤の断面積1cm^2，試料の高さ5cm（容器は充分大きいこと），設定応力 $a = 272$g（2mm圧縮の場合）

ひずみ $= 2/50 = 0.04$，$a/e = 100$g，$\tau = 10$秒

$\gamma = \dfrac{272\text{g} \times 980}{0.04}$ (dyn/cm^2) $= 6.66 \times 10^6$ dyn/cm^2

$\eta = \gamma \times \tau = \dfrac{272\text{g} \times 980}{0.04} \times 10 = 6.66 \times 10^7$ dyn・s/cm^2

2）硬度およびゼリー強度の測定

① 硬度$(\gamma) = \dfrac{G \times L}{1 \times a}$

$G = g \times 980$，$a =$ プラグの面積（cm^2）

ひずみ$(e) = \dfrac{l}{L} = \dfrac{\text{圧縮した距離}}{\text{試料の元の高さ}}$

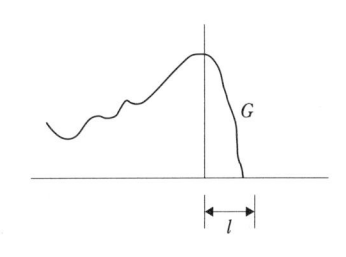

② 降伏値$(Y) = \dfrac{G}{a}$ dyn/cm^2

3) そしゃく試験

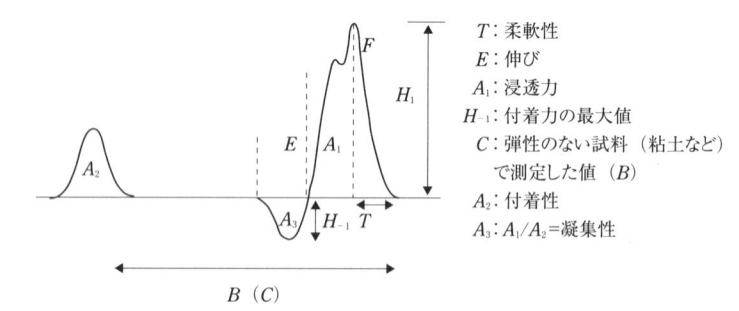

T：柔軟性
E：伸び
A_1：浸透力
H_{-1}：付着力の最大値
C：弾性のない試料（粘土など）で測定した値（B）
A_2：付着性
A_3：A_1/A_2＝凝集性

① 硬　度(hardness) $= \dfrac{H_1}{入力電圧} = \dfrac{G \times L}{l \times a}$

　　$G = H_1,\ a,\ l,\ L$ は2）参照．

　この場合，荷重2kg，電圧1Vを基準とする．

② 凝集性(cohesiveness) $= \dfrac{A_2}{A_1} \times \dfrac{2回目のピーク面積(cm^2)}{1回目のピーク面積(cm^2)}$

③ 弾力性(elasticity) $= C - B$

④ 付着性(adhesiveness) $= A_3$（面積）

⑤ 脆　さ(britleness) $= F$

4) 引張強度

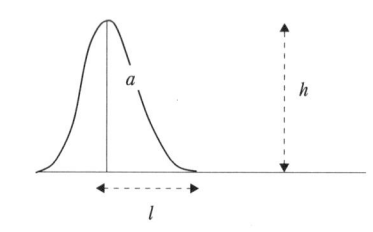

a：試料の断面積（mm^2）
h：破断荷重（g）
l：伸び

① 破断強度$(S) = \dfrac{h}{a}$ g/cm^2

② 引張強度$(S_t) = \dfrac{h}{a}$ g/mm^2

5) 応力緩和（ゲル強度，ゼリー強度）

① 応力と応力緩和

　応力とは，力（F）を試料の断面積（S）で割った値（F/S），すなわち単位面積当たりの力である．一般に，試料の太さが2倍になれば，これを圧縮あるいは伸長して破壊するのに必要な力も2

倍になる．

応力緩和とは，試料に一定のひずみを瞬間的に与えて，そのひずみを一定に保つのに必要な応力が時間の経過と共に減少する現象をいう．一方，試料に一定の応力を加えたとき，ひずみが時間の経過と共に増大する現象を**クリープ**という．

② 応力変化の測定（変形を一定に保った場合）

この試験は荷重速度の影響を受けない点で，得られたデータの再現性が高い特徴があるが，測定に時間を要し，また，一定の荷重や変形を保つためには，特殊な機器を要する．

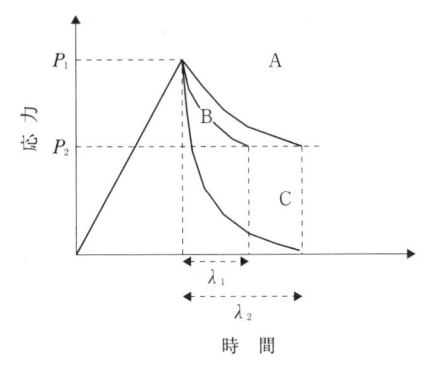

P_1：初応力
P_1：Cの緩和量
$P_1 - P_2$：緩和量（A，Bの）
λ_1：緩和時間（Bの）
λ_2：緩和時間（A，Cの）

初応力P_1を与えると，A，Bは応力P_2を残すところまでしか緩和せず，$(P_1 - P_2)/P_1$が緩和率となる．緩和量の$1/e$（eは自然対数の底）まで緩和した時までの時間を**緩和時間**という．スプリングのようなものは，全然緩和せず，粘土のようなものは理論的には瞬間的に緩和する．一般に，粘性率/弾性率の比が大きいと緩和時間が長くなる．

③ レオメーターによる応力緩和測定

〈原　理〉

試料台に置かれた試料を上昇させ，上部のアダプターを押し当て，その時に受ける応力を測定する．一定の深さまで円筒（アダプター）を進入させた時の応力を求めることによって，国際的なゲル強度（ブルーム規格）と同様な測定値が得られる．

〈適用範囲〉

ゼラチン，寒天，ペクチンなどのゲル強度やチーズ，バター，かまぼこ，カステラとかガム状物質などの物性測定に適用される．この値は官能との相関が強い．

〈測定方法〉

(a) No.9（直径10mmまたは15mm）のアダプターをセットする．
(b) ⑧をUPとし，0点を確認する．
(c) ⑱の感度切替えスイッチで，200gまたは2kgとする．
(d) 応力設定ダイヤル㉔が10目盛り（右に一杯）になってい

ることを確認する．
(e) 指針停止スイッチ⑯がNとなっていることを確認する．
(f) スケーラーレンジを0.1mmに④で切り替え，スケーラー設定ユニット⑤で試料の4〜10％程度に設定する．(例；2.0mm（試料50mm），4.0mm（試料50〜100mm））
(g) ㉒のメインスイッチをスケーラーにする．定距離が設定ONとなる．
(h) 記録計の電圧を1Vまたは100mVとする．
(i) 試料台に試料を置き，⑨のスタートボタンを押すと同時にレコーダーの紙送りスイッチもONとする．
(j) アダプターが試料に触れると同時にスケーラーが始まり，設定した寸法で止まる．
(k) 0点合わせは特に毎回入念に行い，⑥のスケーラー解除ボタンを毎回押してリセットする．

〈計 算 例〉
(a) 一般的計算

$$\gamma (弾性率) = \frac{a \text{ g/cm}^2 \times 980}{ひずみ} \text{ dyn/cm}^2$$

$$ひずみ = \frac{t 秒後に圧縮した厚さ}{初めの厚さ}$$

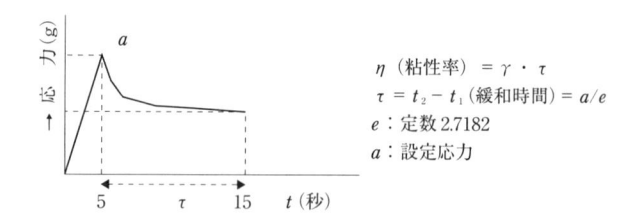

η（粘性率）$= \gamma \cdot \tau$
$\tau = t_2 - t_1$（緩和時間）$= a/e$
e：定数 2.7182
a：設定応力

(b) 適 用 例

アダプター断面積1cm^2，試料の高さ5cm，圧縮2.0mm，設定応力 $a = 272$g/cm^{2}のとき，緩和時間 $\tau = a/e$（ここにeは定数2.7182）．

$$\gamma = \frac{a \text{ g/cm}^2 \times 980}{ひずみ}$$

ひずみ $= 2/50 = 0.04$

2は圧縮mm
50は試料の高さmm

$$\gamma = \frac{272 \text{g/cm}^2 \times 980}{0.04} \text{ dyn/cm}^2$$

2．顕微鏡観察

(1) 顕微鏡による長さの測定法

1) 測定方法

まずS.M.をステージにのせ，その目盛りが視野の中央にくるようにする．次に普通の接眼レンズの代わりにO.M.を挿入し両マイクロメーターの目盛りが重なる位置を見る．

〈倍率とO.M.1目盛りの μm の計算方法〉

[例] 接眼レンズ10倍×対物レンズ10倍の場合

O.M.の1目盛りは100μm，S.M.は10μm，したがってO.M.1目盛りは

$$30/20 \times 10 = 15\mu m$$

故に15μmとなる．

表18.2.1 顕微鏡による物体の長さ測定

接眼レンズの倍率 ×	対物レンズの倍率 ×	両マイクロメーターの一致線		O.M.1目盛りの μm
		S.M.	O.M.	
10	4	75	20	37.5
	10	30	20	15.0
	40	15	40	3.75
	100	4	25	1.6

表18.2.1から所定の倍率の組合せによるO.M.1目盛りの長さ（μm）は同一装置で行うと一定であるから，O.M.だけを用いて物体の長さを測定することができる．

(2) 顕微鏡切片の作製法

1) 固　　定

観察しようとする組織を3～5mmのダイス状に切断する．次いで，生活作用を停止させるために，ホルマリン：水＝1：9の溶液中に1日以上浸す（材料の収縮防止，保存標本用にもなる）．

2) 水　　洗

固定組織を流水で洗浄する．ガラス瓶に入れガーゼで覆って流出させる．

3) 脱　　水

60％アルコール，1時間，表面を濾紙で拭き取り，次に移す．
70％アルコール，　同上

[註]
① 接眼マイクロメーター（O.M.）：ocular micrometor (eyepiece micrometer).
接眼レンズの絞りの上に目盛りガラス板をのせたもの．目盛りは5mmを50等分し，1分画が0.1mm（100μm）．
② 対物マイクロメーター（S.M.）：stage micrometer (object micrometer).
スライドガラスの上面に目盛りを刻んだもの．目盛りは2mmを200等分し，1分画が0.01mm（10μm）．

80％アルコール，　　同上
　　90％アルコール，　　同上
　　100％アルコール，　同上

4）透　明　化
脱水の完全に行われた組織（不完全なものはキシレンで濁る）を用いる．

　クレオソート/キシレン（1：1）　　　2時間
　キシレン　　　　　　　　　　　　　2時間

5）パラフィン埋包
透明化した組織をパラフィンに入れ，60℃　4日間放置する．溶けた状態で，紙箱（1cm角）に組織と共に移し冷却する．

6）切片の作製
木片に少量のパラフィンをのせ，熱した金属へら（スパチュラ）を用いて，木片とパラフィン塊を固着する（金属へらを木片とパラフィン塊の間にさしこんで，パラフィン塊を外す）．これをミクロトームで切片とする．

7）切片の張り付け
スライドガラスの上に卵白を1滴落とし，指先で薄く塗り広げる（ほとんど表面に残らないようにする）．その上に2,3滴の水を落とし，水面上にパラフィン切片を浮かべ，スライドガラスの下から温め，充分しわを伸ばす（温度35～45℃）．しわが伸びたら水を除き，充分乾燥する．乾燥不充分なときは剥離する．

8）パラフィンの除去
7）のスライドガラスをキシレン液中に浸すとパラフィンだけが溶ける（約5分）．

9）キシレンの洗浄
100％，95％，75％，50％，30％の各アルコールに数分間ずつ，スライドガラスを浸け，最終的に水に移し，約10分後染色に移る．ただし，染色液がアルコール溶液の時は75％アルコールから直ちに染色する．

10) 染　　　色

目的とする染色液*1を用いて，切片を染色し，洗浄後，脱水処理を行う．

11) 脱水，封入

50％，75％，95％，100％アルコールで順次脱水（各5分間程度）し，キシレンで透明にして，カナダバルサム*2で封入する．カナダバルサムを適当な粘度にキシレンで溶かし，この液を脱水完了したスライドガラスに静かに気泡の入らぬよう滴下する．滴下バルサム量に過不足のないようにする．

カバーガラスを張り付け，水平の位置で静かに放置し，固まるまで待つ．

(3) パラフィン切片からの操作

スライドガラスに卵白を落とし指先で極めて薄い状態に延ばす．これに水を2滴落とす．

このスライドガラス上に上記パラフィン切片をのせ（重ならないよう），40℃前後の温度（温浴金属板）でしわを伸ばす（金属板上でパラフィンだけ溶かす．温度が高くならないように注意する）．

```
一夜放置
  ├ キシレン 1時間
  ├ 90％アルコール 1時間
  ├ 80％アルコール 1時間
  ├ 70％アルコール 1時間
  ├ サフラニン液, 1昼夜
  ├ スダンⅢ液, 1昼夜
  ├ 70％アルコール 1時間
  ├ 80％アルコール 1時間
  ├ 90％アルコール 1時間
  ├ 100％アルコール 1時間
  ├ キシレン 1時間
  ├ クレオソート/キシレン 1時間
  ├ 乾燥
  └ カナダバルサム, キシレンでカバーガラスを組織上に固定
↓
顕微鏡観察
```

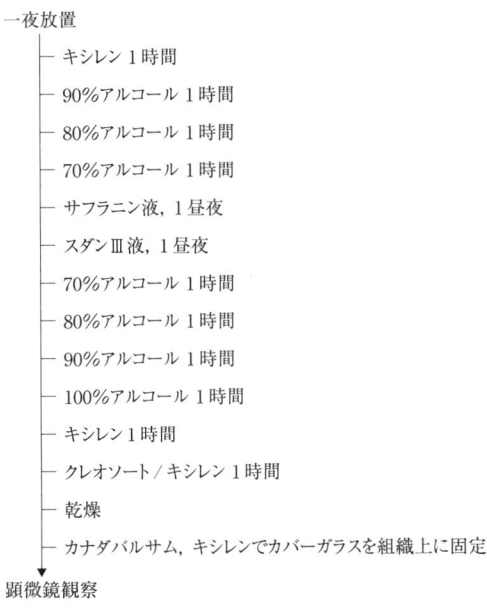

図18.2.1　パラフィン切片からの操作法

*1：①サフラニン液；細胞質，ペクチン質の染色

サフラニン1gを，純アルコール50mlと水50mlの混液に溶かす．木質化，コルク化した細胞膜，ペクチン化合物を染色，核，クロマチンの染色にも用いる．耐久性があり，また種々の染色剤と組み合わせて二重染色を行う．

②**スダンⅢ液**：脂肪の染色

スダンⅢを90～95％アルコールにできるだけ高濃度に溶かす(0.2～1.0％)．アゾ系の弱塩基性色素で，脂肪・脂肪油・樹脂・精油・クチクラ・コルク化細胞などを全て紅染する．

*2：バルサムは天然樹脂の一種で，揮発性油分を比較的大量に含むもの．カナダバルサムの他にターペンチン，ペルーバルサムなどがある．

3. 粘度計による分子量測定

（1）粘度法と分子量との関係

高分子溶液は，分子量が大きいために，希薄溶液でも非常に高い粘性を示す．高分子溶液の固有粘度 $[\eta]$ と分子量 $[M]$ との間には，次のMark-Houwink-桜田の式が成立する．

$$[\eta] = K M^a \tag{1}$$

ここで，Kとaは定数であり，多くの高分子物質について実験的に求められている．

実験的に固有粘度を求めるには，一般に，還元粘度（η_{sp}/C）と濃度Cとの間に次のハギンス（Huggins）の式が成り立つので，濃度を変えて粘度測定を行い，得られた還元粘度を濃度に対してプロットして求める．

$$\eta_{sp}/C = [\eta] + k'[\eta]^2 C + \cdots \cdots \tag{2}$$

ここにk'はハギンス定数と呼ばれる定数である．

高分子溶液の粘度を測定して，粘度平均分子量を求めることができる．これは次式で定義される．

$$M_v = \left[\frac{\sum C_i M_i^a}{\sum C_i} \right]^{1/a}$$

C_i：各分子量成分の濃度
a：0.5〜2.0の値（a = 1のとき粘度平均分子量は重量平均分子量と等しくなる）

〈粘度測定と分子量の関係〉[1]

細管を通してある溶液を通過させると，溶媒だけを通した時間よりは必ず長くなる．この時間は液体の粘度に比例する．そこで，次のような値（比粘度）を考える．

$$比粘度 = \eta_{sp} = (\eta - \eta_0)/\eta_0 = (t - t_0)/t_0$$

ここに，η，η_0はそれぞれ溶液と溶媒の粘度，t，t_0は溶液と溶媒が細管を通過した時間である．

低分子の種々の濃度の溶液について比粘度を測定すると，濃度が高くなるにつれて比粘度も増加することが予想される．事実，濃度が2倍になると比粘度は2倍となる．そこで，比粘度を濃度で除した値を計算する．この値を**還元粘度**という．

還元粘度 = η_{sp}/C

低分子の場合には，いずれの濃度でも還元粘度は一定の値となる．

一方，還元粘度を高分子の溶液に適用してみると，濃度の上昇に伴って還元粘度も上昇することが観察される．この関係は（2）式で表される．

還元粘度を縦軸にとり，濃度を横軸にとって測定値をプロットすると，**図18.3.1**のようになる

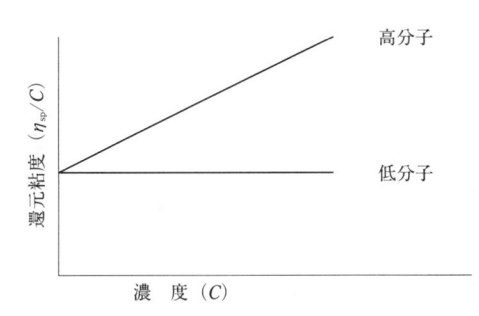

図18.3.1 高低分子の濃度と還元粘度との関係

$C=0$の点が $[\eta]$ を与える．$[\eta]$ は**固有粘度**と呼ばれる値で，高分子1個が粘度に与える影響を示す値と考えられる．

（1）式によって，Kとaの知られている分子種であれば，粘度を測定するだけで分子量が計算できる．

（2）ペクチンの分子量測定

粘度測定による平均分子量の求め方について述べる．

1）粘度測定

① 粘度計

オストワルド粘度計またはウベローデ粘度計（この粘度計の方が望ましい）．ウベローデ粘度計は粘度計内部で，溶液を取り出すことなく希釈することができる．

② 試料

(a) 溶液

0.4％ヘキサメタリン酸ナトリウム抽出液（pH 3.5[2,3]）に溶かした1％ペクチン液は**図18.3.2**のように調製する．

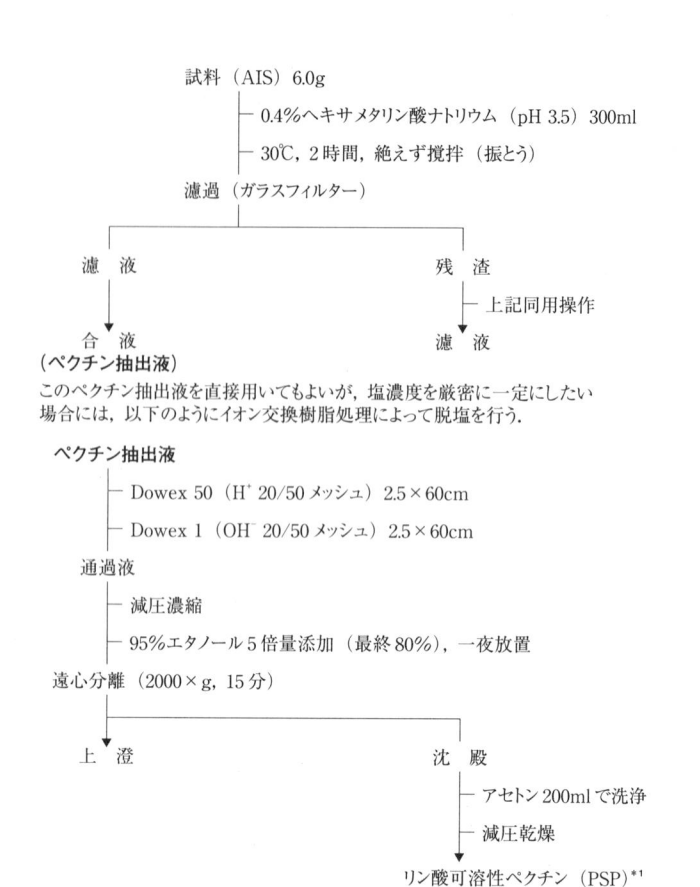

```
試料（AIS）6.0g
    ├─ 0.4％ヘキサメタリン酸ナトリウム（pH 3.5）300ml
    ├─ 30℃，2時間，絶えず撹拌（振とう）
濾過（ガラスフィルター）
    ├─────────────────┐
  濾液              残渣
                      ├─ 上記同用操作
   合液              濾液
（ペクチン抽出液）
```

このペクチン抽出液を直接用いてもよいが，塩濃度を厳密に一定にしたい場合には，以下のようにイオン交換樹脂処理によって脱塩を行う．

ペクチン抽出液
```
    ├─ Dowex 50（H⁺ 20/50 メッシュ）2.5×60cm
    ├─ Dowex 1（OH 20/50 メッシュ）2.5×60cm
通過液
    ├─ 減圧濃縮
    ├─ 95％エタノール5倍量添加（最終80％），一夜放置
遠心分離（2000×g, 15分）
    ├─────────────────┐
   上澄              沈殿
                      ├─ アセトン200mlで洗浄
                      ├─ 減圧乾燥
                    リン酸可溶性ペクチン（PSP）*1
```

＊1：このPSPを0.4％ヘキサメタリン酸ナトリウム（pH 3.5）に加熱して溶かし，粘度測定に用いる．

図18.3.2 粘度測定用ヘキサメタリン酸ナトリウム可溶性ペクチン液の調製

水溶性，キレート剤可溶性およびアルカリ可溶性画分についても上記同様操作する[4]．

(b) 濃　　度

0.5, 0.25, 0.125, 0.0625g/100mlの5mlを供試[2]

③　測定時の温度

20℃[1], 298K±10^{-2} K[3]

④　測定方法

一定条件での水の落下時間および検液の落下時間を1/100秒まで測定する．落下時間の測定は，少なくても0.2〜0.3秒以内になるように反復して行う．このとき，温度，測定粘度計の毛管部分の汚れ，気泡などに注意し，使用後には必ず内部を充分洗浄し，エタノールを通しアスピレーターで液を完全に除いておく．

2）種々の粘度の求め方

①　相対粘度　η_r

水に対する相対粘度である．すなわち，水の落下時間 t_0，検液の落下時間 t とすると，

$$\eta_r = t/t_0$$

② 比粘度　$\eta_{sp} = \eta_r - 1$

相対粘度から1を引いた値

③ 還元粘度　η_{sp}/C（C は溶質の重量濃度で g/100ml がよく用いられる）

比粘度を試料濃度で除した値である．

④ 固有粘度　$[\eta] = (\eta_{sp}/C)_{C \to 0}$

試料（溶質）濃度を横軸に還元粘度を縦軸にプロットし，濃度0における還元粘度を外挿法で求める．

3）分子量の算出計算式

表18.3.1　文献から見たペクチンの分子量算出計算式

報告者	計算式	試料	文献
Christensen, P. E.	$[\eta] = KM$	ヘキサメタリン酸	2)
Bartolini, M. E. et al.	$[\eta] = 4.7 \times 10^{-5} M$	リンゴ搾汁粕	4)
Saeed, A. R. et al.	$[\eta] = 1.4 \times 10^{-6} M^{1.34}$	マンゴー搾汁粕	5)
Chang, Y.S.	$[\eta] = 4.7 \times 10^{-5} M$	モモのペクチン	6)
Dahme, A.	$[\eta] = 9.55 \times 10^{-2} M^{0.73}$	HMP	3)
Owens, H.S	$[\eta] = 1.4 \times 10^{-6} M^{1.34}$		7)

4）粘度測定上の注意[8]（高分子溶液の粘度測定上の注意）

〈高分子電解質の場合〉

還元粘度と濃度のプロットが直線とならず，還元粘度が低濃度側で急に大きくなることがある．これは，高分子電解質の特徴である．

この理由は，高分子電解質は分子鎖の上に解離基をもっており，ある程度以上の濃度では他の分子鎖上の解離基との間で静電的反発が生じ，分子は比較的縮まった形態をとっているが，濃度が薄くなると，同一分子鎖上の解離基による静電的反発で分子は大きく広がるようになる．このため，低濃度側で急に還元粘度が大きくなる．

対応策としては，NaClやKClなどの塩を加えると，対イオンが解離基と結合して静電的反発がなくなり，分子は中性高分子のように挙動するので，還元粘度と濃度のプロットは直線となる．このような塩添加による作用を，**対イオン効果**という．

文　献

1) 桜井直樹，山本良一，加藤陽治：植物細胞と多糖類，p. 199-201，培風館（1991）

2) Christensen, P. E. : *Food Res.*, **19**(2), 163 (1954)
3) Dahme, A. : *Rheol. Acta.* (Suppl) 426 (1988)
4) Bartolini, M. E. and Jen, J. J. : *J. Food Sci.*, **55**, 564 (1990)
5) Saeed, A. R., El Tinay, A. H. and Khattab, A. H.: *J. Food Sci.*, **40**, 205 (1975)
6) Chang, Y. S. : *J. Food Sci.*, **38**, 646 (1973)
7) Owens, H. S., Lotzkar, H., Schultz, T. H. and McClay, W. : *J. Amer. Chem. Soc.*, **68**, 1628 (1946)
8) 磯　直道，水野治夫，小川広男：食品のレオロジー──食の物性評価─，p. 35-37，成山堂書店（1992）

（3）各種AIS中のペクチン画分の粘度および分子量測定例

1）実 験 材 料

イチゴ，イチジク，西条柿，富有柿，ダイコン，ニンジン，インラインパルプ，以上7点のAIS 200mgを実験に供した．

2）実 験 方 法

① ペクチン質の分画

（a）水溶性ペクチン（WP）

AIS 200mgを50ml容ビーカーに入れ，少量のエタノールで潤したのち約10mlの水で湿らせた．小ガラス棒で撹拌し，一夜放置した．試料のうちインラインパルプが最も分散しにくかった．翌日pH 6.0とし，全容を40mlとしてスターラーで5分撹拌後，東洋濾紙No.2で濾過した．濾液は次のように処理した．

　　a）濾液1ml + 0.1 N-NaOH 2ml + 水7ml→(60分放置)→この1mlをカルバゾール法で分析
　　b）10mlを粘度および分子量測定用．
　　c）20mlをエステル化度測定用．
　　d）a ml（約80 μg AUA）をゲル濾過用．
　　残渣は蒸留水で充分洗浄した．

（b）ヘキサメタリン酸ナトリウム可溶性ペクチン（HMPP）

残渣を5〜10mlの水で50ml容ビーカーに洗い込む．これに，1.6％NaClを含む0.4％ヘキサメタリン酸ナトリウム水溶液20mlを加え，撹拌後pH 6.0とする．全容を40mlとし，2時間室温に放置した．その後，定性濾紙で濾過した．濾液は次のように処理した．

　　a）濾液1mlを用いてWPの場合と同様に処理したのち3,5-ジメチルフェノール法で分析．
　　b）10mlを粘度用，20mlをエステル化用，a mlをゲル濾過用に供した．
　　残渣は蒸留水で充分洗浄した．

(c) 塩酸可溶性ペクチン（HCP）

残渣を5～10mlの水で50ml容ビーカーに洗い込む．これに，0.1N-HCl 20mlを加え水で40mlとする．撹拌後85℃，2時間加熱し冷却後，定性濾紙で濾過した．濾液を（b）同様に処理して分析に供した．ただし，粘度測定は20mlをpH 6.0とし，40mlにして用いた．

② 分子量の測定

(a) 粘度の測定

2*l*容ビーカーに水を入れ，これにウベローデ粘度計を浸ける．氷と水で20℃に調節した．20℃における落下時間を測定した．2倍，4倍希釈液についても同時に行った．

(b) 計　算

a) 相対粘度：η_r

試料の落下時間を水の落下時間で除した．

b) 比粘度：$\eta_{sp} = \eta_r - 1$

計算：$\eta_{sp} =$ 相対粘度 $- 1$

c) 還元粘度：η_{sp}/C（Cは濃度）

d) 固有粘度：$[\eta] = (\eta_{sp}/C)_{C \to 0}$

表18.3.2 落下時間と各粘度の計算（例）

試料	落下時間(秒)	相対粘度	濃度(%)	比粘度	還元粘度
水	8.0	1.00	—	—	—
検液1	13.6	1.71	0.097	0.71	7.32
検液2	12.1	1.51	0.068	0.51	7.50
検液3	10.3	1.26	0.035	0.26	7.43

この結果から検液の固有粘度は7.4～7.5と推定する．

〈分子量の計算〉

固有粘度をNとすると，次式が成立する．

$$N = 1.4 \times 10^{-6} M^{1.34} \text{すなわち，} M = \sqrt[1.34]{(N/1.4)} \times 10^6$$

Nが7.5であると

$$M = \sqrt[1.34]{5.36} \times 10^6 = 105\,139$$

となる．

③ 実験結果

(a) 抽出画分のペクチン

供試AIS中のペクチン質は表18.3.3に示したように，インラインパルプが最も多く約79％を占め，次いでイチジクの76％，富有柿の65％で，その他の果実は50％未満であった．

全ペクチン中水溶性画分が最も多いのはイチジクで75％を占め，次いで富有柿の72％，インラインパルプの63％の順で，最も少ないニンジンではわずか32％であった．ヘキサメタリン酸ナトリウム（HMP）可溶性ペクチンが水溶性ペクチンより多いのはニンジンのみであったが，ダイコンもほぼ近い値を示した．

表18.3.3　各抽出画分のペクチン含量

種　　類	ペクチン含量(mg/100mg AIS)			
	水溶性区	HMP可溶区	塩酸可溶区	全ペクチン
イ チ ゴ	21.3	7.3	5.8	34.4
イ チ ジ ク	57.2	13.8	4.6	75.6
西 条 柿	19.8	3.5	4.7	28.0
富 有 柿	46.6	13.2	5.3	65.1
ダ イ コ ン	18.0	16.2	9.4	43.6
ニ ン ジ ン	14.7	16.5	9.4	46.6
インラインパルプ	49.6	14.2	14.9	78.7

(b) 各画分抽出液中のペクチン濃度・粘度と分子量

溶解度の差に基づいて分けた3画分の抽出液について，ペクチン濃度および粘度を測定した値を**表18.3.4**に示した．

表18.3.4　各抽出画分のペクチン濃度と粘度

種　　類	水 溶 性 区		HMP可溶区		塩酸可溶区	
	抽出液 AUA(%)	還元粘度	抽出液 AUA(%)	還元粘度	抽出液 AUA(%)	還元粘度
イ チ ゴ	0.107	5.93	0.036	4.49	0.025	2.03
イ チ ジ ク	0.286	6.99	0.069	5.65	0.013	0.37
西 条 柿	0.099	7.43	0.018	3.19	0.015	1.58
富 有 柿	0.234	8.09	0.066	3.06	0.025	3.70
ダ イ コ ン	0.090	3.51	0.081	1.99	0.029	2.92
ニ ン ジ ン	0.074	8.59	0.082	3.75	0.039	0.72
インラインパルプ	0.248	7.93	0.071	17.52	0.072	4.80

還元粘度から求めた分子量を**表18.3.5**に示した．

表18.3.5　各抽出画分の分子量($\times 10^3$)

種　　類	水 溶 性 区	HMP可溶区	塩酸可溶区
イ チ ゴ	44.0	35.8	39.6
イ チ ジ ク	49.8	42.5	11.1
西 条 柿	52.2	27.8	32.8
富 有 柿	55.6	26.9	62.0
ダ イ コ ン	29.8	19.5	51.9
ニ ン ジ ン	58.2	31.3	18.2
インラインパルプ	176.0	96.9	75.3

4. ゲルクロマトグラフィー

(1) 基礎知識

ゲルクロマトグラフィーは，分子の大きさに基づいて分離することを目的とした分配クロマトグラフィーである．したがって，分子ふるいクロマトグラフィーとも呼ばれる．

1) 基本用語

〈排除容量 (void volume：V_0)〉（保持容量 (bold-up volume) あるいは，むだ容量 (dead volume)）

排除容量とは，担体ベッド間の粒子間隙を占める液体の容積のことで，その値は担体ゲル内に入れないような（完全に排除される）物質のクロマトグラフィーを行い，その物質の溶出容量を測定することによって求める．この物質として平均分子量200万のブルーデキストラン2000が用いられる．

〈担体ベッド容量：V_x〉（全容量−排除容量，$(V_t - V_0)$）

担体ベッド容量とは，担体に用いたベッドゲルの容積で，全容量(V_t)−排除容量(V_0)で求める．

■ V_0 排除容量 　　● V_x 担体ベッド容量 　　■ V_t 全容量

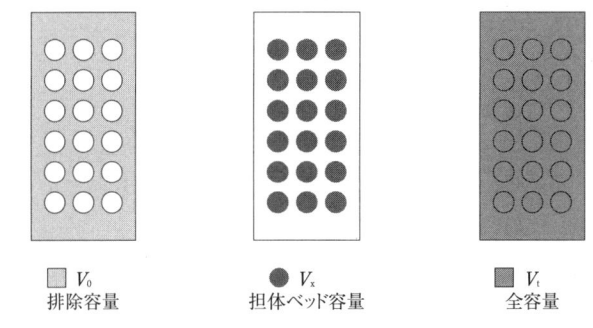

図 18.4.1　ゲルクロマトグラフィーにおけるV_0, V_xおよびV_tのモデル図

〈排出容量：V_e〉

排出容量とは，分子がカラムを通過するのに必要な溶出容量の平均である．

① 試料量が溶出容量に比べ無視できるほどに小さく，溶出曲線が対称のとき

試料を添加してから物質の濃度が最大となるまでに，カラムを通る液体の容積がV_eである．

② 試料量が多く溶出曲線に平らな領域ができるとき

試料添加開始時から，溶出曲線の上昇側の変曲点または半値点までの体積がV_eである．

③ 試料容量が中程度で，溶出曲線に平らな領域が出ないとき
　試料の半量を添加してから，溶出曲線の最大値が得られるまでの体積がV_eである．

〈分配係数：K_{av}〉

実用上，下式の分配係数がよく用いられる．ゲル相全体を固定層と考えた場合

$$K_{av} = \frac{V_e - V_0}{V_x}$$

2）ゲルクロマトグラフィーの原理

原理は非常に簡単である．細かい穴をもつ不活性物質から構成されている小さいゲルの粒（多孔性ゲル）をカラムに詰める．大きさの違った種々の分子を含む溶液を通すと，穴よりも大きい分子は粒の間隙を素通りする．しかし，穴よりも小さい分子は分子の大きさが小さいほど大きい確率で粒の中に拡散して，入ったり出たりするのでカラムを通過する時間が長くなる（図18.4.2参照）．粒の材料（ゲル）が分子を吸着しない限り，粒の中に分子が侵入する程度がカラムを通過する速度を左右する．したがって，分子の大きさが小さいほどカラムを通過する時間が長くなる．もし，分子の形が一定なら（粒状とか棒状など）分子が小さいほど遅れて溶出する．

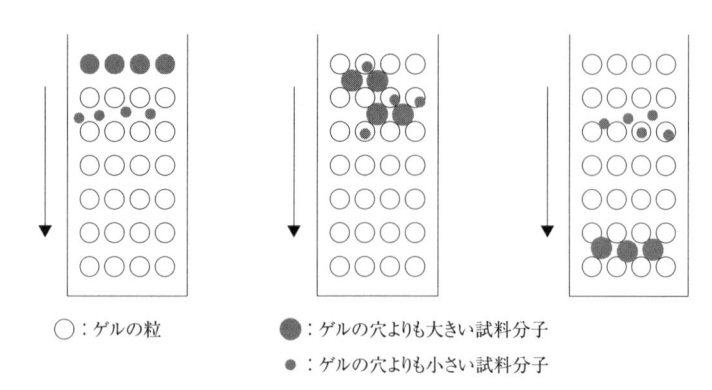

○：ゲルの粒　　●：ゲルの穴よりも大きい試料分子
　　　　　　　　・：ゲルの穴よりも小さい試料分子

図18.4.2　多孔性ゲルの粒子を詰めたカラムによる2種類の分子の分離

もう一つ重要なことは分子の電荷で，多くの電荷をもつ分子は穴よりも充分小さいのに穴に入ることができない．これは，おそらく分子間の静電的反応により穴の中の分子の数を制限するような力が働くのであろう．イオン強度が低いときには，ゲルの種類により吸着のような現象が現れることがある．

3）ゲルクロマトグラフィーの材料

現在使われているゲルは，デキストラン，アガロース，ポリアクリルアミドの3種類である．いずれも水溶液の検体に対して使われる．

① デキストラン

グルコースから成る多糖類で，架橋して穴の大きさを調整し，乾いたビーズ状として市販されている．水を加えて膨潤させてから使用する．商品名はSephadexである．

② アガロース

ガラクトースの重合物で，熱水に溶け，冷却するとゲルとなる．Sephadexよりは，かなりゲルの穴の大きさは大きい．したがって，大きい粒状のタンパク質やDNAのような長い線状の分子を分離するのに有効である．アガロースは固体のゲルとして使うと，流速が遅くて使えないので，SepharoseとかBio-gel Aのように濡れたビーズ状で市販されている．

③ ポリアクリルアミド

ゲルの穴の大きさは架橋の程度により異なる．デキストランやアガロースと異なり，極性のカルボキシアミド基が一つ置きの炭素と結合しているが，分離に関する性質はデキストランと大差ない．Biogel Pとして市販されているが，あまり使われていない．しかし，穴の大きさの広い範囲のものが市販されているので，デキストランよりも便利である．

一般に，ゲルの穴の大きさによって，分離できる分子量範囲が決まる．表18.4.1に3種類のゲルの種類と分離分子量範囲を示した．ゲルの選択は容易である．ゲルの大きさには，粗，中，細，極細などの種類があるが，粒が大きいほど流速が速く，分離が悪

表18.4.1 ゲルクロマトグラフィーに多用されるゲル

物質と商品名	分離分子量範囲
デキストラン	
Sephadex G-10	700
Sephadex G-25	1 000～5 000
Sephadex G-75	3 000～7 000
Sephadex G-200	5 000～800 000
ポリアクリルアミド	
Bio-gel P-2	200～2 000
Bio-gel P-6	1 000～6 000
Bio-gel P-150	15 000～150 000
Bio-gel P-300	60 000～400 000
アガロース	
Sepharose 2B	2 000 000～25 000 000
Sepharose 4B	300 000～3 000 000
Bio-gel A-0.5M	30 000～500 000
Bio-gel A-15M	30 000～15 000 000
Bio-gel A-150M	5 000 000～150 000 000

い．したがって，分離能を最大にしたい場合には，極細のゲルを使うとよい．大量処理には粒度の粗いものの方が，分離は悪いが流速が速いので便利である．

④ Sephadex G-200によるゲルクロマトグラフィー

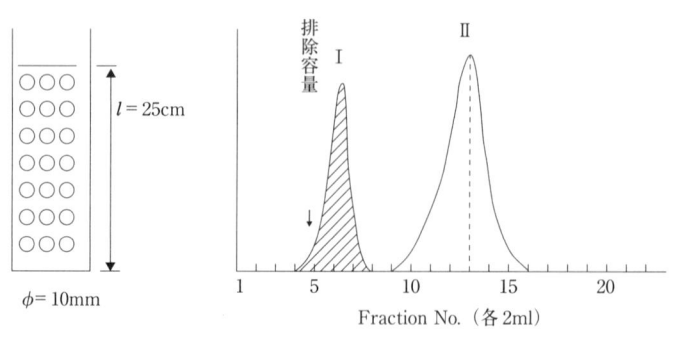

図 18.4.3 溶出量と排除容量の関係

〈ブルーデキストラン2000（分子量200万）のゲルクロマトグラム例〉
排除容量　V_0；上記で9〜10ml（10mlとする）*1

*1：溶出し始めるまでの容量を正確に求めておく．

〈解　析〉
(a) 担体ベッド容量［V_x］（= $V_t - V_0$）

カラムの中の担体の容量（V_t）を担体の高さ×断面積から求める．

（例）内径10mmのカラムに25cm充填した場合，25cm × 0.785cm^2 = 19.6mlとなる．この担体容量から排除容量（V_0）を引いたものがV_xである．

(b) 溶出容量［V_e］

試料添加後，物質濃度が最大となるまでにカラムを通る液体の容積をいう．

（例）上図ではⅡの極大値はNo.13であるから，26mlとなる．

(c) 分配係数［K_{av}］

$$K_{av} = \frac{V_e - V_0}{V_x} = \frac{26 - 10}{19.6} = 0.31$$

(2) 実 験 操 作
  1) 試　　薬
① Sephadex G-25：中粒（乾燥粉末）
② 溶離液：0.1M-NaCl 200ml
③ ブルーデキストラン2000溶液：0.3%水溶液
④ ウシ血清アルブミン・トリプトファン混合溶液：前者0.2%，後者0.1%

2) ゲルの膨潤

乾燥粉末の必要量をクロマトグラフィー用カラムの体積から計算して量り取る（乾燥粉末1gが占めるクロマトグラフ担体ベッドの体積は使用ゲル購入時の添付資料を参照）．粉末はかなり膨潤するので必要な粉末量を秤量しないで見積もるのは難しい．次いで乾燥粉末を過剰の溶離液と混ぜる．ゲルが膨潤して平衡になるまでの時間はゲルの種類で異なる．ゲルの懸濁液中に微細な粒子が混在するときには傾斜によって除く．

3) カラムの準備

ガラス管（1.2×40cm）の一方に細いガラス管を通したゴム栓を付ける．細いガラス管にはゴム管をはめ，ゴム管をピンチコック（ホフマン式）で締める．このカラムをクランプ，ムッフを用いてスタンドに垂直に立てる．カラムに少量の溶離液を駒込ピペットで入れ，ピンチコックをゆるめるなどしてカラムの下部に空気の泡が残らないようにする．次に脱脂綿をとり，ガラス棒を用いてカラム底部に数mmの厚さのゲル止めを作る．この際，脱脂綿中に空気の泡を残してはいけない．

4) カラムの詰め方

クロマトグラフィーの実験では，カラムの詰め方が非常に重要である．ここでは実験目的やSephadex G-25が比較的固いゲルであることなどを考慮して以下のような簡便法をとった．

2）の操作で膨潤してあるSephadex G-25を，駒込ピペットでカラムの上から気泡が担体ベッド中に残らないように静かに注ぎ込む．これを繰り返し，溶離液がカラムいっぱいになったら，ピンチコックをゆるめ溶離液を下からゆっくり排出しながらゲルを詰め続ける．この実験では担体ベッドの高さを20cmとする．ゲルを詰める作業が終了したらピンチコックを閉めるが，このときカラム上端には溶離液が残っていなければならない．次にカラムの内径に合わせて濾紙を円形に切り取り，ゲルの上端に上手に沈ませる．これはゲルの上端が以下の操作で乱れるのを防ぐことが目的である．次にゲルベッドを安定化するために溶離液をベッド容量の2倍量流す．

5) 充填したカラムの点検とV_0の測定

目で調べても担体ベッド中の気泡を発見することができるが，点検の決め手として色のついた試料をカラムにかけて流し，色のついた分離帯の動きを調べる．まず担体ベッドの表面から液がち

ょうどなくなるまで溶離液を排出したのち，ピンチコックを閉める．このとき駒込ピペットを用いて大部分の液をカラムの上から取り除いてもよい．次に，ブルーデキストラン1mlを静かに担体ベッドの上にのせる．ピンチコックを開け，ブルーデキストラン液がちょうど吸い込まれたところでピンチコックを閉める．ごく少量の溶離液でブルーデキストランを洗い，前と同様に吸い込ませる．この後カラムの上端を注意深く溶離液で満たす．次いで試料の展開を開始し，分離帯の動きを観察する．流速は12ml/hになるようにピンチで調節し，溶離液を時々上から補充する．溶出液は2mlずつ通し番号をつけた試験管にとる（とり始めはブルーデキストラン溶液を吸わせる時から）．ブルーデキストランが溶出し終わったところでカラムの点検とクロマトグラフィーを終了する．各画分を2倍に希釈した後，630nmで吸光度を測定する．結果はグラフ化してV_0を求める．

6）タンパク質とアミノ酸の分離

ウシ血清アルブミンとトリプトファンの混合溶液をカラムに添加する方法（試料量1ml）および試料を展開する方法（流速12ml/h）は，5）の操作と同じである．溶出液は2mlずつ通し番号をつけた試験管にとる．20本の画分（溶出液合計40ml）を得たところでクロマトグラフィーを終了する．各画分はローリー変法による比色分析の試料として使用する．

7）カラムの再使用

ゲルクロマトグラフィーの担体は再生する必要がなく，ただちに次の実験に使用することができる．したがって，カラムを作り直すことなく5）や6）の実験を何回でも繰り返すことができる．

5．アミロブラベンダー（ビスコグラフPt 100型）

アミロブラベンダーは回転粘度計の一種で，ブラベンダー粘度計（Brabennder Viscometer）あるいはビスコグラフ（Viscograph）とも呼ばれる．デンプンの懸濁液を加熱しながら，温度変化に伴う粘性抵抗を測定する．ただし，測定値はこの装置特有のもので，他の測定装置の値と比較することは難しい．

(1) 準　　備
① 冷却水のホースを接続する（水の流れを確認する）．
② 記録紙とカートリッジペンを確認する．

③ 測定用カートリッジペンを確認する．
  (a) 700cmgを選び，カートリッジの文字を前方に向け，ペンアームを0の位置にしておいて，カートリッジをターレットにセットする．
  (b) ペンアームを静止のまま僅かに下部方向に押し，黒色のノブを押し下げ，シャフトを固定する．
  (c) 記録紙上の0 BUにペン先が合うように，カートリッジを固定する．
  (d) 蝶ネジのフィンガーをしっかりと締め，カートリッジを固定する．
  (e) 予備加重は125.0gとする．このとき，フルスケールが500 BUとなる．

(2) 測　　定

① 測定開始20～30分前にコントローラーのメインスイッチをONにする．
② 測定試料を測定容器に入れてから，蒸留水を450ml加え，撹拌棒で充分撹拌する．本体に固定した後，測定用フィーラーを入れて，上部と固定する．
③ 注意して，左側のレバーで，本体の頭部を下げる．
④ コントローラーのトグルスイッチを下にし，ポテンシオメーターのロックをゆるめてから，本体のスイッチを入れ，希望回転数（ここでは75rpm）が表示されるまで調節する．調節が終了したら，ロックしておく．
⑤ 両スイッチを入れたまま回転を続ける．
  所定温度（T_1）に達したとき，制御装置のスイッチを押し，加熱/冷却サイクルを開始させる．
⑥ プログラムに従って，温度はT_2まで上昇する．この温度に指定した時間保つ．この時間が経過するとT_1まで冷却が開始し，所定の時間後にOFFとなる．
⑦ 終了したら，本体のスイッチを切り，静かにレバー操作を行って，本体頭部を持ち上げる．
⑧ 測定用フィーラーを取り外し，測定容器と共に充分洗浄する．洗浄は必ず温水で行い，僅かの汚れもないようにしておく．

【註】
① 記録紙の送り速度は0.5 mm/minとなっている．
② 標準測定時の加熱/冷却速度は1.5℃/minで，上昇温度の速度設定はコントロール装置の前面にあるデジットスイッチで行う．
③ 測定時，粘度変化のあった時間と温度を記録紙上にチェックしておく．

(3) 測定結果の知見と解析

1) 知　見

アミロブラベンダーで得られたアミログラフ（チャート）から，次のような知見が得られる．なお，測定された粘度はブラベン

ダー単位（BU単位）で示される．
① 糊化開始温度：粘度が上昇し始める温度
② 糊化速度：初めの1分間の傾斜で表される．
③ 最高粘度：デンプン粒が最も大きく膨潤したときに示す粘度
④ 最高粘度時の温度
⑤ ブレークダウン：デンプン粒の崩壊による粘度低下

2）解　　析

① アミロースとアミロペクチンの流動時の構造変化

デンプン中のアミロースは直鎖分子であるので流動時に構造が変化し，変化した構造は容易に回復しない．しかし，アミロペクチンは枝分れ分子であるので，流動の場でも構造の破壊が少なく，溶液内で占める体積はほとんど変化がない．

② アミロースとアミロペクチンの老化差

アミロースの糊は半透明であり，老化しやすく，弾性率と粘度が大きい．これに対して，アミロペクチンは老化せず，その糊は透明であって，弾性率や粘度が低い．

生あるいは老化したデンプンは結晶部分を持っているので，酵素作用を受けにくい．このβ-デンプンに30％以上の水を加えて100℃で20分間以上加熱すると，アミロースは結晶部分が消失し，酵素作用を受けやすくなる．これがα-デンプンである．

③ 溶　解　度

アミロースは生デンプンから70〜80℃の温水で溶出されるが，アミロペクチンは枝分れをしているので，熱水にも不溶である．このことが，レオロジー的性質の違いとなって現れる．

④ 数種デンプンの性質一覧（参考）

表18.5.1　数種デンプンのアミロース含量と糊化特性

デンプンの種類	デンプンの構成と糊化温度			6％糊の物性	
	アミロース(%)	アミロペクチン(%)	糊化温度(℃)	最高粘度(BU)	最高粘度時の温度(℃)
コ　　メ	19	81	63.6	680	73.4
トウモロコシ	25	75	86.2	260	92.5
ジャガイモ	25	75	64.5	1 028	88
コ　ム　ギ	30	70	87.3	104	92.5

6．融　　点

（1）ワックスなど結晶形の不明瞭な物質

試料をできるだけ低温で融解し，これを両端の開いた毛管中に吸い上げて約10mmの高さの柱とする．この毛管を10℃以下で

約24時間放置するか，または少なくとも2時間氷冷したのち，試料の位置が水銀球の中央外側になるようにゴム輪で温度計に取り付け，これを水を入れたビーカーに入れ，試料の上端を水面下約10mmの位置に保つ．

水を絶えずかき混ぜながら加熱し，予想する温度より約5℃低い温度となったら，以後は2分間に約1℃ずつ上昇するように加熱する．毛管中で試料が浮上するときの温度を融点とする．装置は図18.6.1のようにすればよい．温度計はあらかじめ検定したものを用いる．

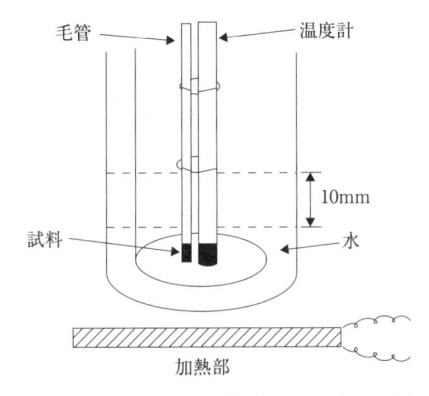

図18.6.1 結晶形の不明瞭な物質（ワックス）の融点測定装置

（2）結晶形の明瞭な物質

〈装置：柳本微量融点測定装置〉

顕微鏡用カバーガラスに極少量の結晶を取り，光源穴の中央に結晶が来るように加熱台上におく．顕微鏡筒を取り付け，結晶の3～4個が見えるところにセットし，ガラス蓋をのせて加熱を始める．

未知物質の場合は，まずおよその融点を測定し，次に新しい試料について融点の約10℃下までは速やかに熱し，融点より3℃下までは毎分約2℃の速さで加熱し，それからは3～4分に2℃の速さで熱する．

融点に近づくとしばしば結晶配列の変化が起こり，融点の直前では結晶の鋭い角が鈍く，丸くなる．この点で温度を1℃の何分の1か上げ下げすると結晶が消失したり，再生したりすることが認められる．この温度範囲をミクロ融点値とする．物質が分解を伴わなければこの状態を作り出すことは困難ではない．

融解前の状態は物質によって非常に異なる．ある物質では緩やかに，またある物質では速やかに昇華が起こる．昇華性に富む検体の場合は量を多く用い，検体上にもう1枚カバーガラスをのせ

【註】
温度計の補正は標準物質によるか，または微量融点測定装置の場合はその付属補正表による．

て昇華を防ぐ．非常に昇華しやすい検体ならばカバーガラスの縁を一酸化鉛（PbO）とグリセリンのペーストで塗りつぶし，1～2時間デシケーター中に放置後，融点測定を行う．

融成物と結晶との屈折率があまり違わない検体，例えば脂肪酸の結晶などに対しては，鏡筒の上と試料台下にある直交ニコルを用いた偏光に当てると明瞭に認めることができる．これによれば，結晶の旋光により暗視野中に結晶だけが輝いて浮き上がる．

測定が終わったら，速やかに冷却用金属塊を加熱台上にのせる．この冷却用金属塊は熱してしまったならば水道水で冷却し，水を拭いて再び使用する．

7．屈折糖度計（手持屈折糖度計）

手持屈折計は，光の屈折現象を利用して，極めて簡単な操作で迅速に水溶液の濃度を測定できるようにした光学測定器である．

（1）用　　途

広い分野において，いろいろな溶液の濃度測定に利用することができる．

1）果樹園芸

果実（リンゴ，ミカン，トマト，ナシ，スイカ，メロン，ブドウ，モモ，イチゴなど）のBrix（主として糖分）測定に用いられている．果樹園における成熟度の判定，選果場における糖度チェック，果実加工場における原料果実の受入れ検査などに広く利用されている．

また，日本農林規格における果実飲料の可溶性固形分の検定には本器が使用される．

蔬菜の組織液の濃度測定，養蚕におけるクワの葉汁の濃度測定にも使用される．

2）食品工業

ソフトドリンクス（ジュース，コーラ，ネクター，乳酸飲料など）のBrix（主として糖分）測定に広く利用されている．

瓶詰，缶詰食品の調味液の濃度管理に，ジャム，マーマレード，はちみつ，水あめ，液糖および各種糖液の糖度測定に欠かせない測定器となっている．

また，醸造・発酵の分野においても，醸造発酵過程における溶液の濃度チェック，酒，醤油，ソースなどのエキス分の測定など

に応用されている．

3）各種工業および研究分野

医薬分野における注射液の濃度測定，植物の組織液および動物体液の濃度チェック，各種薬品の濃度チェック，化粧品（リキッド）の濃度チェック，バッテリー液，不凍液，メッキ処理液，切削液，焼入れ液，紡績糸の糊料などの濃度チェックなど，あらゆる水溶液の濃度測定に広く利用されている．

（2）測 定 法

① 蓋板を開いてプリズム面に試料を1，2滴滴下し，蓋板とプリズムを軽く締め合わせる．
② 屈折計の先端を明るい方向に向け接眼鏡をのぞきながら接眼鏡を回して，目盛りがはっきり見えるように調整する．
③ 視野には明暗を上下に二分する境界線が現れる．この境界線が示す目盛りが試料のBrix（糖度または可溶性固形分%）を表している．ただし，20℃以外の温度で測定したときは温度補正が必要である（温度補正の項参照）．

【註】
トマトピューレのような粘調な液体の場合は，ひだ付濾紙で濾過して数mlをとり，その1滴を屈折計のプリズムにはさみ，20℃で屈折率を測定する．濾過が困難な場合は濾紙上のペーストを取り除いた後，濾紙をプリズム上でしぼり，得られた1～2滴で測定できるが，結果はやや不正確である．

（3）温 度 補 正

手持屈折計で液体を測定する場合，試料の温度の違いによって測定値に変化を生じる．手持屈折計は20℃で測ったときに正しい値が得られるように目盛りが作られている．測定温度をもとに**表18.7.1**によって補正する．

【註】
液体は温度が高くなると膨張し屈折率が低くなるのでプラスの補正を，温度が低くなったときは収縮して屈折率が高くなるのでマイナスの補正をする必要がある．

表18.7.1 屈折糖度計の読みに対する温度補正の仕方

接眼からの読み	測定温度	補正値	正しい測定値
12.6%	17℃	−0.20	12.4%
34.3%	29℃	+0.73	35.4%
61.7%	22℃	+0.16	61.9%

（4）目盛り規正

1）1型（0～32%）

20℃の室温下で20℃の蒸留水を測定し，もし境界線が0%に一致しないときは接眼鏡をのぞきつつ付属のドライバーで，目盛り規正用ネジを左右に回して調整する．この時，プリズム部分に手から体温を伝えぬよう注意して取り扱う（補正表を用いる場合）．

表18.7.2 屈折糖度計の読みに対する温度補正表

％ ＼ ℃	5	10	15	20	25	30	35	40	45	50	55	60	65	70
	(−)読み取った％より減ずべき数													
15	0.29	0.31	0.33	0.34	0.34	0.35	0.36	0.37	0.37	0.38	0.39	0.39	0.40	0.40
16	0.24	0.25	0.26	0.27	0.28	0.28	0.29	0.30	0.30	0.30	0.31	0.31	0.32	0.32
17	0.18	0.19	0.20	0.21	0.21	0.21	0.22	0.23	0.23	0.23	0.23	0.23	0.24	0.24
18	0.13	0.13	0.14	0.14	0.14	0.14	0.15	0.15	0.15	0.15	0.16	0.16	0.16	0.16
19	0.06	0.06	0.07	0.07	0.07	0.07	0.08	0.08	0.08	0.08	0.08	0.08	0.08	0.08
20	0	0	0	0	0	0	0	0	0	0	0	0	0	0
	(＋)読み取った％に加えるべき数													
21	0.07	0.07	0.07	0.07	0.08	0.08	0.08	0.08	0.08	0.08	0.08	0.08	0.08	0.08
22	0.13	0.14	0.14	0.15	0.15	0.15	0.15	0.16	0.16	0.16	0.16	0.16	0.16	0.16
23	0.20	0.21	0.22	0.22	0.23	0.23	0.23	0.23	0.24	0.24	0.24	0.24	0.24	0.24
24	0.27	0.28	0.29	0.30	0.30	0.31	0.31	0.31	0.31	0.31	0.32	0.32	0.32	0.32
25	0.35	0.36	0.37	0.38	0.38	0.39	0.40	0.40	0.40	0.40	0.40	0.40	0.40	0.40
26	0.42	0.43	0.44	0.45	0.46	0.47	0.48	0.48	0.48	0.48	0.48	0.48	0.48	0.48
27	0.50	0.52	0.53	0.54	0.55	0.55	0.56	0.56	0.56	0.56	0.56	0.56	0.56	0.56
28	0.57	0.60	0.61	0.62	0.63	0.63	0.64	0.64	0.64	0.64	0.64	0.64	0.64	0.64
29	0.66	0.68	0.69	0.71	0.72	0.72	0.73	0.73	0.73	0.73	0.73	0.73	0.73	0.73
(30)	0.74	0.77	0.78	0.79	0.80	0.80	0.81	0.81	0.81	0.81	0.81	0.81	0.81	0.81

この表は，1936年，国際砂糖分析統一委員会において制定されたものである．

2） 2型（28～62％）

飽和食塩水により調整する．飽和食塩水は温度により屈折率が変化するので，**表18.7.3**に順じて行う（食塩は特級塩化ナトリウムを使用のこと）．

3） 3型（58～90％）

テストピース（68.8％または69.5％）を用いる．テストピースの研磨面（糖度の刻まれた反対側の面）に極少量の1-ブロモナフタレンをつけ，この面と直角をなしている小研磨面を先端に向け，プリズム面中央に密着させ，境界線をテストピースの表示値に合わせる．テストピースは固体のため温度による屈折率変化を無視できるので，基準温度（20℃）にこだわる必要はない．

(5) アタゴ手持屈折計の目盛りについて

アタゴ手持屈折計の目盛りは，水溶液中に含まれる可溶性固形分の％を測定するためにショ糖液の重量％によって目盛られている．したがってショ糖液を測定した場合には，読みをそのまま糖度として扱って差し支えない．また，植物の組織液，あるいはブドウ糖など他の糖液の場合もそのままの数値を含有濃度として差し支えない．また，果実の搾汁およびピューレの可溶性固形分濃度も，日本農林規格により，本器の目盛りで表示される．

表18.7.3 屈折糖度計の糖度と屈折率との関係

糖 度	屈折率	糖 度	屈折率	糖 度	屈折率	糖 度	屈折率	糖 度	屈折率
0%	1.3330	18	1.3605	36	1.3922	54	1.4286	72	1.4703
1	1.3344	19	1.3622	37	1.3941	55	1.4308	73	1.4728
2	1.3359	20	1.3638	38	1.3960	56	1.4329	74	1.4753
3	1.3373	21	1.3635	39	1.3979	57	1.4352	75	1.4778
4	1.3388	22	1.3672	40	1.3998	58	1.4374	76	1.4804
5	1.3403	23	1.3689	41	1.4018	59	1.4396	77	1.4829
6	1.3418	24	1.3706	42	1.4037	60	1.4419	78	1.4855
7	1.3433	25	1.3723	43	1.4057	61	1.4442	79	1.4881
8	1.3448	26	1.3740	44	1.4077	62	1.4464	80	1.4907
9	1.3463	27	1.3758	45	1.4097	63	1.4488	81	1.4933
10	1.3478	28	1.3776	46	1.4118	64	1.4511	82	1.4960
11	1.3494	29	1.3793	47	1.4138	65	1.4534	83	1.4987
12	1.3509	30	1.3811	48	1.4159	66	1.4558	84	1.5014
13	1.3525	31	1.3829	49	1.4180	67	1.4572	85	1.5041
14	1.3541	32	1.3847	50	1.4200	68	1.4606	86	1.5068
15	1.3557	33	1.3866	51	1.4222	69	1.4630	87	1.5096
16	1.3573	34	1.3884	52	1.4232	70	1.4654	88	1.5123
17	1.3589	35	1.3902	53	1.4264	71	1.4678	89	1.5151
								90	1.5180

この表は1966年,コペンハーゲンの国際会議で採択された4次式に基づき算出したものである.

ただし,本器の目盛りは前記したように,重量%であるから,g/dlあるいは容量%で表示したいときは,換算グラフを作成する必要がある.

以上に属しない多くの物質においては,単に可溶性物質含有量あるいはBrix度として,この目盛りによる測定値をそのまま使っても差し支えないが,特に,定量的な濃度チェックを必要とする場合には,換算グラフの作成利用が必要である.

(6) 換算グラフの作り方

屈折率は物質によって異なる.したがって,同じ10％の水溶液でも,食塩水の場合とショ糖液の場合とでは屈折率は異なる.アタゴ手持屈折計はショ糖目盛りであるからショ糖液では一致するが,食塩水では実際の濃度より幾分高く測定されてしまう.そこで,糖液以外の水溶液の濃度を定量的に測定するには換算グラフを作る必要がある.

〈換算グラフの作成例(食塩水の場合)〉

① 目　的:食塩水の濃度をg/100mlで測定したい.
② 準　備:純食塩を5,10,15,20,25gそれぞれ正確に秤量し,水に溶解して各々100mlとし,5,10,15,20,25g/100mlの各食塩水を作る.

③ 作　成：この5種類の食塩水をアタゴ手持屈折計で測定する．グラフ用紙に横軸に食塩水の濃度g/100mlを目盛り，縦軸に屈折計の目盛りをとる．このグラフ上に各食塩水の測定値をプロットして各点を線で結ぶ．

以上の方法で，必要な換算表を作って利用する．もし，純品が入手できないような物質の場合には，他の分析法で行うなどして，濃度の判明している溶液を数点用意して，前記と同じように作成する．

図18.7.1に数種化合物の濃度と屈折計の読みとの関係を示した．

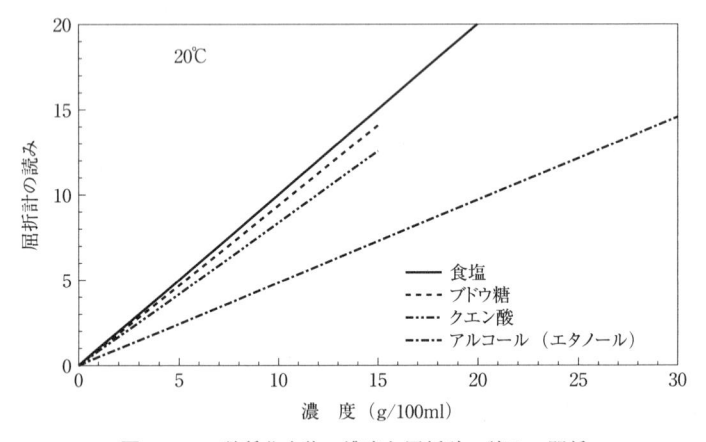

図18.7.1　数種化合物の濃度と屈折計の読みの関係

（7）使用上の注意

① 手持屈折計は，左手の親指と他の4本の指の間にはさむようにして支え持ち，右手で接眼鏡を調整したり，試料の操作をする．鏡筒全体を包み込むように手で握ると体温によって屈折計の温度が上昇し，測定誤差の原因になる．
② プリズムは柔らかいので，傷を付けないように注意する．
③ 使用後は柔らかい布に水を含ませて，プリズム面と蓋板をきれいに拭き，さらに乾いた布で水分を拭き取る．
④ プリズム面が油などで汚れたときは試料をはじいて測定を妨げるので，アルコールで拭く．
⑤ 屈折計プリズム面は直接水道水を流して洗わない．防湿の点も注意して作られているが，水は僅かの隙間からも入ってくる．

表18.7.4　糖液の糖度・比重・ボーメ度の比較

糖度 %	比重 20/20℃	ボーメ度	糖度 %	比重 20/20℃	ボーメ度	糖度 %	比重 20/20℃	ボーメ度
0.0	1.0000	0.00	31.0	1.1338	17.11	62.0	1.3006	33.51
1.0	1.0039	0.56	32.0	1.1386	17.65	63.0	1.3066	34.02
2.0	1.0078	1.12	33.0	1.1435	18.19	64.0	1.3126	34.53
3.0	1.0117	1.68	34.0	1.1484	18.73	65.0	1.3187	35.04
4.0	1.0157	2.24	35.0	1.1533	19.28	66.0	1.3248	35.55
5.0	1.0197	2.79	36.0	1.1583	19.81	67.0	1.3309	36.05
6.0	1.0237	3.35	37.0	1.1633	20.35	68.0	1.3371	36.53
7.0	1.0277	3.91	38.0	1.1683	20.89	69.0	1.3433	37.06
8.0	1.0318	4.46	39.0	1.1734	21.43	70.0	1.3496	37.56
9.0	1.0359	5.02	40.0	1.1785	21.97	71.0	1.3559	38.06
10.0	1.0400	5.57	41.0	1.1837	22.50	72.0	1.3622	38.55
11.0	1.0441	6.13	42.0	1.1889	23.04	73.0	1.3686	39.05
12.0	1.0483	6.58	43.0	1.1941	23.57	74.0	1.3750	39.54
13.0	1.0525	7.24	44.0	1.1994	24.10	75.0	1.3814	40.03
14.0	1.0568	7.79	45.0	1.2047	24.63	76.0	1.3879	40.53
15.0	1.0610	8.34	46.0	1.2100	25.17	77.0	1.3944	41.01
16.0	1.0653	8.89	47.0	1.2154	25.70	78.0	1.4010	41.50
17.0	1.0697	9.45	48.0	1.2208	26.23	79.0	1.4076	41.99
18.0	1.0740	10.00	49.0	1.2263	26.75	80.0	1.4142	42.47
19.0	1.0784	10.55	50.0	1.2317	27.28	81.0	1.4209	42.95
20.0	1.0829	11.10	51.0	1.2373	27.81	82.0	1.4276	43.43
21.0	1.0873	11.65	52.0	1.2428	28.33	83.0	1.4343	43.91
22.0	1.0918	12.20	53.0	1.2484	28.86	84.0	1.4411	44.38
23.0	1.0964	12.74	54.0	1.2541	29.38	85.0	1.4479	44.86
24.0	1.1009	13.29	55.0	1.2598	29.90	86.0	1.4548	45.33
25.0	1.1055	13.84	56.0	1.2655	30.42	87.0	1.4617	45.80
26.0	1.1101	14.39	57.0	1.2712	30.94	88.0	1.4686	46.27
27.0	1.1148	14.93	58.0	1.2770	31.46	89.0	1.4756	46.73
28.0	1.1195	15.48	59.0	1.2829	31.97	90.0	1.4826	47.20
29.0	1.1242	16.02	60.0	1.2887	32.49			
30.0	1.1290	16.57	61.0	1.2946	33.00			

第19章　食品分析基本事項

　今まで述べてきた分析法に共通する基本的な事項を，この章でまとめて述べることにする．主として基本的な問題に焦点を当てたが，一般の実験書にあまり記載されていないために，実験を行う場合に困った経験から，そのような項目を基本的な項目に追加した．各章で取り上げた個々の実験方法のところで記述するのも一つの記載方法であるが，重複することを避け，この章で一括して示す方が活用しやすいと考えたからである．

1．試薬の調製と検定

(1) 酸・アルカリ標準溶液

　アルカリの標準溶液は，NaOHやKOHのような試薬が純粋物質として取り扱うことができないので，試薬から直接調製することはできない．しかし，酸は純粋物質として得られるので標準溶液を調製することができる．酸の標準物質としては一般にシュウ酸が用いられる．したがって，アルカリの規定溶液は酸の標準溶液で検定して作製する．

1) 酸規定液の調製

① 酸標準溶液*1：シュウ酸溶液

　0.100N シュウ酸標準液の調製は，特級シュウ酸結晶（$C_2H_2O_4 \cdot 2H_2O$）6.31gを約80℃の湯に溶かしてから，水で1 000mlにする．

② 新規調製酸溶液の検定

　一般に，塩酸または硫酸でアルカリ溶液を中和滴定する場合が多い．下記の酸溶液は標準シュウ酸溶液で検定したアルカリ溶液で検定する．

〈0.1N塩酸溶液〉

　市販特級試薬はHCl濃度が約36％である．濃塩酸8.5mlを水で薄めて1 000mlする．この溶液は0.1Nに近いが不正確なので，力価を求めてあるアルカリ溶液で検定する．

〈0.1N硫酸溶液〉

　市販濃硫酸は濃度が約96％で比重は1.84前後である．濃硫酸5.52g（3ml）を秤量し水に注いで1 000mlとする．これを既知の

*1：現在は，硫酸の標準規定液（1N，0.1Nなど）が販売されているのでこれを標準溶液として使用しても良い．

力価のアルカリ溶液で検定する．

2) アルカリ規定液の調製

アルカリの規定液は一般にNaOHが用いられる．

〈0.1N-NaOH溶液〉

試薬特級の水酸化ナトリウムをNaOHとして4.00gに相当する量を秤量し，沸騰して二酸化炭素を追い出した蒸留水に溶かして冷却し，全量を1000mlとする．これを0.100Nのシュウ酸標準溶液で検定する．

(2) 酸化・還元滴定

1) チオ硫酸ナトリウム溶液

① 試薬の調製

〈0.01N-$Na_2S_2O_3$溶液〉

$Na_2S_2O_3 \cdot 5H_2O$ 2.50gを蒸留水に溶かし，安定剤として炭酸ナトリウム（Na_2CO_3）0.2gを加えた後，蒸留水で1000mlとする．

〈0.01N-KIO_3溶液〉

特級試薬KIO_3（ヨウ素酸カリウム）3.567gを正確に秤量し，蒸留水で100mlとすると1N液となる．

この100倍希釈液を正確に調製して，0.01Nとする．

〈6N-H_2SO_4溶液〉

特級濃硫酸16.7mlを水に加えて，全量を100mlとする．

〈KI〉

特級ヨウ化カリウムを用いる．

② 検　　定

〈滴　定〉

```
50ml三角フラスコ
 ├─ 0.01N-KIO₃ 5.0ml
 ├─ KI 0.4g
 ├─ 6N-H₂SO₄ 2.4ml
 ├─ 0.01N-Na₂S₂O₃で滴定する
 ├─ 滴定終点近くで，デンプン液数滴加える
 │   （青藍色の消えるときを終点とする）
 ↓
滴定数 a ml
```

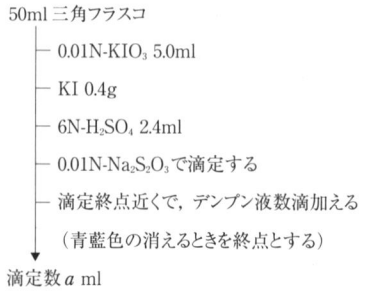

図 19.1.1　チオ硫酸ナトリウム溶液の滴定操作

未知濃度（N'規定）の酸化剤溶液V'mlを既知濃度（N規定）の還元剤溶液Vmlで滴定した場合，Nmlで滴定終点になったとすると，$NV = N'V'$の関係が成り立つことが知られている．

〈計　算〉

$NV = N'V'$ から，次式により規定度を求める．

$0.01 \times 5.0 = N' \times a$

$N' = 0.05/a$

2）過マンガン酸カリウム溶液

① 試　薬

〈0.1N-KMnO₄溶液〉

過マンガン酸カリウムの約3.2gを水に溶かして1 000mlとした後，60～70℃に約2時間保持してからガラスフィルターで濾過する．

〈0.100N シュウ酸標準液〉

特級シュウ酸結晶（$C_2H_2O_4 \cdot 2H_2O$）6.31gを約80℃の湯に溶かしてから，水で1 000mlにする．

〈硫酸（1：1）〉

氷冷した蒸留水100mlに，冷却撹拌しながら特級濃硫酸100mlを徐々に加える．

② 検　定

〈滴　定〉

```
50ml三角フラスコ
   ├─ 0.100N シュウ酸標準液 10ml
   ├─ 硫酸（1：1）5ml
   ├─ 加温 60℃以上
   ├─ 0.1N-KMnO₄溶液で滴定（1分間当たり10～15ml）
   │   （30秒以上微紅色を保持するときを終点とする）
   ↓
滴定数 a ml
```

図19.1.2　過酸化マンガンカリウム溶液の滴定操作

0.100N シュウ酸標準液の代わりに蒸留水を加えて上記同様に処理して得られた滴定数を b ml とすると，$a - b$ が正味の滴定数である．

〈計　算〉

$NV = N'V'$ から，次式により規定度を求める．

$0.1 \times 10.0 = N' \times (a - b)$

$N' = 1.00/(a - b)$

（3）その他試薬

① アンモニウムイオン標準液

NH_4Cl（塩化アンモニウム）2.97gを水に溶かして1 000mlとす

る．この10mlを1 000mlにうすめる．この1mlはNH$_4^+$ 0.01ngを含む．この100倍希釈液が0.1ppmである．
② 塩素イオン

〈塩素イオン原液〉

NaCl 4.121gを秤量し，水で500mlとする．

〈塩素イオン標準液〉

原液50mlをメスフラスコを用い，水で500mlとする．この1mlは0.50mg Cl$^-$に相当する．さらに，この10mlを500mlとすると1mlは0.01mg Cl$^-$となる．

2．実験操作の基礎

(1) 器具の洗浄

1) 洗浄剤

① 液体洗剤

一般には家庭用の洗剤でよいが，実験器具洗浄用の洗剤が市販されている．下記のクロ混液の代わりにピペット洗浄用に使用できるものもある．

② 磨き粉

洗剤の入った磨き粉が便利である．

③ 硫酸・クロム酸混合液（クロ混液）

あらかじめ1～2％の重クロム酸カリウムの水溶液を用意しておく．この中に化学用濃硫酸を少しずつ冷却しながら加えて，硫酸濃度を30～35％程度の濃度とする．ガラス瓶に保存する．この洗浄液を使用する場合には使用後回収し，糖やアルコールなどで六価クロム（橙色）から二，三価クロム（青色）に還元して処理する必要がある．

2) 器具の洗浄

実験に供した器具類の洗浄は，どのようなものを使用したかによって異なる．すなわち，水溶性の低分子物質なら水洗でよいが，金属塩であれば酸を使用しなければならない場合が多く，脂質なら有機溶媒を用いる必要がある．

① ガラス器具の一般洗浄

通常は，中性洗剤か洗剤入り磨き粉で洗浄する．この際，水洗いを充分にし，新しいブラシでガラス器具内を磨き粉が残らないようにブラッシングするのが望ましい．

一般的な分析では，水道水での洗浄のみでよいが，精密分析では最後に蒸留水で洗っておく必要がある．

② 脂溶性物質の洗浄

ソックスレー受器内の油脂の洗浄を例に取ると，まず温水で受器内を軽く洗い，洗剤を入れ，その中に温水を加えてよく振とうする．油脂が溶けたら溶液を捨て，再び洗剤と温水を加えて器具内をブラシで洗浄する．洗剤がなくなるまで水道水で洗って乾燥する．

③ ガラスフィルター

(a) 簡易洗浄

使用後のガラスフィルターを水（温湯が望ましい）に1時間以上浸けておく．洗浄用ブラシで容器の側面およびフィルター部分をこすってできるだけ汚れを除く．フィルターを逆さにして下部に水を満たし，口で勢いよく水を吹き出す．数回繰り返す．この操作は，以下の処理の前にも行うことが望ましい．

(b) 不溶性無機化合物の除去

二価のカチオン（Ca，Mg，Baイオンなど）塩を使用した場合には，洗剤や前述のクロ混液では除去できない．すなわち，クロ混液中の硫酸はこれらと反応して不溶性の塩（例；硫酸バリウム）となり，かえってフィルターに付着することになる．このような場合には，塩酸で洗浄する．塩酸は濃度の高いほど洗浄効果が大きい．すり合わせ蓋のあるガラス容器（密閉できるもの）に入れて塩化水素の蒸気の飛散を防ぐ必要がある．

(c) 有機物による目詰まりの除去

ガラスフィルターは濃厚なアルカリ溶液を使用できないので，他に方法がない場合には，クロ混液を使用する．ガラス容器内のクロ混液にガラスフィルターを浸け，一夜放置後，水洗する．クロ混液は黒色に変色（最終的には青色）したら更新する．

④ メスフラスコ，分液漏斗

いずれも使用後ただちに水洗いするのが鉄則である．メスフラスコや分液漏斗のように口が小さく洗浄用ブラシが充分届かない器具では次のように行うとよい．ゴム栓やシリコーン栓などをコルクボーラーで穴をあけた時に得られる細長い不要部分を適当な長さに切断し，口の小さなガラス容器に適当数入れる．洗剤と少量の水を入れて，栓をしてよく振とうする．汚れが除かれたら取り出し，充分水洗する．

⑤ ピペット類

あらかじめ，水道水で水洗いしてから，実験器具洗浄用洗剤を入れたピペット洗浄器で洗浄する．

⑥ ビュレット

使用後ただちに充分水洗するだけでよい場合が多い．しかし，

コックからグリースがビュレット内に流れ出て付着している場合には次のように処理すると良い．

温20％KOHを入れ，10分間程度放置したのち，水洗し，クロ混液を入れて一夜放置する．翌日，水洗して酸を除き内部の水をエタノールで除いたのち，キシレンをビュレット内にいっぱいになるように入れ，5〜6時間放置する．キシレンを捨て，新しいキシレンで再度洗ったのち，エタノール次いで水で洗う．

（2）濾　　過

固形物と液体を分離する手段としての濾過には，下記のような材料が使われるが，濾過の仕方に自然濾過と強制（減圧あるいは加圧）濾過がある．

① 濾　　紙

円形の一般濾紙と，これにひだを付けたひだ付濾紙を用いる場合が多い．この際に用いる濾紙には孔の大きさによって種類分けがなされており，また，目的に応じて濾紙に共存する微量成分が異なるので取捨選択する必要がある．

② ガ ー ゼ

多汁質の植物体（例；果実・野菜）から液体を分離する場合には，濾紙による濾過に先立ってガーゼまたは濾布によって圧搾して搾汁をする方が効率のよい場合が多い．

③ 濾　　布

ガーゼとほぼ同様の目的で使用するが，特に粘性をもった溶液を固形物から分離する場合には濾布が便利である．濾布は使用に先立って袋にしておくとよい．

④ ガラスフィルター

アルコール不溶性固形物を得る場合には不可欠な濾過器具である．有機溶媒や酸を洗浄に用いる場合には，吸引濾過をして効率よく洗浄ができる．このフィルターは吸引瓶（圧濾瓶）に取り付けて使用する．

⑤ ブフナー漏斗（濾過助剤）

磁器製の目皿のついた濾過装置である．目皿の部分に適合する大きさの定性濾紙を敷き，その上に濾過助剤（一般にケイソウ土）を敷いて，吸引濾過を行う．粘度のある液体にも適用できる．

⑥ ミリポアフィルター（ディスミック）

微粒子が残存していると都合の悪い場合の試料調製に，最終濾過処理として用いる．

高速液体クロマトグラフの移動相，紫外線領域の吸光度測定用試料などに用いる．この処理に先だち，あらかじめ濾紙による濾

過やケイソウ土などでの濾過処理を行っておく必要がある．

⑦　限外濾過膜（ウルトラフィルター）

一定の分子量のものしか通過しないフィルターを限外濾過装置の下部に敷いて，その上部に液体試料を入れて，圧力（一般に1kg/cm^{2}程度の窒素ガス）をかけて濾過して分画する．高分子量の物質の濃縮や透析にも使われる．

⑧　そ の 他

少量の試料を濾過する場合には，マイクロカラム（注射器でもよい）にガラスウール，または綿を詰めて自然濾過すると便利である．例えば，薄層クロマトグラフィーによって得たバンド部分のシリカゲルなどの薄層基材からの目的物質の溶出や，AISのような固形物から酸性溶媒によってカチオンを回収するときなどにも適用できる．

（3）密封容器の操作と加熱

使用する容器は処理する温度によって選択する必要がある．

① 密封容器の操作

（a）アンプル

大気圧での加熱（100℃以下）にも加圧加熱（100℃以上）にも使用できる．しかし，市販のアンプルは底が扁平であるので，加圧処理には不向きで破損しやすい．そのため加圧処理をする場合には，あらかじめ底の部分を丸底型に処理しておくことが必要である．簡単なガラス細工用のふいごで簡単に細工できる．

アンプルに液体試料を入れたのち，ゴム管を通してアスピレーターで減圧しながら，ミクロバーナーで閉じて密封する．

（b）バイエル瓶とアルミセプター

アンプルを使用しないで，細口のバイエル瓶に試料を入れ，シリコーン（またはブチル）ゴム栓をして，これをアルミセプターで固定する．栓の中央のゴム栓に注射器の針を入れて内部を減圧としたのち，加熱する．100℃以下の加熱に適合する．

② 密封容器の加熱

加熱は100℃以下であると湯浴中で行うのが普通であるが，100℃以上では油浴，オートクレーブあるいはアルミブロックなどが使われる．アンプルを用いて，温度調節が簡単で正確な時間設定ができるアルミブロックによる加熱が便利である．ただし，バイエル瓶にはこのアルミブロックは不向きである．

3．イオン交換樹脂

（1）その性質と取扱い法

アニオンまたはカチオンを含む溶液をイオン交換樹脂を充填したカラムに通すと，樹脂のH^+またはOH^-と交換して定量的に目的とするアニオンまたはカチオンが樹脂に吸着される．現在市販されているイオン交換樹脂の種類は極めて多いが，分類すると**図19.3.1**のようになる．

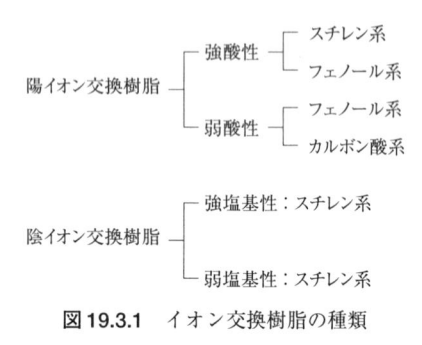

```
                    ┌─ 強酸性 ─┬─ スチレン系
陽イオン交換樹脂 ─┤           └─ フェノール系
                    └─ 弱酸性 ─┬─ フェノール系
                                └─ カルボン酸系

                    ┌─ 強塩基性：スチレン系
陰イオン交換樹脂 ─┤
                    └─ 弱塩基性：スチレン系
```

図19.3.1 イオン交換樹脂の種類

これらの樹脂のイオン交換反応は，次のとおりである．

強酸性陽イオン交換樹脂（H^+）：
$$R \cdot SO_3^- H^+ \longrightarrow R \cdot SO_3^- M^+ + H^+$$

弱酸性陽イオン交換樹脂（H^+）：
$$R \cdot COO^- H^+ M^+ \longrightarrow R \cdot COO^- M^+ + H^+$$

強塩基性陰イオン交換樹脂（OH^-）：
$$R_4 \quad NOH^- + X^- \longrightarrow R_4 \quad N^+ X^- + OH^-$$

弱塩基性陰イオン交換樹脂（OH^-）：
$$R \cdot N^+ H_3OH^- + X^- \longrightarrow R \cdot N^+ H_3 X^- + OH^-$$

以上の樹脂の他に，両性樹脂，キレート樹脂とか酸化還元樹脂などがある．

1）イオン交換樹脂の種類と用途

イオン交換樹脂の市販品は種類が極めて多く，多数のメーカーがあるために，使用する側から見ると，どれが強酸性陽イオン樹脂か直ちに判断しにくいこともある．そこで，主な樹脂を一覧表にして使用に便利なように記載してみた．詳細な区分とか，用途などは別の成書とか総説に譲り，ここでは大まかな区分にとどめ，**表19.3.1**に示した．

市販樹脂は一般に次の型となっている．

① 酸 性 樹 脂；Na^+型またはH^+型
② 塩基性樹脂；Cl^-型またはOH^-型

使用に当たり，必要に応じてNa$^+$型，H$^+$型，OH$^-$型とかCO$_3^{2-}$型，ギ酸型などとする．イオン交換樹脂の粒度は，一般に，20〜50，50〜100メッシュのものが比較的量的に多い物質の分離に用いられ，クロマトグラフ用には100〜200，200〜400，400メッシュ以上などの種類がある．

表19.3.1 主なイオン交換樹脂の種類と用途

メーカー名	陽イオン交換樹脂		陰イオン交換樹脂	
	強酸性樹脂	弱酸性樹脂	強塩基性樹脂	弱塩基性樹脂
Amberlite	IR-120, 121(A,B) 200(C), XE-100	IRC-50, 75	IRA-400 IRA-900	IR-4B IR-45, 93
Dowex	50, 50W MSC-1	CCR-2	1, 2, 11 21K, MSA-1	WGR MWA-1
Duolite	C-1, 3, 200	CS-60, 100	A-40, 42	A-1, 2, 3
主な用途	硬水の軟化 金属の回収 有機塩基吸着 アミノ酸の分離 酸触媒 糖の精製	脱アルカリ 銅錯塩の吸着 ストレプトマイシン抽出 アミノ酸の分離 ショ糖の精製	純水製造 アニオン交換 アミノ酸回収 ショ糖の精製	遊離酸の除去 脱塩 有機溶媒処理 触媒

2）イオン交換樹脂の前処理と再生

a）市販樹脂の前処理

① 陽イオン交換樹脂

〈強酸性樹脂〉（市販品はNa$^+$型）

樹脂をガラスフィルターに移し，4N-HClで洗ってH$^+$型とし，蒸留水で洗ってHClを除く．これに，2N-NaOHを加え洗液がアルカリ性となるまで洗い，ビーカーに移す．ビーカーを湯浴中に浸け，ときどき撹拌しながら，上澄液がほとんど無色となるまで数回アルカリ液を換えて加熱する（3〜5時間）．冷却後，再びガラスフィルターに移し，蒸留水でアルカリがなくなるまで洗い，Na$^+$型として，蒸留水と共に保存する．

〈弱酸性樹脂〉（市販品はH$^+$型）

樹脂を1N-NaOHで洗い，Na$^+$型に変えたのち，ガラスフィルターに移し，蒸留水で洗浄する．これを1N-HClで洗ってH$^+$としたのち，樹脂の10倍量のアセトンで洗って可溶物を除き，蒸留水でアセトンを洗い去り，1N-NaOHで処理してNa$^+$型として保存する．

② 陰イオン交換樹脂

〈強塩基性樹脂〉（市販品はCl$^-$型）

1N-NaOHで洗った後，蒸留水で大部分のアルカリを除いてから，1N-HClで洗う．この操作をもう一度繰り返して，Cl$^-$型として，蒸留水と共に保存する．

[註]
① 酸とアルカリの間に，硫酸アンモニウムのような中性塩を挟むと夾雑物である炭酸塩による二酸化炭素のカラム内発生を防止できる．
② 再生の流速は，いずれも1〜2ml/min/cm^{2}程度とする．
③ 弱酸性や弱塩基性のイオン交換樹脂はH$^+$またはOH$^-$に対する親和性が大きいので，再生処理はカラムを用いないで，ビーカー中に樹脂と試薬を入れ40分以上撹拌するバッチ法で充分である．
④ 遊離型（OH$^-$）の強および弱塩基性樹脂はCO$_2^-$をよく吸着するので，カラムに詰めた樹脂にアルカリ性で目的とする物質を吸着させ，酸性で溶出する場合には，酸性の溶離液を通す前に，0.01M程度の塩化アンモニウムのような中性塩溶液で溶出液のpHが7になるまでカラムを洗い，HCO$_3^-$を除く必要がある．

〈弱塩基性樹脂〉（市販品はOH⁻型）

強塩基性樹脂と同様にアルカリと酸（HCl）で洗って，Cl⁻型として保存する．

b）使用済み樹脂の再生法

使用後は使用済みと明記した容器に貯めておき，大きいカラム（容量が200ml以上）を用いて再生すると便利である．

使用した後のイオン交換樹脂の再生方法は市販品の使用前処理よりも操作が簡単である．陽イオンおよび陰イオン交換樹脂とも，強弱に関係なくそれぞれを処理できる．

① 陽イオン交換樹脂

カラムに詰め，樹脂の約5倍量程度の3N-HClを比較的ゆっくりと流し（1分間当たり3ml以下），中性になるまで水洗後，2N-NaOHを3倍量程度，塩酸の場合と同様に流して，中性になるまで水洗する*1．その後，さらに3N-HCl（樹脂の3倍以上）と2N-NaOH（3倍）の処理を1回反復する．最後に3N-HClで処理し，H⁺として，充分水洗する．

② 陰イオン交換樹脂

カラムに詰め，樹脂の約5倍量程度の1N-NaOHを比較的ゆっくりと流し（1分間当たり3ml以下），中性になるまで水洗後，1N-$(NH_4)_2SO_4$を約3倍量通し，水洗する．次に，3N-HCl（3倍量程度）を通し，中性になるまで水洗する．この後1N-NaOH（3倍）と1N-HCl（3倍）の処理をする．保存はCl⁻型とする．

*1：水洗により中性になったかどうかの判定はpH試験紙を用いる．

c）イオン交換樹脂の種々のイオン型への処理と溶出

① 種々のイオン型への処理

  (a) 陽イオン交換樹脂

  a）Na⁺型にする場合：2N-NaCl

  b）H⁺型にする場合：3N-HCl

  (b) 陰イオン交換樹脂

  a）OH⁻型にする場合：1～2N-NaOHまたはNH₄OH

  b）CO_3^{2-}型にする場合：1N-Na_2CO_3

  c）Cl⁻，OH⁻，CO_3^{2-}，ギ酸型(HCOO⁻)，酢酸型(CH_3COO^-)にする場合：

  　それぞれの1～2N濃度のNa塩水溶液

② 樹脂からの吸着物質の溶出

一般に，溶出はイオン型に処理した液で行う．ただし，CO_3^{2-}型は1N-$(NH_4)_2CO_3$で溶出すると溶離液のイオン交換処理が省略できる．

3）イオン交換樹脂による物質の吸着・分離例
① 植物体より遊離アミノ酸の分離

磨砕した試料に終濃度70～80％になるようにエタノールを加え，50℃以下で数時間振とう抽出する．残渣をさらに70％エタノールで数回抽出する．抽出液は合わせて，50℃以下で減圧濃縮し，エタノールを除去する．

Amberlite IR-120(H^+)をカラム（2.0×10～15cm）に詰め，純水でよく洗浄したのち0.01N-HClを流して通過液のpHを2前後とする．次いで，抽出液10～20mlをカラムに通し0.01N-HClで洗う．次に，2N アンモニア水約100mlでアミノ酸を溶出させる．溶出液を集めて，減圧濃縮乾固させ，遊離アミノ酸を得る．この方法で，タウリンを除く全てのアミノ酸が吸着し溶出する．

なお，アミノ酸自動分析装置に用いる場合は，上記遊離アミノ酸を純水10～20mlに溶かし，2N-NaOHでpH 12とする．硫酸デシケーター中に入れ，減圧下で完全にアンモニアを除去してから，0.2Nクエン酸緩衝液でpH 2.2とする．

② 植物体より不揮発酸の分離

上記遊離アミノ酸抽出液か，または熱水抽出液を用いる．

Amberlite IRA-400（CO_3^{2-}型）*1 を詰めたカラム（1×25～30cm）に通して有機酸を吸着させる．純水でカラムをよく洗ったのち，1N-$(NH_4)_2CO_3$溶液（25ml）で溶出させる．カラムを水200～300mlで洗浄する．溶出液と洗浄液を合わせて減圧濃縮し，炭酸アンモニウムを蒸散させて除去する．この溶出は1N-NaOHで行ってもよいが，その場合，有機酸のみを分離するには，Amberlite IR-120（H^+）を通して脱塩する．溶出液と洗浄液（100～300ml）の一部を0.1N-NaOHで滴定して有機酸量を求める．

③ 中性糖と酸性糖の分離例

細胞壁物質のTFA（トリフルオロ酢酸）加水分解物の分離例を図19.3.2に示す．

*1：Cl^-型の樹脂に1N-Na_2CO_3を流すとCO_3^{2-}型となる．

*2：酢酸型（CH₃COO⁻型）でもよい．

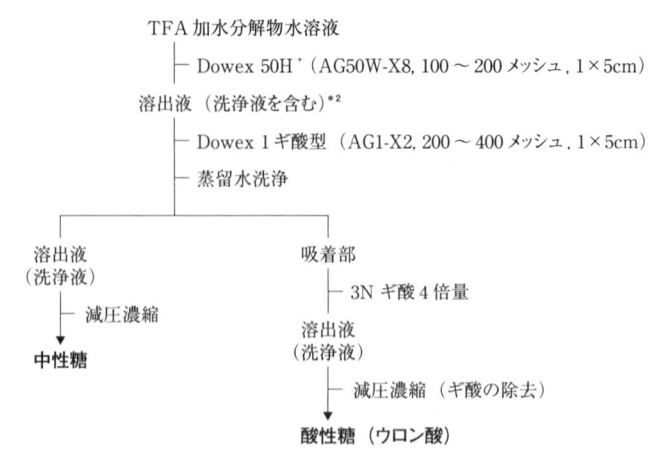

```
                TFA加水分解物水溶液
                    ├─ Dowex 50H⁺（AG50W-X8, 100〜200メッシュ, 1×5cm）
                溶出液（洗浄液を含む）*2
                    ├─ Dowex 1 ギ酸型（AG1-X2, 200〜400メッシュ, 1×5cm）
                    ├─ 蒸留水洗浄
        ┌───────────┴───────────┐
    溶出液                    吸着部
   （洗浄液）                     ├─ 3N ギ酸 4倍量
        │                     溶出液
        ├─ 減圧濃縮              （洗浄液）
                                  │
     中性糖                       ├─ 減圧濃縮（ギ酸の除去）

                                酸性糖（ウロン酸）
```

図 19.3.2　TFA加水分解物から中性糖と酸性糖の分離

（2）脱　　塩

脱塩には次のような方法がある．

1）透　　析

セロハン（あるいは小腸膜）のような半透性のある膜を利用して低分子物質と高分子物質を分割する．

よく用いられるものに，セルロースを素材としたセロチューブ（商品名VISKING）があり，規格品として直径14.3, 15.9, 19.1, 23.8, 28.6, 41.3, 47.6および57.2mmの8種類が市販されている．

2）イオン交換樹脂

アニオンおよびカチオンに解離している化合物は，イオン交換樹脂に吸着されるので除去することができる．この際，イオンに解離していない有機物（例；糖類），非イオン化無機物や微粒子などは除去できない．

このイオン交換樹脂による脱塩の代表的な例が純水装置である．一般に，混床式のカートリッジ型が市販されている．強イオン型の陽イオンおよび陰イオン交換樹脂が使われる．超純水を得たいときには，イオン交換と蒸留を併用する．

脱イオンされた程度は電気伝導率（μS/cm）によって判定される．

なお，ヘキサメタリン酸ナトリウム溶液（HMP-Na）で抽出したペクチン溶液からHMP-Naを除く方法として，イオン交換樹脂の適用例は第12章4．脱塩の項に示した．

3）分子ふるい

分子ふるいを用いた脱塩方法には多数ある．

① 限外濾過
② ゲル濾過

一般的な方法は別に記してあるが，ゲル濾過による分子量分割の一環として脱塩が可能で，ファルマシアから販売されているPD-10はゲル濾過剤が充填されている．このカラムは約9.1mlの膨潤Sephadex G-25（分子量分割5 000）が充填されているディスポーザブルカラムである．

（3）樹脂の必要量

市販のイオン交換樹脂は交換容量が記載されている．それをもとに目的とする試料溶液中のイオンを除去するに必要な樹脂量を算出する．

[例] ヘキサメタリン酸ナトリウム（HMP-Na）溶液で抽出したペクチン溶液からヘキサメタリン酸とペクチンをイオン交換樹脂（Dowex 1×2およびDowex 50W）で分離する．

まず陽イオン交換樹脂でHMP中のNaを除き，次いで陰イオン交換樹脂を通してPO_3を吸着させる．ペクチン質は両交換樹脂には一定条件下で非吸着である．陽イオン交換樹脂であるDowex 50Wの交換容量は湿潤樹脂1ml当たり1.7meqである．またアニオン交換樹脂であるDowex 1×2は0.6meqである．一方，0.4％HMP溶液でのペクチン抽出液200ml中にペクチン（AUAとして）が20mg含まれているとする．この抽出液のペクチンとHMPをイオン交換樹脂で分離する．

1）ヘキサメタリン酸ナトリウム

HMPは$(NaPO_3)_n$すなわち，$103 \times n$で，そのうちNaは$23 \times n$，PO_3は$80 \times n$である．抽出液200ml中には$200 \times 0.004 = 0.8g$（800mg）のHMPが含まれる．

2）Dowex 50W

Naは23mgが1mg当量である．800mgのHMP中にはNaが$800 \times (23/103) = 178.6mg$含まれる．交換容量が1.7meqであるからNaであると$1.7 \times 23 = 39.1mg/ml$である．したがって，樹脂が4.57ml必要である．1.5倍の安全率を乗じて約7mlとなる．

3）Dowex 1×2

上記同様に考えて，$0.6 \times 80 = 48mg/ml$であるから，800mg中のPO_3は621mgである．したがって$621/48 = 13.0ml$となり，1.5

倍の安全率を乗じて，約20mlとなる．

4．有機溶媒の精製と脱水

（1）メタノール：bp 67℃，比重 0.796（20℃）

夾雑物として注意すべきはアセトンである．これを除くには，いったんシュウ酸，安息香酸，ギ酸などのメチルエステルに導き，次にそのエステルを精製加水分解して純メタノールを作る．あるいは$CaCl_2$を加えて$CaCl_2・4CH_3OH$の結晶を作り，これを濾別後，水を加えて蒸留する．いずれの場合でも脱水には無水硫酸ナトリウムを加えて乾かしたのち蒸留する．

（2）エタノール：bp 78.4℃，比重 0.78（15℃）

水およびエーテルと自由に混和する．不純物としてはアセトアルデヒドがある．これを除くにはエタノール1000mlにつき50% NaOH 5ml，亜鉛末5gを加え，30分還流冷却器を付して煮沸する．この処理でアセトアルデヒドはエタノールに還元される．蒸留してエタノールを集める．厳密な脱水には通常Na_2OまたはBaOを加えて蒸留する．$CaCl_2$を乾燥剤として使ってはならない．乾燥硫酸銅もしばしば脱水剤とされる．

（3）ブチルアルコール：1-ButOH bp117℃，比重 0.8098
　　　　　　　　　　　　iso-ButOH bp 108℃，比重 0.8058
　　　　　　　　　　　　分子量 74.12

1-ブタノールの水に対する溶解度9%．$CaCl_2$またはK_2CO_3を飽和して脱水する．イソブチルアルコールは常に痕跡の塩基性物質を含有し，蒸留では除けない．少量の希硫酸と数回反復振とうし，洗浄後石灰（生）で乾燥する．イソブチルアルコールとほぼ同じ沸点の夾雑物や他の混合アルコールを除くには，いったんホウ酸エステルを経過させる．

（4）エチルエーテル：bp 35℃，比重 0.736（0℃）

エーテル1000mlは22℃において水を24.3ml溶かし，また水1000mlは同温度でエーテル81.1mlを溶かす．市販品はしばしば水およびエタノールを含む．これらを除くためには，まず少量の水を加えてエタノール層に移し取る．次いでエーテル層を$CaCl_2$で脱水し，さらに必要に応じて金属ナトリウムを加えて蒸留する．精製したものも長く貯蔵すると空気中の湿気を吸って少量のエタノールを生じたり，日光の作用で過酸化物を作ったりする．

（5）アセトン：bp 565℃，比重 0.792（20℃）

　粗製アセトンはメタノールを含むことが多い．精製には$KMnO_4$を加えて還流する．アセトンは$KMnO_4$と反応しない．数時間煮沸しても$KMnO_4$の紫色が褐色化しなくなればK_2CO_3を加え，蒸留する．アセトンは$NaHSO_3$と分子化合物を作るため，その結晶を集めてNa_2CO_3で分離し，分留後$CaCl_2$で脱水すれば純アセトンが得られる．

（6）クロロホルム：bp 61〜62℃，比重 1.498（15℃）
　　　　　　　　分子量 119.20

　水に対する溶解度 0.82％．$CaCl_2$を加え長く放置すれば水およびアルコールが共に除去される．精製にはまず水と振とうし，次に濃硫酸を滴下振とう後，放置する．硫酸層を分離除去後，無水リン酸を適量加えて振とうし，傾斜後蒸留する．通常は単なる蒸留だけでもかなりよくなる．褐色瓶に保存．

（7）ピリジン：bp 115℃，比重 0.978（25℃）

　水および有機溶媒に自由に溶ける．市販品はピロール塩基，および含硫黄化合物を夾雑する．精製には$KMnO_4$を加え，還流冷却器を付して煮沸し，$KMnO_4$をときどき追加して，数時間煮沸しても$KMnO_4$の紫色が褐色化しなくなったら，いったん濾過し，分留する．さらに，固形KOHを加えて脱水するか，またはエーテルで浸出し，これを固形KOHで乾したのち蒸留する．

（8）石油エーテル，石油ベンジン，リグロイン

　共に原油の分留により得られたもので，その規格は大略次のとおりである．

① 石油エーテル：100ml 中 40〜70℃で少なくとも 80ml 留出する．
② 石油ベンジン：100ml 中 50〜80℃で少なくとも 70〜80ml 留出する．
③ リグロイン：10.0ml 中 80〜120℃で少なくとも 80％留出する．

　いずれも精製にはその 100g につき純硫酸 20〜50g 加えてよく振とうし，約1時間静置後，上澄液を分取し，それに付着する硫酸分を除くために全容量の約 1/20 の希 NaOH を加えて充分振とう後，湯浴上で蒸留する．乾燥には金属ナトリウムを用いる．

（9）四塩化炭素：bp 77℃，比重1.632（0℃）

二硫化炭素が混在する場合が多い．KOH水溶液とアルコールとの混液で洗浄（50～60℃加温）後，水層を去り，濾過する．これを2回繰り返し，よく水で洗浄後，固形KOHで脱水し蒸留する．残る水分を除くには金属ナトリウムを用いる．

（10）ベンゼン

市販の精製ベンゼン（bp 80～82℃）はなお，約0.15％のチオフェンと，約0.2％の二硫化炭素を含む．これを除くには分液漏斗中で濃硫酸を加えて激しく振とうするとチオフェンが濃硫酸に褐色に溶解する．この硫酸を除き，同様操作を濃硫酸が着色しなくなるまで繰り返す．次いで水で洗い，次に希NaOHで洗い，再び水で洗い，$CaCl_2$で脱水し，さらに金属ナトリウムにより脱水後，蒸留する．

5．未知物質の取扱い

（1）未知物質の検出

1）有機化合物全般

① 濃　硫　酸

噴霧後，加熱すると褐色となる．

② 硫酸・硫酸セリウム（Ⅲ）

硫酸セリウム（Ⅲ）（$Ce_2(SO_4)_3$）の2％硫酸（1M）溶液を噴霧後，加熱すると褐色となる．

③ リンモリブデン酸

リンモリブデン酸を5～10％含むエタノール液を噴霧すると，化合物の種類に応じて，種々の色に発色する．

2）アルデヒド，ケトン

2,4-ジニトロフェニルヒドラジン（DNP）が0.5％となるように，2M-HClに溶かしたDNP溶液を噴霧すると，黄色～赤色になる．

3）アミノ酸

ニンヒドリンの0.2％ブタノール溶液95mlに10％酢酸5mlを加えた混液を噴霧後，10～15分間放置し，120～150℃に加熱すると，赤色～青色に発色する．

4）カルボン酸

ブロモクレゾールグリーン（BCG）を水/メタノール（20：80）

の混液100mlに0.3％になるように溶かし，これに30％NaOH 8滴を加えた発色剤を噴霧すると，黄色〜赤色になる．

5）フェノール，タンニン

塩化第二鉄の1％水溶液を噴霧すると，フェノール物質の種類に応じて種々の色に発色する．

6）フラボノイド

0.1N-NaOH水溶液を噴霧すると，黄色に発色する．

7）アミン，アルカロイド，有機塩基

〈ドラゲンドルフ（Dragendorff）試薬〉

Ⅰ液：次硝酸ビスマス1.7gに酢酸20mlと蒸留水80mlを加えて溶かした溶液

Ⅱ液：ヨウ化カリウム40gに蒸留水100mlを加えて溶かした溶液

上記Ⅰ液15mlとⅡ液5ml，酢酸20mlおよび蒸留水70mlを使用直前に混合し，噴霧すると，橙色に発色する．

（2）未知物質の分離・定性

1）試料の分離・分割

① 固形物中に存在する物質の溶解度に基づく分割
  (a) 水溶性：室温で撹拌
  (b) 塩類可溶性：5％食塩水
  (c) キレート可溶性：0.4％ヘキサメタリン酸ナトリウム（pH 3.5）
  (d) 酸可溶性：0.05N-HCl，沸騰水中60分間還流
  (e) アルカリ可溶性：0.2N-NaOH，室温

② 液体の場合
  (a) 溶媒による分割

分液漏斗で次の有機溶媒により順次抽出し，抽出液を減圧濃縮する．

  a) ヘキサン
  b) クロロホルム
  c) 酢酸エチル
  d) ジエチルエーテル

(b) 極性物質の有無（水溶性物質）

```
                        試料溶液
                          ├── Amberlite IR-120B(H⁺)*¹
              ┌───────────┴───────────┐
            吸着部                   通過液
              ├── 0.05N アンモニア       ├── Amberlite IR-400(OH⁻)*¹
            溶出液             ┌───────┴────────┐
              ├── 減圧濃縮       水洗
              ↓              吸着部              通過液
           濃縮液*²            ├── 5%酢酸（ギ酸）    ├── 減圧濃縮
          （アニオン物質）         ├── 水洗             ↓
                            溶出液              濃縮液*²
                              ├── 減圧濃縮        （非極性物質）
                              ↓
                           濃縮液*²
                          （カチオン物質）
```

＊1：イオン交換樹脂はAmberliteの代わりにDowexを用いてもよい．いずれも粒子は50～100メッシュ程度以上の中粒子が望ましい．
＊2：それぞれの溶出画分について，同一pHとした後，定性を行う．

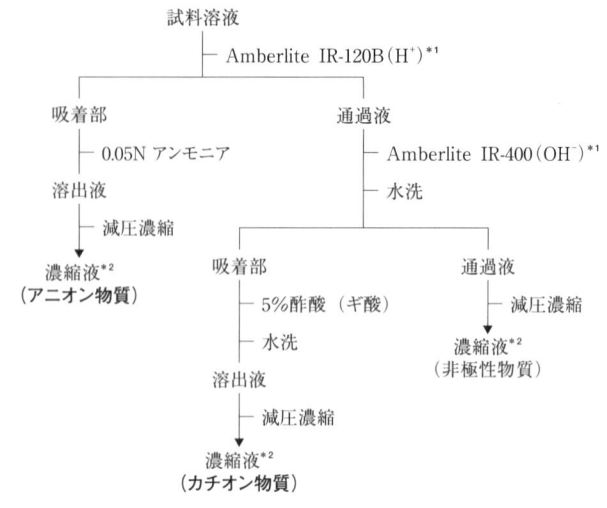

図19.5.1　イオン交換樹脂による極性・非極性物質の分離

2）定性試験

〈前処理〉

分離した溶液はできるだけ濃縮する．沈殿物の場合には，共存する目的以外の物質をできるだけ除く（極性溶媒または非極性溶媒あるいは塩類溶液など）．結晶性物質は別に定性試験を行う．

① 有機・無機物の判定

白金耳に検体をつけて炎にかざし，炎色反応と灰化物をみる．無機物の存在の有無，灰化物の有無とその色から判定する．

② 溶液状態の検体

(a) 紫外吸収スペクトルの測定（着色溶液では可視吸収スペクトルも）

適宜水で希釈して260nmと280nmの吸光度を測定し，所定の範囲にあることを確認した後，自記吸収スペクトルをとる．

アミノ酸，タンパク質，核酸，フェノール性物質などの存在が推定される．

(b) 炭水化物と還元糖の存在の有無

　a) 炭水化物の存在

　　フェノール-硫酸法での発色の有無で判定（定量も）する．

　b) 還元糖の存在

　　ソモギー-ネルソン法の発色から判定（定量も）する．

(c) アミノ酸・タンパク質の存在

ニンヒドリン溶液（ニンヒドリン0.2gをアセトン100mlに溶かす）

で定性する．試料溶液を毛細ガラス管を用いて濾紙にスポットし，風乾したのち，ニンヒドリン溶液を噴霧し，ドラフトチャンバー内で乾燥したのち，105℃の乾燥器内で5分間加熱する．アミノ酸が存在すると紫ないし黄色に発色する．

(d) フェノール性化合物

試料溶液をスポットした濾紙に，20％Na_2CO_3水溶液を噴霧したのち，しばらく風乾し，続いて，フォーリン（Folin）試薬を噴霧する．タンニンのようなポリフェノール類が存在すると青色に発色する．

(e) カルボニル基（アルデヒド，ケトン）

DNP試薬（2,4-ジニトロフェニルヒドラジン100mgをエタノール100mlに溶かし，濃塩酸1.0ml加えたもの）を噴霧すると，カルボニル化合物は黄色に発色する．

(f) 不飽和化合物

臭素やヨウ素などは不飽和結合部位に付加するが，ここでは臭素の反応についてみる．臭素結合量の求め方は次のとおりである．

50ml容量のメスフラスコに検液0.5mlと酢酸5mlを加え，臭化カリウム・臭素酸カリウム試薬（KBr 4.96gと臭素酸カリウム1.39gに水を加えて100mlとする）を毎秒1～2滴の速度で滴下し，5秒間明らかに黄色が残るようになったとき，さらにこの試薬を0.10ml加えて，よく混合する（40秒前後）．これにヨウ化カリウム液（15％KI水溶液）0.5mlと蒸留水10mlを加え，激しく混合したのち，速やかにチオ硫酸ナトリウム（0.02Nチオ硫酸ナトリウム溶液）で滴定する．終点近くで0.5％デンプン溶液を加える．溶液中の物質100g当たりの臭素結合量（g）は次式により算出できる．

$$Z = 7.992(VN - vn)/S$$

ここに，Zは臭素結合量，Vは臭化カリウム・臭素酸カリウム溶液のml数，Nはその規定度，vはチオ硫酸ナトリウム溶液のml数，nはその規定度，Sは検体のg数である．

(g) 還　元　性

アスコルビン酸のような還元性物質はインドフェノールを還元して退色させる．インドフェノール溶液（sodium 2,6-dichlorophenol indophenol 5mgを温水約150mlに溶かし，濾過したのち，全容を水で500mlとする）を検液に滴下する．消費量の多いほど還元性物質が多い．

6．クロマトグラフ充填剤

ここでは，分析項目中で述べた固有の充填剤（例；ガスクロマトグラフィーにおける単糖類分析用充填剤DB-225など）は省略する．

（1）イオン交換体

イオン交換樹脂（第19章3．）以外によく用いられるイオン交換体としてはDEAE処理したものがある．

DEAE-celluloseはジエチルアミノエチル化したセルロース充填剤である．タンパク質や極性多糖類（例；ペクチン）の分離に用いられる．

この交換体は微細粒子が生じやすく，流速が遅いので，この欠点を改良したDEAE-Sephacelがある．これはビーズ状セルロースでカラム充填が容易で，流速特性に優れ，再現性がよい．

さらに，種々の分子ふるいと組み合わせたDEAE-Sephadexもファルマシアから販売されている．これによって，イオン交換による極性分割と分子量分割を同時に行うことができる．

（2）分子量分割

従来のSephadexやBiogelのようなゲルクロマトグラフィー用の充填剤以外に，少量分析の傾向に伴い，数mlの溶液を対象とした分割法がある．すなわち，ミリポア社のモルカット（Molcut）は分子量3 000，10 000，30 000などのフィルターの付いた密閉できるカラムに注射器で内圧をかけて短時間での分割処理ができる．

なお，従来の分子量分割用ゲルはデキストランやアガロースなどの多糖類から構成されている．そのために，これらのゲルを分解するような酵素を含む液の分離には不向きである．例えば，セルラーゼ，ヘミセルラーゼ，ペクチナーゼなど多糖類を加水分解する他種類の酵素を含む「ドリセラーゼ」の精製にゲル濾過を適用する場合に，上記の多糖類を充填剤とすると，クロマト展開中に分解して分割ができなくなる．

そこで，市販のドリセラーゼ製剤中の低分子物質を酵素タンパク質と分離するために，あらかじめ自己消化させてから，東ソーのTSK gelトヨパールHW-40，Fを用いて分離すると良い結果が得られる．

第20章　付　　　表

　実験を遂行していると，特定の1冊の分析法の成書ではまかないきれないことが多い．特に，膨大な内容を含む食品分析の専門書であっても，最近は身近な定数や換算係数，各種単位などが記述されていない場合が多い．そのために，かなり古い書物，辞典や便覧などを同時に手元に置いて活用する必要のあることも少なくない．このようなことをできるだけ避けるために，不充分ではあるが，この章に各種付表を載せることにした．

1．硫酸アンモニウムの水に対する飽和度

　酵素などタンパク質の塩析に用いる硫酸アンモニウム（硫安）の飽和度は，**表20.1.1**に示すとおりである．酵素は熱に不安定なために，かなり低温で処理する必要があるので，10℃以下の飽和度を掲げる．

表20.1.1　硫酸アンモニウムの水に対する飽和度

温度 (℃)	硫　安 (g/水100ml)	溶解度 (%)	硫　安　(g/液1 000ml)				
			30%	50%	60%	70%	80%
0	70.6	41.4	212	353	424	494	565
5	71.8	41.8	215	359	431	503	574
10	73.0	42.2	219	365	438	511	584

2．水に対する気体の溶解度

　各温度における1気圧の気体が，水$1\,cm^3$に溶ける体積を0℃に換算したものである．

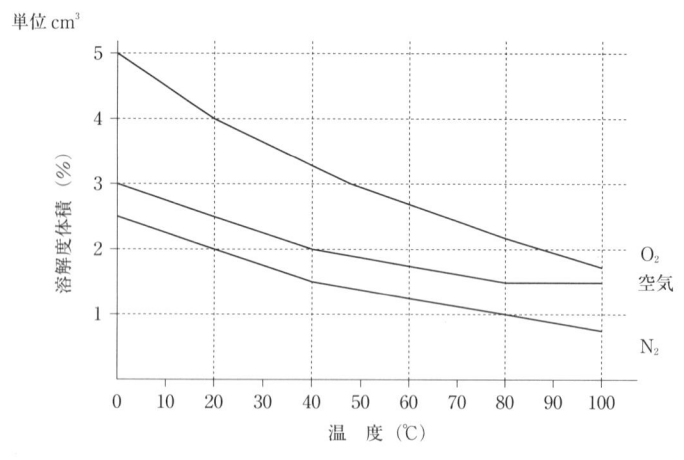

図 20.2.1 気体（空気，酸素，窒素）の水に対する溶解度の温度依存性(1)

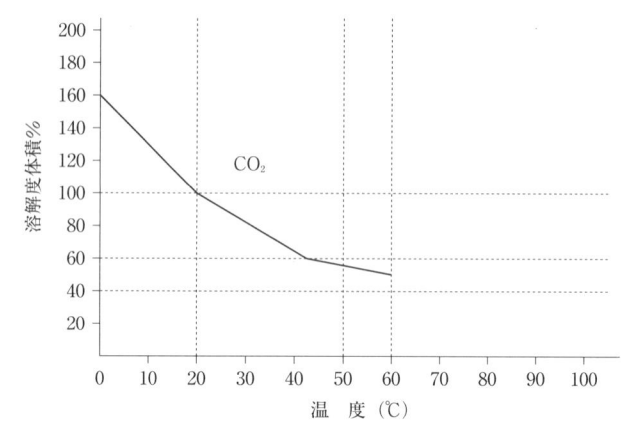

図 20.2.2 気体（二酸化炭素）の水に対する溶解度の温度依存性(2)

3. ふるいの目と粒度

【註】
　ふるいには標準ふるいと分析ふるいとがある．正確に粒度を測定する時には標準ふるいを用いる必要があるが，普通の分析試料を調製する場合には，分析ふるいで充分である．なお，標準ふるいは規格どおりに正確に作られているので，かなり高価になっている．

　食品分析を行うに当たり，乾燥試料，多水分試料を問わず試料の均一化を図るために粉砕あるいは磨砕する必要がある．乾燥試料では，粉砕したのち粒度を均一化するためにふるいを通す．このふるいは，目的とする粒度によって種々の目の大きさのものがある．

　ふるいの目は従来Tylerふるいのメッシュを単位として表現されてきたが，最近，ふるいの目の大きさがJISに統一されてきたので，両者の規格を対比して，**表 20.3.1** に示した．

　なお，JISでは，ふるいの目の開きをμmで表して単位とし，Tylerのメッシュは1平方インチ当たりの網目の数を表したものである．

表 20.3.1　ふるいの目の大きさ（JIS・Tyler 対比表）

JIS		Tyler	
μm	目の開き (mm)	メッシュ	目の開き (mm)
4 000	4.00	5	3.962
2 380	2.38	8	2.362
1 000	1.00	16	0.991
500	0.50	32	0.495
297	0.297	48	0.295
250	0.25	60	0.246
177	0.177	80	0.175
149	0.149	100	0.147
105	0.105	150	0.104
74	0.074	200	0.074
62	0.062	250	0.061

4．SI単位(International System of Units)について[1]

　SI単位は，1960年に開催された第11回国際度量衡総会で採択された国際単位系で，MKS単位系（メートル，キログラム，秒）を拡張した単位系である．SI単位およびSI単位と併用する単位を表20.4.1に示す．

　わが国は，計量法によって，昭和34年からMKS単位系によるメートル系の単位だけを使用しているので，ヤード・ポンド系の単位を使っている国のように，長さや質量の単位まで改めなければならない国に比べれば問題は少ないが，力，圧力，応力など重力単位系のkgf，および熱量のcalなど若干のSIでない単位を工業分野を中心に多く使っているので，これをSI単位であるN（ニュートン），J（ジュール）などに切り換える必要が生じてきた．

表 20.4.1　固有の名称をもつ組立単位

量	単位の名称	基本単位	基本単位もしくは補助単位による組立方または他の組立単位による組立方
周波数（振動数）	ヘルツ	Hz	$1Hz=1s^{-1}$
力	ニュートン	N	$1N=1kg\cdot m/s^2$
圧力，応力	パスカル	Pa	$1Pa=1N/m^2$
エネルギー，仕事，熱量	ジュール	J	$1J=1N\cdot m$
仕事率，工率，動力，電力	ワット	W	$1W=1J/s$
電荷，電気量	クーロン	C	$1C=1A\cdot s$
電位，電位差，電圧，起電力	ボルト	V	$1V=1J/C$
静電容量，キャパシタンス	ファラッド	F	$1F=1C/V$
（電気）抵抗	オーム	Ω	$1\Omega=1V/A$
（電気の）コンダクタンス	ジーメンス	S	$1S=1\Omega^{-1}$
磁束	ウェーバ	Wb	$1Wb=1V\cdot s$
磁束密度，磁気誘導	テスラ	T	$1T=1Wb/m^2$
インダクタンス	ヘンリー	H	$1H=1Wb/A$
セルシウス温度	セルシウス度または度	℃	
光束	ルーメン	lm	$1lm=1cd\cdot sr$
照度	ルクス	lx	$1lx=1lm/m^2$

(1) 力の単位

　力の単位には，N（ニュートン）を使用する．今から約300年前，リンゴが木から落ちるのをみて万有引力の法則を発見したと言われているイギリスの数学者であり物理学者であるニュートンの人名がそのまま単位とされた．従来，力の単位としては，kgfを使用してきた．これは，1 kgの質量が地球上で地球より受ける引力の大きさを1 kgfとしたものである．しかし，この定義では，地球上でのみ意義のある単位であることから，不都合な場合があるため，SI単位では，絶対的な定義であるNが採用された．すなわち，1 kgの質量に1 m/s^{2}の加速度を生じさせるために必要な力を1 Nと定義したものである．

　地球の引力の加速度は，約9.8 m/s^{2}であるから，1 kgfは，約9.8 Nということになる．

　力の単位がkgfからNに変わると，試験機の荷重表示は当然N単位で表示し，また，その荷重精度検査もN単位の荷重検定器で行うことになり，ひいては，その荷重検定器もN単位の荷重基準機（計量研究所，日本海事協会などに設置されている）で校正する必要があるなど，なかなか大変である．

(2) 応力の単位

　応力の単位としては，Pa（パスカル）を使用する．

　1 Pa = 1 N/m^{2}で定義されるが，この量はあまりに小さすぎるため，通常その100万倍のMPaが使用される．

　また，鉄鋼分野においては，既にISO規格でN/mm^{2}を使用することが決まっているため，SI単位もこのことを考慮し，N/mm^{2}を使用しても良いこととなっている（1 MPa = 1 N/mm^2）．

　最近は，パソコンなどによるデータ処理装置を付属した試験機が増えてきており，これで演算される降伏点，耐力，引張強さなどの特性値演算は，従来単位であるkgf/mm^{2}の単位からMPaあるいはN/mm^{2}の単位で行うこととなる．

(3) エネルギーの単位

　従来は，エネルギーの単位としては，kgf・mを使用してきたが，SI単位化によりJ（ジュール）となる．1 Jは，1 N・mで定義される．エネルギーを測定して材料の評価を行うシャルピー衝撃試験機あるいは高速衝撃試験機などは，当然Jを使用していくこととなる．

文献
1) JIS Z 8203 国際単位系（SI）及びその使い方，日本規格協会（1974）

5．物質・粒子の大きさ

（1）ものの大きさの概念

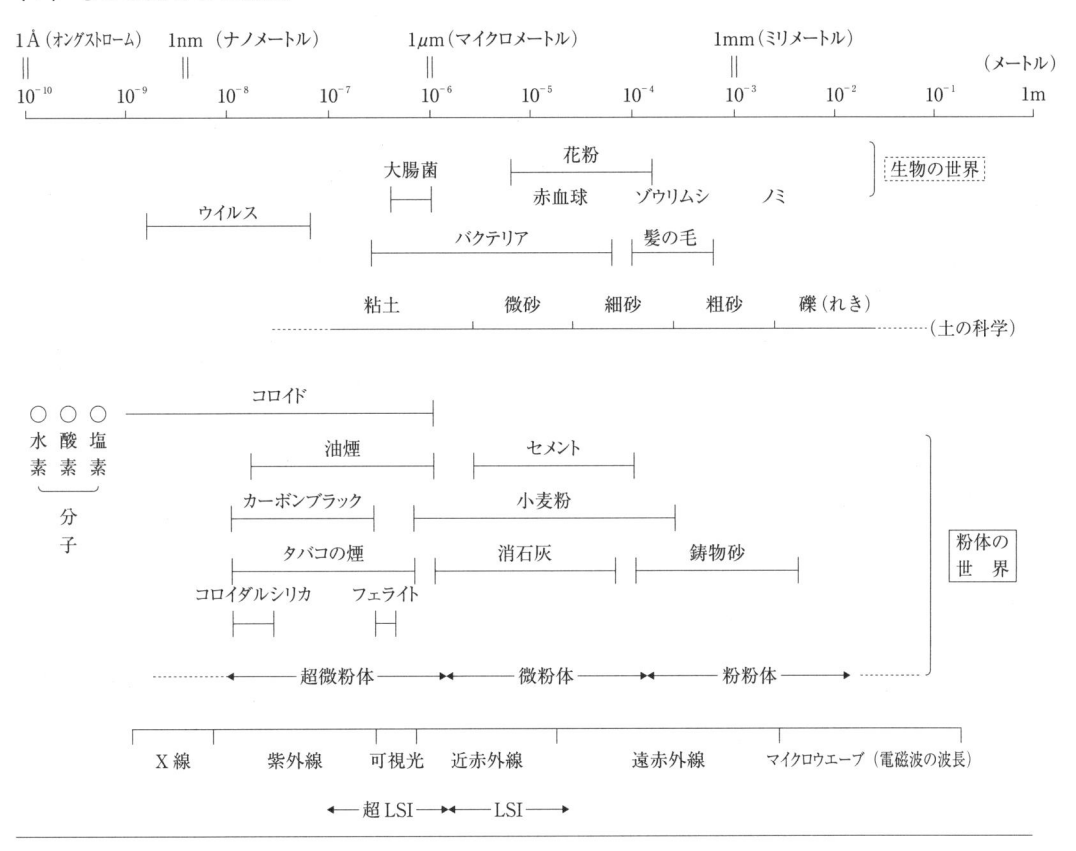

図20.5.1 ものの大きさの分布図[1]

（２）粒子の大きさと分離機構

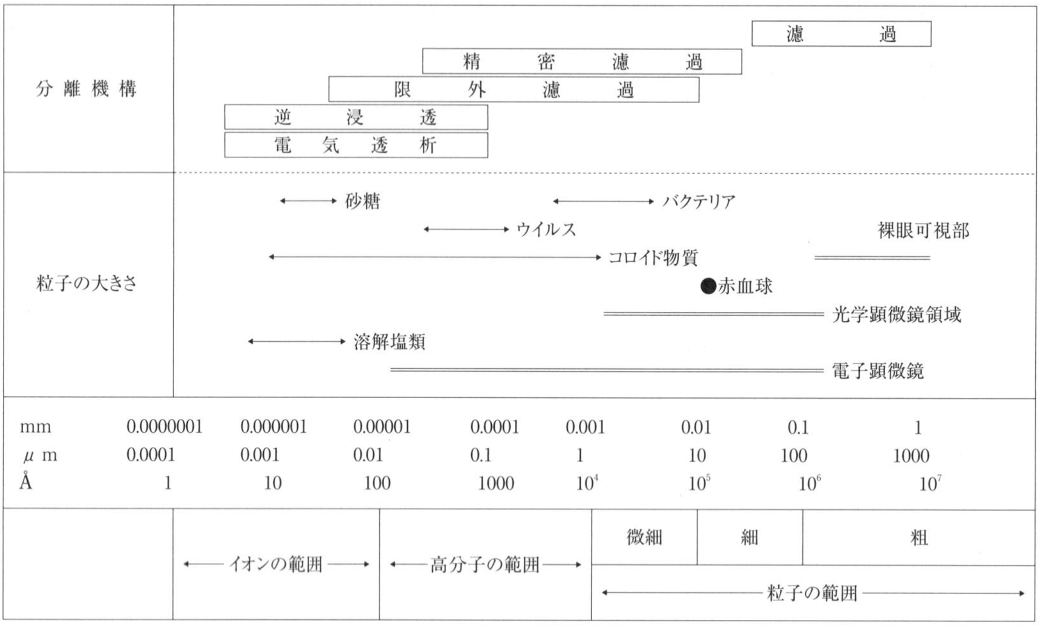

分離機構	電気透析／逆浸透／限外濾過／精密濾過／濾過
粒子の大きさ	溶解塩類／砂糖／ウイルス／バクテリア／コロイド物質／●赤血球／光学顕微鏡領域／電子顕微鏡／裸眼可視部

mm	0.0000001	0.000001	0.00001	0.0001	0.001	0.01	0.1	1
μm	0.0001	0.001	0.01	0.1	1	10	100	1000
Å	1	10	100	1000	10^4	10^5	10^6	10^7

イオンの範囲	高分子の範囲	微細	細	粗
		粒子の範囲		

図 20.5.2　粒子の大きさと分離法

文　献

1) 三輪茂雄：サイエンスブックス「粉と粉の不思議」, p. viii, ダイヤモンド社 (1981)

6. 紫　外　線

（１）紫外線の波長範囲

　紫外線領域の波長範囲は明確に定義されておらず，使用者によって多少異なる．JIS Z 8113では10〜380nm（ナノメートル）までとしているが，CIE（国際照明委員会）などは1〜380nmまでとしている．CIEはこれを効果に基づいて**表20.6.1**のように分けている．殺菌作用を持つ紫外線はUV-Cに属している．

（２）紫外線の位置づけ

　人間の目に見える光の中で最も波長の短いものが紫色（すみれ色）で，紫色より波長の短い光を紫外線という．紫外線は，その波長によって異なった性質があり，それぞれ重要な働きがある．その中で250〜260nmの紫外線に強力な殺菌作用がある．

表 20.6.1 紫外線の作用と放射源

波長(nm)	区分	作用効果	放射源	備考
450	可視放射	植物の屈光性制御 新生児の 　ビリルビン血清治療 網膜障害	青色蛍光ランプ ジアゾ複写用蛍光ランプ	(波長 nm)
380	近紫外放射 UV-A	光化学 退色 色素沈着作用 ビタミンD生成	高圧水銀ランプ ブラックライト蛍光ランプ 健康線用蛍光ランプ	320 通常の窓ガラスの透過限界
315	中紫外放射 UV-B	第2次色素沈着作用 紅斑作用	カーボン・アークランプ	295 地上の太陽光の 　　　　短波長限界
280	遠紫外放射 UV-C	**殺菌作用** 紫外線眼炎 　(角膜炎, 結膜炎) アニオンの生成 **オゾンの生成**	光化学用水銀ランプ 殺菌ランプ 　(低圧水銀ランプ) 水素放電ランプ 多金属入り 　カーボンアークランプ キャノン放電ランプ 短波長殺菌ランプ 石英低圧水銀ランプ ライマン火花放電	265 核盤の吸収の最大波長 254 水銀の共鳴線 ⎰長波長紫外線 340～380nm ⎱中波長紫外線 280～340nm 　短波長紫外線 200～280nm 185 水銀の共鳴線 180 石英の透過限界 150 水晶の透過限界 120 蛍石の透過限界 100 フッ化リチウムの 　　　　透過限界
100	極短紫外放射			

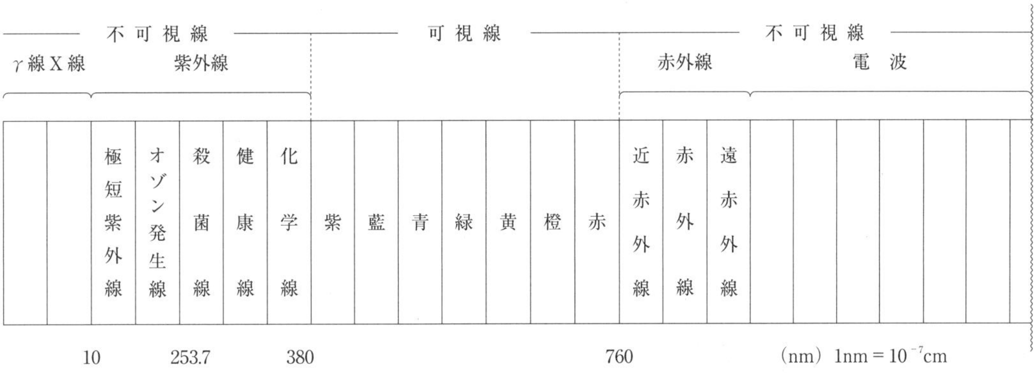

図 20.6.1 紫外線, 可視光線, 赤外線の位置づけ

7. 緩衝液

表 20.7.1 試薬溶液の調製

試　　薬	溶液 1000ml 中の組成	分　子　量	溶　解　度
N/10 HCl	3.65g HCl, 8.40ml 濃塩酸 (比重 1.19, 36.5%, 12N)	HCl 36.47	
1N HCl	36.5g HCl, 84.0ml 濃塩酸		
N/10 酢酸	6.00g, 5.90ml 氷酢酸 (比重 1.06, 96%, 17N)	$C_2H_4O_2$ 60.05	
M/10 酢酸ナトリウム	13.6g $CH_3COONa \cdot 3H_2O$	$C_2H_3O_2Na \cdot 3H_2O$ 136.09	無水物 46.5g/100g H_2O (20℃)
N/10 NH_3	1.7g NH_3, 6.37ml 濃アンモニア水 (比重 0.89, 30%, 16N)	NH_3 17.03	
N/10 酒石酸	7.50g 酒石酸	$C_4H_6O_6$ 150.09	139.44g/100g H_2O (20℃)
M/30 KH_2PO_4	4.54g KH_2PO_4	KH_2PO_4 136.09	100g 溶液中 18.45g (20℃)
M/30 2(Na_2)HPO_4	5.94g $NaHPO_4 \cdot 2H_2O$ または 11.9g 2(Na_2)$HPO_4 \cdot 12H_2O$, 4.73g Na_2HPO_4	$Na_2HPO_4 \cdot 2H_2O$ 178.101 $Na_2HPO_4 12H_2O$ 358.22	無水物 7.66g/100g H_2O (20℃)
M/10 NH_4Cl	5.35g NH_4Cl	NH_4Cl 53.50	37.2g/100g H_2O (20℃)
M/10 ベロナールナトリウム	20.6g ベロナールナトリウム (ジエチルバルビツル酸 Na)	$C_8H_{11}O_3N_2Na$ 206.18	100g 溶液中 17.18g (25℃)
M/5 ジメチルグリシンナトリウム	25.0g ジメチルグリシンナトリウム	$C_4H_8O_2NNa$ 125.09	
M/7 ベロナールナトリウム M/7 酢酸ナトリウム	29.4g ベロナールナトリウム +19.4g 酢酸ナトリウム		
8.5% NaCl	85g NaCl	NaCl 58.45	36.0g/100g H_2O (20℃)
M/5 Na_2HPO_4	35.6g $Na_2HPO_4 \cdot 2H_2O$ または 71.6g $Na_2HPO_4 \cdot 12H_2O$	$Na_2HPO_4 \cdot 2H_2O$ 178.01 $Na_2HPO_4 \cdot 12H_2O$ 358.22	無水物 7.66g/100g H_2O (20℃)
M/10 クエン酸	21.0g クエン酸	$C_6H_8O_7 \cdot H_2O$ 210.14	溶液 100ml 中 59g (20℃)

表 20.7.2 緩 衝 液

① KH_2PO_4-Na_2HPO_4 (リン酸緩衝液)

M/15 KH_2PO_4 [ml]	10.0	9.75	9.5	9.0	8.0	7.0	6.0	5.0	4.0	3.0	2.0	1.0	0.5	0.0
M/15 Na_2HPO_4 (ml)	0.0	0.25	0.5	1.0	2.0	3.0	4.0	5.0	6.0	7.0	8.0	9.0	9.5	10.0
pH(18℃)	(4.49)	5.29	5.59	5.91	6.24	6.47	6.64	6.81	6.98	7.17	7.38	7.73	8.04	(9.18)

M/30 KH_2PO_4 (ml)	32	16	8	4	2	1	1	1	1	1	1
M/30 Na_2HPO_4 (ml)	1	1	1	1	1	1	2	4	8	16	32
pH(18℃)	5.2	5.5	5.8	6.1	6.4	6.7	7.0	7.3	7.7	8.0	8.3

② ベロナールナトリウム-酢酸ナトリウム-HCl (ベロナール緩衝液)

M/7 ベロナールナトリウム + M/7 酢酸ナトリウム (ml)	共通して 5
8.5% NaCl (ml)	共通して 2

N/10 HCl (ml)	0	0.25	0.5	0.75	1.0	2.0	3.0	4.0	5.0	5.5	6.0	6.5	7	8	9	10	11	12	13	14	15	16
H_2O (ml)	18	17.75	17.5	17.25	17.0	16.0	15.0	14.0	13.0	12.5	12.0	11.5	11	10	9	8	7	6	5	4	3	2
pH(25℃)	9.64	9.16	8.90	8.68	8.55	8.18	7.90	7.66	7.42	7.25	6.99	6.75	6.12	5.32	4.93	4.66	4.33	4.13	3.88	3.62	3.20	2.6

③ 酢酸-酢酸ナトリウム (酢酸緩衝液)

N/10 酢酸 (ml)	32	16	8	4	2	1	1	1	1	1	1
M/10 酢酸ナトリウム (ml)	1	1	1	1	1	1	2	4	8	16	32

④ Na₂HPO₄-クエン酸（クエン酸緩衝液＝McIlvaine 緩衝液）

M/5 Na₂HPO₄ (ml)	0.40	1.24	2.18	3.17	4.11	4.94	5.70	6.44	7.10	7.71	8.28	8.82	9.35	9.86
M/10 クエン酸 (ml)	19.60	18.76	17.82	16.83	15.89	15.06	14.30	13.56	12.90	12.29	11.72	11.18	10.65	10.14
pH	2.2	2.4	2.6	2.8	3.0	3.2	3.4	3.6	3.8	4.0	4.2	4.4	4.6	4.8

M/5 Na₂HPO₄ (ml)	10.30	10.72	11.15	11.60	12.09	12.63	13.22	13.85	14.55	15.45	16.47	17.39	18.17	18.73	19.15	19.45
M/10 クエン酸 (ml)	9.70	9.28	8.85	8.40	7.91	7.37	6.78	6.15	5.45	4.55	3.53	2.61	1.83	1.27	0.85	0.55
pH	5.0	5.2	5.4	5.6	5.8	6.0	6.2	6.4	6.6	6.8	7.0	7.2	7.4	7.6	7.8	8.0

⑤ トリス緩衝液

試 薬	溶液 1 l 中の組成	分 子 量	溶 解 度
N/10 HCl	3.65g HCl, 8.40ml 濃塩酸（比重 1.19, 36.5%, 12N）	HCl 36.47	
M/5 トリス	24.3g トリス（ヒドロキシメチル）アミノメタン（融点 171〜172℃）	(CH₂OH)₃CNH₂ 121.14	80g/100ml H₂O (20℃)

○ トリス−HCl

M/5 トリス (ml)	共通して 25.0																	
N/10 HCl (ml)	45.0	42.5	40.0	37.5	35.0	32.5	30.0	27.5	25.0	22.5	20.0	17.5	15.0	12.5	10.0	7.5	5.0
H₂O (ml)	30.0	32.5	35.0	37.5	40.0	42.5	45.0	47.5	50.0	52.5	55.0	57.5	60.0	62.5	65.0	67.5	70.0
pH 23℃	7.20	7.36	7.54	7.66	7.77	7.87	7.96	8.05	8.14	8.23	8.32	8.40	8.50	8.62	8.74	8.92	9.10
pH 37℃	7.05	7.22	7.40	7.52	7.63	7.73	7.82	7.90	8.00	8.10	8.18	8.27	8.37	8.48	8.60	8.78	8.95

8. 原子量および元素周期表

表 20.8.1 国際原子量表 (1999)

(アルファベット順)

元素名	元素記号	原子番号	原子量	元素名	元素記号	原子番号	原子量
Actinium	Ac	89	[227]	Neodymium	Nd	60	144.24
Aluminium	Al	13	26.981538	Neon	Ne	10	20.1797
Americium	Am	95	[243]	Neptunium	Np	93	[237]
Antimony	Sb	51	121.760	Nickel	Ni	28	58.6934
Argon	Ar	18	39.948	Niobium	Nb	41	92.90638
Arsenic	As	33	74.92160	Nitrogen	N	7	14.0067
Astatine	At	85	[210]	Nobelium	No	102	[259]
Barium	Ba	56	137.327	Osmiun	Os	76	190.23
Berkelium	Bk	97	[247]	Oxygen	O	8	15.9994
Beryllium	Be	4	9.012182	Palladium	Pd	46	106.42
Bismuth	Bi	83	208.980	Phosphorus	P	15	30.973761
Bohrium	Bh	107	[264]	Platinum	Pt	78	195.078
Boron	B	5	10.811	Plutonium	Pu	94	[239]
Bromine	Br	35	79.904	Polonium	Po	84	[210]
Cadmium	Cd	48	112.411	Potassium	K	19	39.0983
Calcium	Ca	20	40.078	Praseodymium	Pr	59	140.90765
Californium	Cf	98	[252]	Promethium	Pm	61	[145]
Carbon	C	6	12.0107	Protactinium	Pa	91	231.03588
Cerium	Ce	58	140.116	Radium	Ra	88	[226]
Cesium	Cs	55	132.90545	Radon	Rn	86	[222]
Chlorine	Cl	17	35.453	Rutherfordium	Rf	104	[261]
Chromium	Cr	24	51.9961	Rhenium	Re	75	186.207
Cobalt	Co	27	58.933200	Rhodium	Rh	45	102.90550
Copper	Cu	29	63.546	Rubidium	Rb	37	85.4678
Curium	Cm	96	[247]	Ruthenium	Ru	44	101.07
Dubnium	Db	105	[262]	Samarium	Sm	62	150.36
Dysprosium	Dy	66	162.50	Scandium	Sc	21	44.955910
Einsteinium	Es	99	[252]	Seaborgium	Sg	106	[263]
Erbium	Er	68	167.259	Selenium	Se	34	78.96
Europium	Eu	63	151.964	Silicon	Si	14	28.0855
Fermiun	Fm	100	[257]	Silver	Ag	47	107.8682
Fluorine	F	9	18.9984032	Sodium	Na	11	22.989770
Francium	Fr	87	[223]	Strontium	Sr	38	87.62
Gadolinium	Gd	64	157.25	Sulfur	S	16	32.065
Gallium	Ga	31	69.723	Tantalum	Ta	73	180.9479
Germanium	Ge	32	72.64	Technetium	Tc	43	[99]
Gold	Au	79	196.96655	Tellurium	Te	52	127.60
Hafnium	Hf	72	178.49	Terbium	Tb	65	158.92534
Hassium	Hs	108	[265]	Thallium	Tl	81	204.3833
Helium	He	2	4.002602	Thorium	Th	90	232.0381
Holmium	Ho	67	164.93032	Thulium	Tm	69	168.93421
Hydrogen	H	1	1.00794	Tin	Sn	50	118.710
Indium	In	49	114.818	Titanium	Ti	22	47.867
Iodine	I	53	126.90447	Tungsten	W	74	183.84
Iridium	Ir	77	192.217	Ununbium	Uub	112	[277]
Iron	Fe	26	55.845	Ununhexium	Uuh	116	[289]
Krypton	Kr	36	83.80	Ununnilium	Uun	110	[269]
Lanthanum	La	57	138.9055	Ununoctium	Uuo	118	[293]
Lawrencium	Lr	103	[262]	Ununquaclium	Uuq	114	[289]
Lead	Pb	82	207.2	Unununium	Uuu	111	[272]
Lithium	Li	3	6.941	Uranium	U	92	238.02891
Lutetium	Lu	71	174.967	Vanadium	V	23	50.9415
Magnesium	Mg	12	24.3050	Xenon	Xe	54	131.293
Manganese	Mn	25	54.938049	Ytterbium	Yb	70	173.04
Meitnerium	Mt	109	[268]	Yttrium	Y	39	88.90585
Mendelevium	Md	101	[258]	Zinc	Zn	30	65.39
Mercury	Hg	80	200.59	Zirconium	Zr	40	91.224
Molybdenum	Mo	42	95.94				

(この原子量表は1999年，国際純正及び応用化学連合（IUPAC）の原子量および同位体存在度委員会によって勧告された最新の原子量を示したものである．実験の定量などを想定したため，原子量の不確かさ，精度限界などについては省略しているので，より詳しくは国立天文台編：「理科年表」を参照されたい．また［　］内の数値はその元素の既知の同位体の質量数の1例である．）

表 20.8.2 元素周期表 (1999)

1	2	3	4	5	6	7	8	9	10	11	12	13	14	15	16	17	18	n
1 H Hydrogen																	2 He Helium	1
3 Li Lithium	4 Be Beryllium											5 B Boron	6 C Carbon	7 N Nitrogen	8 O Oxygen	9 F Fluorine	10 Ne Neon	2
11 Na Sodium	12 Mg Magnesium											13 Al Aluminium	14 Si Silicon	15 P Phosphorus	16 S Sulfur	17 Cl Chlorine	18 Ar Argon	3
19 K Potassium	20 Ca Calcium	21 Sc Scandium	22 Ti Titanium	23 V Vanadium	24 Cr Chromium	25 Mn Manganese	26 Fe Iron	27 Co Cobalt	28 Ni Nickel	29 Cu Copper	30 Zn Zinc	31 Ga Gallium	32 Ge Germanium	33 As Arsenic	34 Se Selenium	35 Br Bromine	36 Kr Krypton	4
37 Rb Rubidium	38 Sr Strontium	39 Y Yttrium	40 Zr Zirconium	41 Nb Niobium	42 Mo Molybdenum	43 Tc Technetium	44 Ru Ruthenium	45 Rh Rhodium	46 Pd Palladium	47 Ag Silver	48 Cd Cadmium	49 In Indium	50 Sn Tin	51 Sb Antimony	52 Te Tellurium	53 I Iodine	54 Xe Xenon	5
55 Cs Cesium	56 Ba Barium	57-71 La-Lu	72 Hf Hafnium	73 Ta Tantalum	74 W Tungsten	75 Re Rhenium	76 Os Osmium	77 Ir Iridium	78 Pt Platinum	79 Au Gold	80 Hg Mercury	81 Tl Thallium	82 Pb Lead	83 Bi Bismuth	84 Po Polonium	85 At Astatine	86 Rn Radon	6
87 Fr Francium	88 Ra Radium	89-103 Ac-Lr	104 Rf Rutherfordium	105 Db Dubnium	106 Sg Seaborgium	107 Bh Bohrium	108 Hs Hassium	109 Mt Meitnerium	110 Uun	111 Uuu	112 Uub		114 Uuq		116 Uuh		118 Uuo	7

57	58	59	60	61	62	63	64	65	66	67	68	69	70	71	
La Lanthanum	Ce Cerium	Pr Praseodymium	Nd Neodymium	Pm Promethium	Sm Samarium	Eu Europium	Gd Gadolinium	Tb Terbium	Dy Dysprosium	Ho Holmium	Er Erbium	Tm Thulium	Yb Ytterbium	Lu Lutetium	6
89	90	91	92	93	94	95	96	97	98	99	100	101	102	103	
Ac Actinium	Th Thorium	Pa Protactinium	U Uranium	Np Neptunium	Pu Plutonium	Am Americium	Cm Curium	Bk Berkelium	Cf Californium	Es Einsteinium	Fm Fermium	Md Mendelevium	No Nobelium	Lr Lawrencium	7

9. バン・スライク (Van Slyke) 法による窒素ガスのアミノ態窒素換算表

表20.9.1 窒素1mlに相当するアミノ態窒素の量 (mg) に対する温度と圧力の関係

温度気圧	11	12	13	14	15	16	17	18	19	20	21	22	23	24	25	26	27	28	29	30
728	0.5680	0.5655	0.5630	0.5605	0.5580	0.5555	0.5525	0.5500	0.5475	0.5445	0.5420	0.5395	0.5365	0.5335	0.5310	0.5280	0.5250	0.5220	0.5159	0.5160
730	5695	5670	5645	5620	5595	5570	5540	5515	5490	5460	5435	5410	5380	5380	5325	5295	5265	5235	5210	5175
732	5710	5685	5660	5635	5610	5585	5555	5530	5505	5475	5450	5425	5395	5395	5340	5310	5280	5250	5220	5190
734	5725	5700	5675	5650	5625	5600	5570	5545	5520	5495	5465	5440	5410	5410	5355	5325	5295	5265	5235	5205
736	5745	5720	5690	5665	5640	5615	5590	5560	5535	5510	5480	5455	5425	5425	5370	5340	5310	5280	5250	5220
738	5760	5735	5700	5680	5655	5630	5605	5580	5550	5525	5495	5470	5440	5415	5385	5355	5325	5295	5265	5235
740	5775	5750	5725	5700	5670	5645	5620	5595	5565	5540	5510	5485	5455	5430	5400	5370	5340	5310	5280	5250
742	5790	5765	5740	5715	5685	5660	5635	5610	5580	5555	5525	5500	5470	5445	5415	5385	5355	5325	5295	5265
744	5805	5780	5755	5730	5705	5675	5650	5625	5595	5570	5540	5515	5485	5460	5430	5400	5370	5340	5310	5280
746	5820	5795	5770	5745	5720	5690	5665	5640	5610	5585	5555	5530	5500	5475	5445	5415	5385	5355	5325	5295
748	5840	5815	5785	5760	5735	5710	5680	5655	5630	5600	5575	5545	5515	5490	5460	5430	5400	5370	5340	5310
750	5855	5830	5805	5775	5750	5725	5695	5670	5645	5615	5590	5560	5530	5505	5475	5445	5415	5385	5355	5325
752	5870	5845	5820	5790	5765	5740	5710	5685	5660	5630	5605	5575	5545	5520	5490	5460	5430	5400	5370	5340
754	5885	5860	5835	5805	5780	5755	5730	5700	5675	5645	5620	5590	5560	5535	5505	5475	5445	5415	5385	5355
756	5900	5875	5850	5825	5795	5770	5745	5715	5690	5660	5635	5605	5575	5550	5520	5490	5460	5430	5400	5370
758	5915	5890	5865	5840	5810	5785	5760	5730	5705	5675	5650	5620	5595	5565	5535	5505	5475	5445	5415	5385
760	5935	5905	5880	5855	5830	5800	5775	5745	5720	5690	5665	5635	5610	5580	5550	5520	5490	5460	5430	5400
762	5950	5925	5895	5870	5845	5815	5790	5765	5735	5705	5680	5650	5625	5595	5565	5535	5505	5475	5445	5415
764	5965	5940	5910	5885	5860	5835	5805	5780	5750	5725	5695	5665	5645	5610	5580	5550	5520	5490	5460	5430
766	5980	5955	5930	5900	5875	5850	5820	5795	5765	5740	5710	5680	5655	5625	5595	5565	5535	5505	5475	5445
768	5995	5970	5945	5915	5890	5865	5835	5810	5780	5755	5725	5695	5670	5640	5610	5580	5550	5520	5490	5460
770	6010	5985	5960	5930	5905	5880	5850	5825	5795	5770	5740	5710	5685	5655	5625	5595	5565	5535	5505	5475
772	6030	6000	5975	5945	5920	5895	5865	5840	5810	5785	5755	5730	5700	5670	5640	5610	5580	5550	5520	5490

10. 可溶性固形物濃度と比重との関係

表20.10.1 20℃における可溶性固形物濃度と比重との関係

可溶性固形物濃度（重量%）	.0	.1	.2	.3	.4	.5	.6	.7	.8	.9
0	1.0000	1.0004	1.0008	1.0012	1.0016	1.0019	1.0023	1.0027	1.0031	1.0035
1	1.0039	1.0043	1.0047	1.0051	1.0055	1.0058	1.0062	1.0066	1.0070	1.0074
2	1.0078	1.0082	1.0086	1.0090	1.0094	1.0098	1.0102	1.0106	1.0109	1.0113
3	1.0117	1.0121	1.0125	1.0129	1.0133	1.0137	1.0141	1.0145	1.0149	1.0153
4	1.0157	1.0161	1.0165	1.0169	1.0173	1.0177	1.0181	1.0185	1.0189	1.0193
5	1.0197	1.0201	1.0205	1.0209	1.0213	1.0217	1.0221	1.0225	1.0229	1.0233
6	1.0237	1.0241	1.0245	1.0249	1.0253	1.0257	1.0261	1.0265	1.0269	1.0273
7	1.0277	1.0281	1.0285	1.0289	1.0294	1.0298	1.0302	1.0306	1.0310	1.0314
8	1.0318	1.0322	1.0326	1.0330	1.0334	1.0338	1.0343	1.0347	1.0351	1.0355
9	1.0359	1.0363	1.0367	1.0371	1.0375	1.0380	1.0384	1.0388	1.0392	1.0396
10	1.0400	1.0404	1.0409	1.0413	1.0417	1.0421	1.0425	1.0429	1.0433	1.0438
11	1.0442	1.0446	1.0450	1.0454	1.0459	1.0463	1.0467	1.0471	1.0475	1.0480
12	1.0484	1.0488	1.0492	1.0496	1.0501	1.0506	1.0509	1.0513	1.0517	1.0522
13	1.0526	1.0530	1.0534	1.0539	1.0543	1.0547	1.0551	1.0556	1.0560	1.0564
14	1.0568	1.0573	1.0577	1.0581	1.0585	1.0589	1.0594	1.0598	1.0603	1.0607
15	1.0611	1.0615	1.0620	1.0624	1.0628	1.0633	1.0637	1.0641	1.0646	1.0650
16	1.0654	1.0659	1.0663	1.0667	1.0672	1.0676	1.0680	1.0685	1.0689	1.0693
17	1.0698	1.0702	1.0706	1.0711	1.0715	1.0719	1.0724	1.0728	1.0733	1.0737
18	1.0741	1.0748	1.0750	1.0755	1.0759	1.0763	1.0768	1.0772	1.0777	1.0781
19	1.0785	1.0790	1.0794	1.0799	1.0803	1.0807	1.0812	1.0816	1.0821	1.0825

索　　引

【ア】

アガロース　223
亜硝酸アルコールエステルの性質　139
亜硝酸イオン　182
亜硝酸エステル化　137
亜硝酸エステル法　135
アスコルビン酸　255
　　——の定量　145
アスコルビン酸標準液　75, 76
アセトン　98, 250
アセトンパウダー　103, 118, 119
アタゴ手持屈折計　232
アニオン交換樹脂→陰イオン交換樹脂
アニオン物質　254
亜ヒ酸ナトリウム　145
アミノ酸　7, 252, 254
　　——の定量　11
アミラーゼの対比表　110
α-アミラーゼ　32, 33, 104
β-アミラーゼ　104, 108
β-アミラーゼ・プルラナーゼ法　199
アミログルコシダーゼ　30, 33
アミロース　228
　　——含量と糊化特性　228
　　——の定量　44, 45
アミロブラベンダー　226
アミロペクチン　228
　　——の定量　44, 46
アミン　253
亜硫酸塩　174
アルカリ標準溶液　237
アルカロイド　89, 253
アルコールデヒドロゲナーゼ活性　117
アルコールの定量　147
アルコール不溶性固形物　121, 136
アルデヒド　252
α化度　199
アルミセプター　243
アルミナカラムクロマトグラフィー　19
安息香酸　169
アントシアニン　95
アントロン法　37
アントロン-硫酸試薬　37, 46, 173
Amberlite　247

アンプル　243
アンモニウムイオン　181
アンモニウムイオン標準液　181, 239

【イ】

イオン交換樹脂　50, 66, 130, 244, 248
　　——の再製　131
　　——の種類　244, 245
　　——の必要量　249
イオン交換処理　49
イオン交換体　256
一対比較法　185
一般生菌数　174
一般微生物用培地　175
EDTA　158
myo-イノシトール　53
陰イオン交換樹脂　131, 244, 246
インドフェノール溶液　72, 75, 255
インドフェノール法　74
飲料の糖酸比　189

【ウ】

浮皮　190
Woodらの方法（メトキシル基の定量）　140
ウベローデ粘度計　215
ウロン酸　248
温州ミカン　73, 97, 154, 188
　　——各部位の無機イオン　165

【エ】

AIS　7, 30, 50, 125, 136, 218
　　——の調製　31, 121
AOAC法
　　エタノールの定量　149
　　α-アミラーゼの測定　104
　　カロテノイド色素の分離　101
　　リグニンの定量　87
液体洗剤　240
ACCの定量　152
SI単位　259
エステル化　135, 144
エタノール　60, 128, 149, 250
　　——の定量　147
エタノール-アセトアルデヒド反応　118
エチルエーテル　17, 250

エチレンの定量　151
HMP　130
HPLC　66
NDF　31
エネルギーの単位　260
エリオクロムブラックT　161
塩化第二鉄　77
塩酸可溶性ペクチン　219
塩酸酸性ブタノール　83, 95
塩酸酸性メタノール　95, 173
塩酸抽出法(全ペクチン)　123
塩酸-メタノール法　22
塩酸溶液　237
塩素イオン　183, 240
遠藤培養基　176
塩類と相対湿度　6

【オ】

応力　208
　　――の単位　260
応力緩和　208
オキシム　20
晩三吉の石細胞　195
オストワルド粘度計　116, 215
オレンジジュース　176

【カ】

灰化　28, 155, 156, 164, 197
会合型タンニン　83
灰分　34, 155
過塩素酸　46
化学的酸素要求量　179
カキ(柿)　85, 117
　　――のアルコールデヒドロゲナーゼ活性　118
カキタンニンの定量　85
果形指数　189
果梗部　192
果実　34, 156, 230
　　――の貯蔵性　191
　　――の糖酸比　187
　　――の比重　190
　　――の品種特性　191
果汁　157
　　――の糖酸比　187
果汁分析　191
果肉歩合　191
加水分解　49
ガスクロマトグラフィー　23, 24, 53, 54, 137, 151
ガスクロマトグラフィー・質量分析　25
カチオン交換樹脂→陽イオン交換樹脂

カチオン物質　254
活性アルミナ　151
D-カテキン　79, 82, 83, 86
加熱乾燥法　1
過マンガン酸カリウム溶液　64, 239
　　――の力価の評定　180
可溶性固形物　190
　　――濃度と比重の関係　271
可溶性デンプン　74, 104, 148
過ヨウ素酸-チオバルビツール酸法　144
ガラクツロン酸　121, 126, 127, 142
ガラス器具の洗浄　240
ガラスフィルター　31, 33, 241, 242
カラムクロマトグラフィー　131
カルシウム　158
カルバゾール液　126
カルバゾール法　126
カール・フィッシャー法　1
カルボキシルメチルセルロース　173
カルボニル基　255
カルボン酸　252
カロテノイド　100
カロテノイド系色素　102
β-カロテン　102
かんきつ(類)　165, 167
　　――果汁の果汁含有率と糖酸比　189
　　――の果肉　73
　　――の調査方法　189
　　――の葉　158
還元型アスコルビン酸　71, 76
還元性　255
還元糖　254
　　――の定量　40
還元力測定法(PG活性)　114
還流装置　31
緩衝液　264
乾燥剤　3
　　――の種類と除湿力　3

【キ】

器具の洗浄　240
キサントフィル　100
m-キシレノール法　167
キシレン　212
気体の溶解度　257
規定液の調製　237
基本事項　237
吸光度測定法　106
吸水率(石細胞)　196
極性・非極性物質の分離　254

局方ブドウ糖　58
近赤外分光吸収法　1

【ク】

グアバの石細胞　195
クエン酸緩衝液　266
クチクラワックス　23, 24
屈折計　190
屈折糖度計　230
屈折率　233
区分態窒素　8
Klasonのリグニン定量法　86
グラム陰性菌　179
グラム染色　178
グリコアルカロイド　89
　──のTLC　91
グリコアルカロド抽出法
　小机らの方法　89
　Bushwayらの方法　91
　Friedmanらの方法　90
クリサンテミン　96
Griess法（亜硝酸イオンの定量）　182
クリープ　209
クリーランド試薬　76
グルコアミラーゼ　109
グルコース　37, 43
　──の分離・精製　57
クロマトグラフ充填剤　256
クロマト法（カロテノイド色素の分離）　101
クロム酸カリウム溶液　184, 197
クロモトロプ酸改良法　139
クロロゲン酸　82
クロロホルム　54, 251
クロロフィラーゼ　119
クロロフィル　97
　──の抽出　98
　──の調製　119
　── a　97, 99
　── b　97, 99

【ケ】

結合水　4
ケトースの定量　41
ケトン　20, 252
ゲル強度　203, 205, 208
ゲルクロマトグラフィー　50, 221
ケルダール法　7
ゲル濾過　249
減圧乾燥法　2
けん化　18, 21

限界デキストリン　109
限外濾過（膜）　243, 249
けん化法（メトキシル基の定量）　134
原子吸光分析　163
原子量　267
元素周期表　269
顕微鏡観察　211

【コ】

構成脂肪酸（油脂中）　21
酵素　103
酵素-重量法　33
酵素処理　30
酵素反応　108
酵素分解法　50
酵素法
　全ペクチンの抽出　123
　デンプンの老化度測定　201
高速液体クロマトグラフィー　66
硬度　207
酵母　177
糊化開始温度　228
糊化速度　228
糊化特性　228
呼吸測定　153
穀類　28, 34, 156
コメの炊飯特性試験　199
固有粘度　214, 215, 217
コーンウェイユニット　6
コンシステンシー　203

【サ】

最高粘度　228
採点の尺度　186
採点法　186
細胞質の染色　213
細胞壁　48
　──構成糖組成　48
　──多糖類の分解　49, 53
酢酸緩衝液　15, 108, 109, 133, 266
酢酸鉛　174
搾汁法（かんきつ）　189
サツマイモデンプン　109
サフラニン液　213
サヤエンドウ　77
　──のビタミンC　74
サリチルアルデヒド液　172
酸（果実）　190
酸化型アスコルビン酸　72, 74
酸化・還元滴定　238

酸加水分解法　49
酸性エタノール処理 AIS　122
酸性糖　50
　　──と中性糖の分離　50, 52, 142, 143, 247
酸度　188
酸標準溶液　237
サンプリング法（かんきつ）　189

【シ】

ジアゾメタン　24
次亜硫酸塩　174
シアル酸　145
GR 試薬　182
ジエチレングリコール　96
CMC　173
GLC　23, 24, 53, 137
四塩化炭素　252
COD　179
紫外吸収スペクトル　254
紫外吸収法　85
紫外線　262
識別テスト　185
シクロヘキサノン　145
嗜好テスト　185
自己消化（粗酵素）　51
GC-MS　25
脂質　17, 197
　　──の抽出　18
　　──の分割　19
2,4-ジニトロフェニルヒドラジン法　71, 255
市販ペクチン　136
α,α'-ジピリジル法　76
渋味の判定法　85
脂肪　17
　　──の染色　213
脂肪酸　21
　　──の分離　20
脂肪酸メチルエステル　22
3,5-ジメチルフェノール法　126, 142
ジャガイモのグリコアルカロイド　93
試薬の調製と検定　237
臭化フェナシル　67
重クロム酸カリウム法　147, 149
シュウ酸　64
　　──の測定例　65
　　──の定量　64
シュウ酸アンモニウム　30
シュウ酸ナトリウム液　64, 180
シュウ酸溶液　237
自由水　4

臭素による反応　255
樹脂→イオン交換樹脂
種実類　34
順位法　186
純タンパク質　8
常圧乾燥法　2, 3
硝酸カリウム標準液　168
硝酸銀溶液　184, 198
硝酸態窒素　169
硝酸第二鉄アンモニウム　183
脂溶性物質の洗浄　241
消泡剤　27
蒸留法　1
食塩　183, 197
食品衛生　167
食品分析基本事項　237
植物色素の定量　95
植物組織　28, 45, 128
植物ワックス　23
食味テスト　185
食物繊維　27, 31
　　──中のペクチン質　56
ショ糖　59
　　──の加水分解　42, 57
シリカゲル　3
針入度　203, 205

【ス】

す上がり　191
水質検査　179
水酸化バリウム法（カロテノイドの抽出）　100
水素化ホウ素ナトリウム　53
水分活性　4
水分の定量　1
水溶性ペクチン　218
スカトール反応　61
スクロース　42
ストロンチウム液　163

【セ】

生理食塩水　175, 176
赤外分光分析　24
石細胞の分離・性状試験　194
石炭酸ゲンチアナバイオレット液　178
石油エーテル　251
石油ベンジン　251
接眼マイクロメーター　211
Sephadex　223
Sepharose　223
セライト　33

ゼラチン　209
ゼリー強度　207, 208
セリワノフ試薬　61
セルロース　27, 30
セルロース粉末　4
セーレンセンのホルモール滴定法　11
繊維　27
繊維画分　30
全ウロニド　138
全ウロン酸　128
全グリコアルカロイドの定量　93
全脂質の抽出　18
洗浄剤　240
全炭水化物　142
　　──の抽出　48
　　──の定量　37
全窒素(味噌)　196
全糖(味噌)　197
全ペクチンの抽出　123
全ポリフェノールの定量　84

【ソ】

総アスコルビン酸　72, 74
相対粘度　216
粗酵素　51
粗繊維　27
　　──と食物繊維　33
粗脂肪　17
そしゃく試験　208
粗タンパク質　7, 196
ソックスレー抽出器　17
ソフトワックス　23
ソモギー・ネルソン試薬　199
ソモギー・ネルソン法　40, 200
ソモギー法　39
ソラニン　89
　　──のTLC　91
ソラニンの抽出・定量
　　Cadleらの方法　92
　　Spiessらの方法　92
粗ワックスの抽出　23

【タ】

ダイズ　18
大腸菌群　176
対物マイクロメーター　211
Dowex 1×2　130, 249
Dowex 50　130, 249
タカジアスターゼ　109
多孔性ゲル　222

脱エステル　134
脱塩　130, 248
多糖類　31
　　──の抽出・分解　48
炭水化物　7, 254
炭酸ナトリウム液　80
弾性測定　207
弾性率　207
担体ベッド容量　221
単糖類　54
タンニンの分別定量　81
タンパク質　7, 32, 254
　　──とアミノ酸の分離　226
　　──の定量　34
　　──の微量定量　10

【チ】

チオシアン酸第二鉄水銀溶液　183
チオ尿素　72
チオバルビツール酸　144
チオ硫酸ナトリウム溶液　147, 238
力の単位　260
チャコニンのTLC　91
抽出画分
　　──のペクチン　220
　　──のペクチン濃度と粘度　220
　　──の分子量　220
中性脂肪　19, 20
中性洗剤繊維　31
中性糖　50
　　──と酸性糖の分離　50, 52, 142, 143, 247
　　──の加水分解　53
　　──の構成比　56
　　──の誘導体　53
直接灰化法　155
直接還元糖　197
貯蔵性(果実)　191

【ツ】

ツンベルグ管　117

【テ】

DEAE-Sephacel　131, 256
DEAE-cellulose　133, 256
TSK-gel　256
DHA　171
DNP法　71
3,5-DMP法　142
TLC　24, 81, 91
Davis変法　96

DU　　105
[TU]cas　　111
デキストラン　　223
滴定酸度(味噌)　　197
滴定法
　　シュウ酸の定量　　64
　　ペクチンの定量　　128
　　メトキシル基の定量　　134
　　有機酸の定量　　63
テクスチャー　　203
鉄　　161
デヒドロ酢酸　　171
手持屈折糖度計　　230
電気水分法　　1
天然果汁　　74
デンプン　　32, 228
　　――のアミロース比　　45
　　――の加水分解　　43, 57
　　――の糊化特性　　228
　　――の定量　　43-46
　　――の老化度測定　　201
電量滴定法　　1

【ト】

糖　　37, 190
　　――のGLC　　53
　　――の定量　　39
　　――の分離・精製　　57
糖アルコールアセチル誘導体　　53
銅液　　39, 41
等温吸着線　　5
糖酸比　　187
透析　　284
糖度　　187, 188, 232, 233, 235
毒性
　　安息香酸　　169
　　デヒドロ酢酸　　171
ドータイトNN　　159
トマトのソラニン　　92
トヨパール　　50
ドラゲンドルフ試薬　　253
トリエタノールアミン　　159
トリグリセリドのけん化　　21
トリクロロ酢酸　　76
トリス緩衝液　　266
トリセラーゼ　　256
　　――の加水分解　　52
　　――の精製　　51, 104
Triton X　　120
トリプシン　　30

トリフルオロ酢酸　　247
トリフルオロ酢酸分解法　　50

【ナ】

ナシの石細胞　　194
夏ミカン　　97
ナリンギンの比色定量　　96

【ニ】

二十世紀ナシの石細胞　　196
乳糖ブイヨン発酵管　　176
ニンヒドリン(溶液)　　14, 15
ニンヒドリン法　　14

【ネ】

ネスラー試薬　　181
Nelson試薬　　108
Nelson法　　109
粘性測定　　207
粘性率　　207
粘着性　　203, 205
粘度計　　214
粘度測定(ペクチン)　　215
粘度測定法(PG活性)　　115
粘度測定用ペクチンの調製　　124
粘法と分子量の関係　　214

【ハ】

バイエル瓶　　243
Bio-gel　　223
排出容量　　221
排除容量　　221
ハイダック液　　177
麦芽抽出液　　105
薄層クロマトグラフィー　　24, 81, 91, 99
Hudson Dale法　　58
ハードワックス　　23
バナジン酸アンモニウム液　　157
バニリン-硫酸法　　82
パラフィン　　20
パラフィン埋包　　212
バレンシアオレンジ　　23, 24
バン・スライク法　　12
　　――による窒素ガスのアミノ態窒素換算表　　270
判定パネル　　185

【ヒ】

PEu　　112
PSP　　124, 144
pH(味噌)　　197

BGLB 発酵管　176
BCG　64
PGu　115
比重計　190
非消化性物質　34
比色定量法（比色法）　14, 46, 47
　　微量デンプンの定量　44
　　ペクチンの定量　126
　　メトキシル基の定量　140
ビスコグラフ　226
ビスマルクブラウン液　179
ヒ素モリブデン酸塩　40, 41
微生物　174
ビタミンC　71
引張強度　203, 206, 208
PD-10　131
BTB　66
ヒドラジン法　71
ヒドリンダンチン　15
m-ヒドロキシジフェニル法　127
比粘度　214, 217
PPC　81
ピペット　241
ピューレ　194
ビュレット　241
評価の直線尺度　186
標準液（原子吸光分析）　164
標準寒天培地　175
標準グルコース　37, 38
標準有機酸液　67
評点法　186
平無核のデヒドロゲナーゼ活性　119
ピリジン　251
微量デンプンの定量　44
Hinton 指示薬　134

【フ】

フェナシルエステル　67
o-フェナントロリン　149, 162
o-フェナントロリン法　161
フェナントロリン硫酸第一鉄指示薬　149
フェノール　253
フェノール試薬　10, 38
フェノールフタレイン　63, 154
フェノール物質（フェノール性化合物）　255
　　――の定性　80
　　――の定量　79
フェノール-硫酸法　38, 142, 201, 254
Folin 試薬　10, 83, 255
Folin-Denis 試薬　79

フォリン-デニス法　79, 86
不揮発酸の分離　247
不けん化物　23
　　――の抽出　18
　　――の分離　19
付着性　203, 205
ブチルアルコール　250
物性測定　203
物理測定　203
ブドウ果皮　23
ブフナー漏斗　60, 242
不飽和化合物　255
フラバノール型タンニン　82
フラバノン　96
Brix　230
Bruemmer の方法（アルコールデヒドロゲナーゼ活性）　118
プリント法（渋味の判定）　85
ふるいの目　258
ブルシン・スルファニル酸　168
ブルーデキストラン　51, 224
フルクトース　59
　　――の調製　59
　　――の精製法　60
プルラナーゼ　199
プロテアーゼ　32, 33, 110
ブロモクレゾールグリーン　64
ブロモチモールブルー　66
p-ブロモフェナシルエステル　68
ブロモフェノールブルー　162
分液漏斗　241
分子ふるい　248
分子量測定　214, 219
分子量の計算　219
分子量分割　256
分配係数　222,

【ヘ】

ペアテスト　185
ヘキサメタリン酸ナトリウム　123, 125, 130, 144, 215, 249
　　――可溶性ペクチン　124, 216, 218
ペクチン　121, 131
　　――の分子量算出式　217
　　――の分子量測定　215
　　――濃度と粘度　220
ペクチンエステラーゼ活性　111
ペクチン酸　114, 121, 139
ペクチン質　121
　　――の加水分解　49

──の染色　213
　　──の調製　135
　　──の分画　218
　　──の分割　125
ペクチン多糖類　142
　　──の化学分析　143
ペクチン水溶液　112, 130, 215
ヘスペリジンの定量　97
β脱離　144
ペネトロメーター　203
ペーパークロマトグラフィー　81, 143
ヘミセルロース　27, 30
ベロナール緩衝液　265
ベンゼン　252

【ホ】

ボウ硝　172
膨潤度(石細胞)　196
防腐力
　安息香酸　169
　デヒドロ酢酸　171
ホウレンソウのクロロフィル　119
保持容量　221
ボス・ラブツァ法　4
ボーメ度　235
ポリアクリルアミド　223
ポリガラクツロナーゼ活性　114
ポリガラクツロン酸　135
ホルモール滴定法　11
ホロセルロース　29

【マ】

マグネシウム　160
McIlvaine緩衝液　206
豆類　34, 156
マルトースの定量　109

【ミ】

味覚テスト　185
磨き粉　240
ミカン缶詰工場排水のCOD　181
水　1
味噌　196
　　──の種類と成分　198
　　──の分析結果　198
未知物質　252
密閉式呼吸測定法　153
密封容器　243
ミネラル　155
ミリポアフィルター　242

【ム】

無機質　155
無水ウロン酸　138, 142
無水グルコース　58
無水フルクトース　60

【メ】

Maytinの方法(ワックスの抽出)　23
メスフラスコ　241
メタ過ヨウ素酸ナトリウム　144
メタノリシス　49
メタノール　147, 250
メタリン酸　71, 74
1-メチルイミダゾール　53
メチルエステル　21
　　──の調製　22
メチルセロソルブ　15
メチレンブルー法　117
滅菌　175, 176
メトキシル基の定量　134, 140
目盛り規正(屈折糖度計)　231

【モ】

木ロウ　20
モリブデン酸アンモニウム液　157
モルカット　256
脆さ　208

【ヤ】

野菜類　28, 34, 156
野生酵母の分離　177

【ユ】

有機化合物　252
有機酸　63
　　──の抽出・分離　66
　　──のフェナシル誘導体　67
有機酸換算係数　68, 69
有機溶媒　250
融点　228
遊離アミノ酸の分離　247
遊離酸　63
遊離脂肪酸　19
遊離水　4
遊離ポリフェノール　84
油脂　21

【ヨ】

陽イオン交換樹脂　130, 244, 246

溶解度によるペクチンの分割　125, 136
ヨウ化カリウム（液）　39, 74, 147, 238
ヨウ素酸カリウム液　39, 74, 238
ヨウ素呈色比色法　44
ヨウ素法（吸光度測定法）　106
ヨウ素溶液　44, 46, 106, 115

【ラ】

ランタン液　163

【リ】

リグニン　48
　　――の定量　32, 86
力価
　　――の計算　107
　　――の評定　180
硫酸アンモニウムの飽和度　257
硫酸銀　167
硫酸・クロム酸混合液　240
硫酸第一鉄アンモニウム溶液　149
硫酸第二鉄アンモニウム溶液　183
硫酸濃度と相対湿度　4
硫酸分解法　50
硫酸法（リグニンの分解）　86
粒子の大きさ　261
リンゴ　151

――未熟果のポリフェノール　84
リン酸　77
リン酸塩可溶性ペクチン　124, 144, 216
リン酸緩衝液　120, 131, 265
リンの定量　158
リンモリブデン酸アンモニウム法　157

【ル】

ルゴール液　179

【レ】

レオメーター　203
レソルシノール　41
レタスの不けん化物　23

【ロ】

ロイコアントシアン　83, 95
老化度測定法　199
濾過　242
濾紙　242
濾布　242
ローリー変法　10

【ワ】

ワックス　23, 228

著者紹介

真部孝明（まなべ　たかあき）

（略　歴）

愛媛県越智郡出身．

1960年3月　京都大学農学部農芸化学科卒業後，宝酒造本社研究所，愛媛県総合化学技術指導所，広島県立広島農業短期大学勤務（講師，助教授，教授）を経て，1990年4月から2001年3月まで広島県立大学生物資源学部教授．

現在，広島県立大学名誉教授，くらしき作陽大学食文化学部教授．

（主な著書）

「農産加工の手引き」（監修），日本農業新聞社（1986）

「一村一品づくり農産加工」（単著），農山魚村文化協会（1986）

「農産加工ガイドブック」（編著），富民協会（1992）

「食品用語ハンドブック」（単著），大学教育出版（1995）

「ペクチン―その科学と食品のテクスチャー―」（単著）幸書房（2001）

「クリ果実―その性質と利用―」（単著）農山漁村文化協会（2001）

以上．

フローチャートで見る

食品分析の実際—植物性食品を中心に—

2003年2月20日　初版第1刷発行

著　者　真　部　孝　明
発行者　桑　野　知　章
発行所　株式会社　幸書房

〒101-0051　東京都千代田区神田神保町1-25
phone 03-3292-3061　fax 03-3292-3064
Printed in Japan　2003©　URL：http://www.saiwaishobo.co.jp

三美印刷(株)

本書を引用または転載する場合は必ず出所を明記してください．
万一，乱丁，落丁がございましたらご連絡下さい．お取り替えいたします．

ISBN 4-7821-0223-2 C 3058